国家卫生健康委员会"十三五"规划教材

科研人员核心能力提升导引丛书

供研究生及科研人员用

SAS 统计软件应用

Practical Applications of SAS

第 **4** 版

主　编　贺　佳

副主编　尹　平　石武祥

人民卫生出版社

·北　京·

图书在版编目（CIP）数据

SAS 统计软件应用 / 贺佳主编 . —4 版 . —北京：
人民卫生出版社，2021.1（2022.6 重印）
　ISBN 978-7-117-31059-8

Ⅰ. ①S… 　Ⅱ. ①贺… 　Ⅲ. ①医学统计- 统计分析-
应用软件- 医学院校- 教材 　Ⅳ. ①R195.1-39

中国版本图书馆 CIP 数据核字（2021）第 003847 号

人卫智网	www.ipmph.com	医学教育、学术、考试、健康， 购书智慧智能综合服务平台
人卫官网	www.pmph.com	人卫官方资讯发布平台

SAS 统计软件应用
SAS Tongji Ruanjian Yingyong
第 4 版

主　　编：贺　佳
出版发行：人民卫生出版社（中继线 010-59780011）
地　　址：北京市朝阳区潘家园南里 19 号
邮　　编：100021
E - mail：pmph @ pmph.com
购书热线：010-59787592　010-59787584　010-65264830
印　　刷：三河市潮河印业有限公司
经　　销：新华书店
开　　本：850×1168　1/16　印张：16
字　　数：452 千字
版　　次：2006 年 9 月第 1 版　　2021 年 1 月第 4 版
印　　次：2022 年 6 月第 2 次印刷
标准书号：ISBN 978-7-117-31059-8
定　　价：78.00 元

打击盗版举报电话：010-59787491　E-mail：WQ @ pmph.com
质量问题联系电话：010-59787234　E-mail：zhiliang @ pmph.com

编　者 （按姓氏笔画排序）

丁海龙	中国医科大学	许金芳	海军军医大学
王　玖	滨州医学院	宋花玲	上海中医药大学
王　彤	山西医科大学	张汝阳	南京医科大学
王　陵	空军军医大学	张秋菊	哈尔滨医科大学
王炳顺	上海交通大学	张晋昕	中山大学
王素珍	潍坊医学院	贺　佳	海军军医大学
王莉华	赛仕软件（北京）有限公司	秦家碧	中南大学
尹　平	华中科技大学	郭晓晶	海军军医大学
邓　伟	复旦大学	陶丽新	首都医科大学
艾自胜	同济大学	阎小妍	北京大学
石武祥	桂林医学院	蒋红卫	华中科技大学
伍亚舟	陆军军医大学	韩耀风	厦门大学
刘　祥	四川大学	曾　庆	重庆医科大学
刘云霞	山东大学	谭旭辉	南方医科大学
刘媛媛	天津医科大学		

秘　书 （按姓氏笔画排序） 许金芳（兼）　郭晓晶（兼）

主 编 简 介

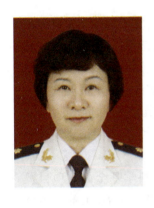

贺 佳 教授,博士研究生导师,医学博士,现任海军军医大学军队卫生统计学教研室主任;教育部教学指导委员会委员;享受国务院政府特殊津贴;全国三八红旗手;全军优秀教师、上海市领军人才、上海市优秀学科带头人;国际生物统计学会中国分会副理事长,中国卫生信息与健康医疗大数据学会卫生统计学教育专业委员会副主任委员,上海市预防医学会卫生统计专业委员会主任委员,中国人民解放军医学科学技术委员会卫生信息学专业委员会副主任委员,国家药品监督管理局药品审评中心专家咨询委员会委员。国际知名医学杂志 *The Lancet* 的统计学审稿专家,《中国卫生统计》等 10 余种杂志的常务编委和编委。

从事教学工作 30 余年,负责的课程获国家级精品课程、国家级精品资源共享课程、上海市精品课程、军队院校优质课程。主编、副主编教材 25 部,其中 11 部由人民卫生出版社出版,2 部由高等教育出版社出版。获上海市级教学成果奖二等奖,上海普通高校优秀教材奖,海军优秀课程一等奖、优秀教材一等奖。负责国家重点研发计划、国家自然科学基金、军队建设重大项目等 60 余项科研课题,以第一作者或通讯作者发表 SCI 论文 140 余篇。获国家发明专利 2 项,完成国家军用标准 1 项,获国家软件著作权 11 项。获国家科学技术进步奖二等奖,教育部科学技术进步奖一等奖,上海市科学技术进步奖一等奖等 14 项科技成果奖。培养硕士、博士研究生 100 余名。

副主编简介

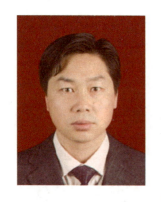

尹 平 华中科技大学公共卫生学院教授、博士研究生导师。研究方向为生物统计学方法与应用医疗健康大数据挖掘。国家药品监督管理局药品审评中心专家咨询委员会委员、仿制药质量和疗效一致性评价专家委员会委员；中国卫生信息与健康医疗大数据学会统计理论与方法专业委员会副主任委员；中国临床肿瘤学会（CSCO）生物统计学专家委员会副主任委员；湖北省药物与医疗器械临床评价学会副会长；武汉市预防医学会卫生信息统计专业委员会主任委员。

主编或副主编全国规划教材 5 部，主持国家自然科学基金面上项目及国家级课题 10 余项，以第一作者或通讯作者发表 SCI 论文 60 余篇。担任《中国卫生统计》《中华小儿外科杂志》《医药导报》《中国临床药理学与治疗学》《中华物理医学与康复杂志》《微循环学杂志》编委，以及 American Journal of Public Health、BMC Public Health、Cancer Research Frontiers、Biostatistics & Epidemiology 等国际学术期刊的审稿人。参与国家药品监督管理局药品审评中心 10 余项指导原则的制定工作，在医学研究的统计学设计、医疗健康大数据挖掘、统计建模等方面具有丰富的理论基础与实践经验。

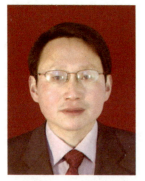

石武祥 二级教授，博士，博士研究生导师。从事流行病学、卫生统计学和社会医学等学科的教学与科研工作近 30 年。现为桂林医学院人文与管理学院院长，校级社会医学与卫生事业管理学科带头人，兼任中国卫生信息与健康医疗大数据学会卫生统计学教育专业委员会常务委员、中国现场统计研究会空间统计学会常务理事、中国医药教育协会医学统计专业委员会常务理事。1988 年 7 月毕业于同济医科大学预防医学专业，获学士学位；1995 年 7 月获同济医科大学职业卫生专业硕士学位，2010 年 8 月获泰国宋卡王子大学流行病学与卫生统计学哲学博士学位。

主要研究领域为社会因素与健康、统计方法在医学领域的应用，以及慢性病流行病学。近 5 年，主持国家自然科学基金 3 项、国家社会科学基金 1 项、广西自然科学基金 2 项、其他课题 5 项；参与国家自然科学基金 2 项及广西自然科学基金 2 项；发表论文 60 余篇，其中以第一作者或通信作者发表 SCI 或 SSCI 论文 6 篇，核心期刊 30 余篇，其他 8 篇；参编人民卫生出版社或高等教育出版社出版的国家"十一五"规划教材 4 部，副主编中国统计出版社出版的"十一五"规划教材 1 部；获得 2018 年广西壮族自治区教学成果奖一等奖 1 项。培养博士研究生和硕士研究生 30 名。

全国高等学校医学研究生"国家级"规划教材
第三轮修订说明

进入新世纪,为了推动研究生教育的改革与发展,加强研究型创新人才培养,人民卫生出版社启动了医学研究生规划教材的组织编写工作,在多次大规模调研、论证的基础上,先后于2002年和2008年分两批完成了第一轮50余种医学研究生规划教材的编写与出版工作。

2014年,全国高等学校第二轮医学研究生规划教材评审委员会及编写委员会在全面、系统分析第一轮研究生教材的基础上,对这套教材进行了系统规划,进一步确立了以"解决研究生科研和临床中实际遇到的问题"为立足点,以"回顾、现状、展望"为线索,以"培养和启发读者创新思维"为中心的教材编写原则,并成功推出了第二轮(共70种)研究生规划教材。

本套教材第三轮修订是在党的十九大精神引领下,对《国家中长期教育改革和发展规划纲要(2010—2020年)》《国务院办公厅关于深化医教协同进一步推进医学教育改革与发展的意见》,以及《教育部办公厅关于进一步规范和加强研究生培养管理的通知》等文件精神的进一步贯彻与落实,也是在总结前两轮教材经验与教训的基础上,再次大规模调研、论证后的继承与发展。修订过程仍坚持以"培养和启发读者创新思维"为中心的编写原则,通过"整合"和"新增"对教材体系做了进一步完善,对编写思路的贯彻与落实采取了进一步的强化措施。

全国高等学校第三轮医学研究生"国家级"规划教材包括五个系列。①科研公共学科:主要围绕研究生科研中所需要的基本理论知识,以及从最初的科研设计到最终的论文发表的各个环节可能遇到的问题展开;②常用统计软件与技术:介绍了SAS统计软件、SPSS统计软件、分子生物学实验技术、免疫学实验技术等常用的统计软件以及实验技术;③基础前沿与进展:主要包括了基础学科中进展相对活跃的学科;④临床基础与辅助学科:包括了专业学位研究生所需要进一步加强的相关学科内容;⑤临床学科:通过对疾病诊疗历史变迁的点评、当前诊疗中困惑、局限与不足的剖析,以及研究热点与发展趋势探讨,启发和培养临床诊疗中的创新思维。

该套教材中的科研公共学科、常用统计软件与技术学科适用于医学院校各专业的研究生及相应的科研工作者;基础前沿与进展学科主要适用于基础医学和临床医学的研究生及相应的科研工作者;临床基础与辅助学科和临床学科主要适用于专业学位研究生及相应学科的专科医师。

全国高等学校第三轮医学研究生"国家级"规划教材目录

| 11 | SAS 统计软件应用（第 4 版） | 主　编　贺　佳 |
| | | 副主编　尹　平　石武祥 |

12	医学分子生物学实验技术（第 4 版）	主　审　药立波
		主　编　韩　骅　高国全
		副主编　李冬民　喻　红

| 13 | 医学免疫学实验技术（第 3 版） | 主　编　柳忠辉　吴雄文 |
| | | 副主编　王全兴　吴玉章　储以微　崔雪玲 |

| 14 | 组织病理技术（第 2 版） | 主　编　步　宏 |
| | | 副主编　吴焕文 |

| 15 | 组织和细胞培养技术（第 4 版） | 主　审　章静波 |
| | | 主　编　刘玉琴 |

| 16 | 组织化学与细胞化学技术（第 3 版） | 主　编　李　和　周德山 |
| | | 副主编　周国民　肖　岚　刘佳梅　孔　力 |

17	医学分子生物学（第 3 版）	主　审　周春燕　冯作化
		主　编　张晓伟　史岸冰
		副主编　何凤田　刘　戟

| 18 | 医学免疫学（第 2 版） | 主　编　曹雪涛 |
| | | 副主编　于益芝　熊思东 |

| 19 | 遗传和基因组医学 | 主　编　张　学 |
| | | 副主编　管敏鑫 |

| 20 | 基础与临床药理学（第 3 版） | 主　编　杨宝峰 |
| | | 副主编　李　俊　董　志　杨宝学　郭秀丽 |

| 21 | 医学微生物学（第 2 版） | 主　编　徐志凯　郭晓奎 |
| | | 副主编　江丽芳　范雄林 |

| 22 | 病理学（第 2 版） | 主　编　来茂德　梁智勇 |
| | | 副主编　李一雷　田新霞　周　桥 |

23	医学细胞生物学（第 4 版）	主　审　杨　恬
		主　编　安　威　周天华
		副主编　李　丰　吕　品　杨　霞　王杨淦

| 24 | 分子毒理学（第 2 版） | 主　编　蒋义国　尹立红 |
| | | 副主编　骆文静　张正东　夏大静　姚　平 |

| 25 | 医学微生态学（第 2 版） | 主　编　李兰娟 |

| 26 | 临床流行病学（第 5 版） | 主　编　黄悦勤 |
| | | 副主编　刘爱忠　孙业桓 |

| 27 | 循证医学（第 2 版） | 主　审　李幼平 |
| | | 主　编　孙　鑫　杨克虎 |

28	断层影像解剖学	主　编	刘树伟　张绍祥
		副主编	赵　斌　徐　飞
29	临床应用解剖学（第2版）	主　编	王海杰
		副主编	臧卫东　陈　尧
30	临床心理学（第2版）	主　审	张亚林
		主　编	李占江
		副主编	王建平　仇剑崟　王　伟　章军建
31	心身医学	主　审	Kurt Fritzsche　吴文源
		主　编	赵旭东
		副主编	孙新宇　林贤浩　魏　镜
32	医患沟通（第2版）	主　审	周　晋
		主　编	尹　梅　王锦帆
33	实验诊断学（第2版）	主　审	王兰兰
		主　编	尚　红
		副主编	王传新　徐英春　王　琳　郭晓临
34	核医学（第3版）	主　审	张永学
		主　编	李　方　兰晓莉
		副主编	李亚明　石洪成　张　宏
35	放射诊断学（第2版）	主　审	郭启勇
		主　编	金征宇　王振常
		副主编	王晓明　刘士远　卢光明　宋　彬
			李宏军　梁长虹
36	疾病学基础	主　编	陈国强　宋尔卫
		副主编	董　晨　王　韵　易　静　赵世民
			周天华
37	临床营养学	主　编	于健春
		副主编	李增宁　吴国豪　王新颖　陈　伟
38	临床药物治疗学	主　编	孙国平
		副主编	吴德沛　蔡广研　赵荣生　高　建
			孙秀兰
39	医学3D打印原理与技术	主　编	戴尅戎　卢秉恒
		副主编	王成焘　徐　弢　郝永强　范先群
			沈国芳　王金武
40	互联网＋医疗健康	主　审	张来武
		主　编	范先群
		副主编	李校堃　郑加麟　胡建中　颜　华
41	呼吸病学（第3版）	主　编	王　辰　陈荣昌
		副主编	代华平　陈宝元　宋元林

42	消化内科学（第3版）	主　审	樊代明	李兆申		
		主　编	钱家鸣	张澍田		
		副主编	田德安	房静远	李延青	杨　丽
43	心血管内科学（第3版）	主　审	胡大一			
		主　编	韩雅玲	马长生		
		副主编	王建安	方　全	华　伟	张抒扬
44	血液内科学（第3版）	主　编	黄晓军	黄　河	胡　豫	
		副主编	邵宗鸿	吴德沛	周道斌	
45	肾内科学（第3版）	主　审	谌贻璞			
		主　编	余学清	赵明辉		
		副主编	陈江华	李雪梅	蔡广研	刘章锁
46	内分泌内科学（第3版）	主　编	宁　光	邢小平		
		副主编	王卫庆	童南伟	陈　刚	
47	风湿免疫内科学（第3版）	主　审	陈顺乐			
		主　编	曾小峰	邹和建		
		副主编	古洁若	黄慈波		
48	急诊医学（第3版）	主　审	黄子通			
		主　编	于学忠	吕传柱		
		副主编	陈玉国	刘　志	曹　钰	
49	神经内科学（第3版）	主　编	刘　鸣	崔丽英	谢　鹏	
		副主编	王拥军	张杰文	王玉平	陈晓春
			吴　波			
50	精神病学（第3版）	主　编	陆　林	马　辛		
		副主编	施慎逊	许　毅	李　涛	
51	感染病学（第3版）	主　编	李兰娟	李　刚		
		副主编	王贵强	宁　琴	李用国	
52	肿瘤学（第5版）	主　编	徐瑞华	陈国强		
		副主编	林东昕	吕有勇	龚建平	
53	老年医学（第3版）	主　审	张　建	范　利	华　琦	
		主　编	刘晓红	陈　彪		
		副主编	齐海梅	胡亦新	岳冀蓉	
54	临床变态反应学	主　编	尹　佳			
		副主编	洪建国	何韶衡	李　楠	
55	危重症医学（第3版）	主　审	王　辰	席修明		
		主　编	杜　斌	隆　云		
		副主编	陈德昌	于凯江	詹庆元	许　媛

| 56 | 普通外科学（第 3 版） | 主 编 | 赵玉沛 | | | |
| | | 副主编 | 吴文铭 | 陈规划 | 刘颖斌 | 胡三元 |

57	骨科学（第 3 版）	主 审	陈安民			
		主 编	田 伟			
		副主编	翁习生	邵增务	郭 卫	贺西京

58	泌尿外科学（第 3 版）	主 审	郭应禄			
		主 编	金 杰	魏 强		
		副主编	王行环	刘继红	王 忠	

| 59 | 胸心外科学（第 2 版） | 主 编 | 胡盛寿 | | | |
| | | 副主编 | 王 俊 | 庄 建 | 刘伦旭 | 董念国 |

| 60 | 神经外科学（第 4 版） | 主 编 | 赵继宗 | | | |
| | | 副主编 | 王 硕 | 张建宁 | 毛 颖 | |

| 61 | 血管淋巴管外科学（第 3 版） | 主 编 | 汪忠镐 | | | |
| | | 副主编 | 王深明 | 陈 忠 | 谷涌泉 | 辛世杰 |

| 62 | 整形外科学 | 主 编 | 李青峰 | | | |

63	小儿外科学（第 3 版）	主 审	王 果			
		主 编	冯杰雄	郑 珊		
		副主编	张潍平	夏慧敏		

64	器官移植学（第 2 版）	主 审	陈 实			
		主 编	刘永锋	郑树森		
		副主编	陈忠华	朱继业	郭文治	

65	临床肿瘤学（第 2 版）	主 编	赫 捷			
		副主编	毛友生	沈 铿	马 骏	于金明
			吴一龙			

| 66 | 麻醉学（第 2 版） | 主 编 | 刘 进 | 熊利泽 | | |
| | | 副主编 | 黄宇光 | 邓小明 | 李文志 | |

67	妇产科学（第 3 版）	主 审	曹泽毅			
		主 编	乔 杰	马 丁		
		副主编	朱 兰	王建六	杨慧霞	漆洪波
			曹云霞			

| 68 | 生殖医学 | 主 编 | 黄荷凤 | 陈子江 | | |
| | | 副主编 | 刘嘉茵 | 王雁玲 | 孙 斐 | 李 蓉 |

| 69 | 儿科学（第 2 版） | 主 编 | 桂永浩 | 申昆玲 | | |
| | | 副主编 | 杜立中 | 罗小平 | | |

70	耳鼻咽喉头颈外科学（第 3 版）	主 审	韩德民			
		主 编	孔维佳	吴 皓		
		副主编	韩东一	倪 鑫	龚树生	李华伟

71	眼科学（第3版）	主　审	崔　浩　黎晓新
		主　编	王宁利　杨培增
		副主编	徐国兴　孙兴怀　王雨生　蒋　沁
			刘　平　马建民
72	灾难医学（第2版）	主　审	王一镗
		主　编	刘中民
		副主编	田军章　周荣斌　王立祥
73	康复医学（第2版）	主　编	岳寿伟　黄晓琳
		副主编	毕　胜　杜　青
74	皮肤性病学（第2版）	主　编	张建中　晋红中
		副主编	高兴华　陆前进　陶　娟
75	创伤、烧伤与再生医学（第2版）	主　审	王正国　盛志勇
		主　编	付小兵
		副主编	黄跃生　蒋建新　程　飚　陈振兵
76	运动创伤学	主　编	敖英芳
		副主编	姜春岩　蒋　青　雷光华　唐康来
77	全科医学	主　审	祝墡珠
		主　编	王永晨　方力争
		副主编	方宁远　王留义
78	罕见病学	主　编	张抒扬　赵玉沛
		副主编	黄尚志　崔丽英　陈丽萌
79	临床医学示范案例分析	主　编	胡翊群　李海潮
		副主编	沈国芳　罗小平　余保平　吴国豪

全国高等学校第三轮医学研究生"国家级"规划教材评审委员会名单

顾　问
　　　　韩启德　桑国卫　陈　竺　曾益新　赵玉沛

主任委员 （以姓氏笔画为序）
　　　　王　辰　刘德培　曹雪涛

副主任委员 （以姓氏笔画为序）
　　　　于金明　马　丁　王正国　卢秉恒　付小兵　宁　光　乔　杰
　　　　李兰娟　李兆申　杨宝峰　汪忠镐　张　运　张伯礼　张英泽
　　　　陆　林　陈国强　郑树森　郎景和　赵继宗　胡盛寿　段树民
　　　　郭应禄　黄荷凤　盛志勇　韩雅玲　韩德民　赫　捷　樊代明
　　　　戴尅戎　魏于全

常务委员 （以姓氏笔画为序）
　　　　文历阳　田勇泉　冯友梅　冯晓源　吕兆丰　闫剑群　李　和
　　　　李　虹　李玉林　李立明　来茂德　步　宏　余学清　汪建平
　　　　张　学　张学军　陈子江　陈安民　尚　红　周学东　赵　群
　　　　胡志斌　柯　杨　桂永浩　梁万年　瞿　佳

委　员 （以姓氏笔画为序）
　　　　于学忠　于健春　马　辛　马长生　王　彤　王　果　王一镗
　　　　王兰兰　王宁利　王永晨　王振常　王海杰　王锦帆　方力争
　　　　尹　佳　尹　梅　尹立红　孔维佳　叶冬青　申昆玲　田　伟
　　　　史岸冰　冯作化　冯杰雄　兰晓莉　邢小平　吕传柱　华　琦
　　　　向　荣　刘　民　刘　进　刘　鸣　刘中民　刘玉琴　刘永锋
　　　　刘树伟　刘晓红　安　威　安胜利　孙　鑫　孙国平　孙振球
　　　　杜　斌　李　方　李　刚　李占江　李幼平　李青峰　李卓娅
　　　　李宗芳　李晓松　李海潮　杨　恬　杨克虎　杨培增　吴　皓

15

吴文源	吴忠均	吴雄文	邹和建	宋尔卫	张大庆	张永学
张亚林	张抒扬	张建中	张绍祥	张晓伟	张澍田	陈 实
陈 彪	陈平雁	陈荣昌	陈顺乐	范 利	范先群	岳寿伟
金 杰	金征宇	周 晋	周天华	周春燕	周德山	郑 芳
郑 珊	赵旭东	赵明辉	胡 豫	胡大一	胡翊群	药立波
柳忠辉	祝墡珠	贺 佳	秦 川	敖英芳	晋红中	钱家鸣
徐志凯	徐勇勇	徐瑞华	高国全	郭启勇	郭晓奎	席修明
黄 河	黄子通	黄晓军	黄晓琳	黄悦勤	曹泽毅	龚非力
崔 浩	崔丽英	章静波	梁智勇	谌贻璞	隆 云	蒋义国
韩 骅	曾小峰	谢 鹏	谭 毅	熊利泽	黎晓新	颜 艳
魏 强						

前　言

在当今这个海量数据的时代,数据的管理、统计分析和运筹决策等工作都离不开统计分析软件。SAS 软件是当今国际上最著名的数据分析软件之一,可以满足广泛的统计分析需求,是科研工作者和从事日常数据处理工作人员的好帮手。随着我国医疗卫生事业的发展与壮大,广大医学科研工作者及研究生对统计分析软件的使用需求越来越大,本书的编撰正是顺应了这种需要,并期望能为其提供帮助。

本书为国家卫生健康委员会"十三五"规划教材,供医学研究生及科研人员使用。本书的前身为教育部学位管理与研究生教育司推荐研究生教学用书《医学统计学》的配套教材,之后在该书基础上,对其中绝大部分实例的软件实现方法给出了详细讲解,并分别于 2006 年、2010 年、2014 年出版了第 1 版、第 2 版和第 3 版。在 10 余年的教学与科学研究实践中,深受全国广大高等医药院校师生和科技工作者的欢迎。

本书以 SAS 9.4 版本为基础,针对研究生规划教材《医学统计学》(第 5 版)中大部分实例的软件实现方法给出详细讲解;通过"实例简介→SAS 程序→程序说明→运行结果→结果解释"的模式,介绍统计方法的 SAS 实现,阐述 SAS 软件统计分析的过程,并解释 SAS 运行结果的意义。

在保持和发扬第 3 版编写风格和编写框架的基础上,根据《医学统计学》(第 5 版)改版新增加的内容、读者实用性需求,以及收集到的授课老师和学生的意见,增加了"SAS 最新过程步""SAS 作表""SAS 宏功能简介"和"SAS 认证简介"四章的内容,拓展了 SAS 运算符和函数使用,丰满了 logistic 回归和多元线性回归程序结果解释等内容,内容更加丰富,满足了医学研究生和科研人员的使用需求。

修订后全书结构分为二十三章:前三章主要介绍 SAS 的基础知识;第四章至第十四章介绍常用统计方法的软件实现,包括计量资料的单变量描述、两样本均数的比较、多个样本均数比较的方差分析、相关和回归分析、χ^2 检验、二项分布、Poisson 分布和负二项分布、非参数统计方法、协方差分析、logistic 回归分析和对数线性模型、生存分析,以及多元统计分析等内容;第十五章至第十七章介绍了随机抽样、随机化分组和样本含量估计等科研设计方面内容的软件实现;第十八章介绍了缺失数据的多重填补;第十九章介绍了 SAS 最新过程步;第二十章和二十一章介绍了运用 SAS 软件绘制统计图和统计表格的方法;第二十二章简介了 SAS 宏功能及其应用;第二十三章介绍了 SAS 认证。

经过编者们的共同努力,本书收官。我在此对编者们所付出的辛勤工作、无私奉献表示衷心的感谢。

由于我本人及编者们的水平所限,书中难免存在不足之处,恳请广大师生和同仁不吝赐教,多提宝贵意见和建议。

贺　佳

2020 年 10 月

获取图书配套增值内容步骤说明

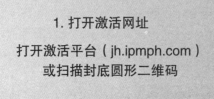

1. 打开激活网址

打开激活平台（jh.ipmph.com）
或扫描封底圆形二维码

2. 登录网站

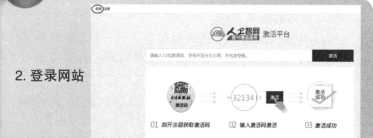

3. 激活增值服务

刮开封底激活码
激活图书增值服务

4. 浏览资源
激活成功，即可在线浏览资源或登录客户端扫描书内二维码浏览资源

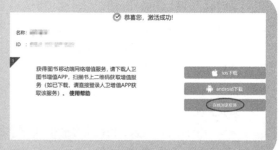

目　录

第一章　SAS 的概述

SAS 为 Statistical Analysis System 的缩写，即统计分析系统，是当今国际上最著名的数据分析软件之一，由美国北卡罗纳州州立大学的 A.J.Barr 和 J.H.Goodnight 两位教授于 1966 年开始研制，并于 1976 年正式推出。SAS 可以完成数据管理、统计分析、运筹决策等工作。目前（2021 年）SAS 的最高版本为 SAS 9.4 和 SAS Viya，在当今这个海量数据的时代，SAS 提供高性能分析环境支持用户充分利用 IT 投资克服现有架构约束，从大数据中产生高价值的信息来满足不断发展的业务需求，高性能分析环境主要涉及 SAS In-Memory Analytics（内存分析）、SAS In-Database（库内分析）和 SAS Grid Computing（网格计算）方面的技术。本书主要介绍 Windows 操作系统下的 SAS 9.4（English with DBCS）版本的统计分析功能。

第一节　SAS 9.4 的特点和运行环境

一、SAS 的基本功能

SAS 的最大特点就是数据管理和数据分析融为一体。完成以数据为中心的操作主要有以下几方面的功能：

1. 数据交换　SAS 可以用多种格式读入数据值，然后将数据转换成 SAS 数据集。它具有很强的与外部文件交换信息的功能，可以用文件操作管理方法把不同数据库的数据整合在一起，供 SAS 过程分析处理，也可以将 SAS 数据集的数据转换成其他格式的数据文件，供其他软件处理。

2. 数据管理　SAS 为用户提供完备的 SAS 语句和函数用于数据加工处理，有些语句用于执行标准操作，如建立新变量、数据查询、累加求和及修改错误；"where""if-then/else"等控制语句，可用于选择满足条件的数据构成新的数据子集；"drop""keep"等信息语句，用于选择在新数据子集中删除和保留原数据集中的变量；"set""merge"等文件操作语句，可以进行数据集的合并、拼接，从而构成了一套完整的语言系统。其不仅可以同时处理多个数据文件，而且可以将一个数据集拆分成几个数据子集分别处理。

3. 数据分析　SAS 可以进行多种统计分析，包括：①计算简单的描述统计量，如均数、标准差、标准误、总和、平方和、极差、相关系数、峰度系数、偏度系数等多达 40 项；②计算概率分布函数、分位数和产生随机数；③对数据进行标准化、编秩及计算其统计量；④产生并分析列联表；⑤进行方差分析、相关与回归分析、线性模型拟合、属性数据分析、多变量数据的判别和聚类分析、非参数统计分析、生存分析、时间序列分析、实用预测、质量控制、运筹学统计分析等过程；⑥绘制二维与三维的基本统计图，如条图、直方图（水平或垂直）、圆图、散点图、等差和等比线图、曲线拟和图、时间序列图等，从数据中获得有价值的信息，便于指导实践研究。

4. 数据呈现　SAS 不仅可以将数据集中的数据和统计分析结果打印输出，还可以将某个过程产生的数据输出到另外的数据集中，用另一个过程进行处理。还可以将多个过程产生的数据组合成新的数据集（有时需使用宏语言），归纳总结后一起输出或再分析。分析结果可以通过列表报告和汇总报告输出，还可以根据用户自定义的报表输出。

二、SAS 的功能模块

SAS 是一个模块化的组合软件系统，它由多个功能模块组合而成,其基本部分是 BASE SAS 模块。

1. BASE SAS　该模块是 SAS 系统的核心,承担着主要的数据管理任务,并管理用户使用环境,进行用户语言的处理,以及调用其他 SAS 模块和产品。也就是说,SAS 的运行首先必须启动 BASE SAS 模块,它除了本身所具有的数据管理、程序设计及描述统计计算功能以外,还是 SAS 的中央调度室。它除可单独存在外,也可与其他产品或模块共同构成一个完整的系统。各模块的安装及更新都可通过其安装程序非常方便地进行。

SAS 具有灵活的功能扩展接口和强大的功能模块,在 BASE SAS 的基础上,还可以增加不同的模块而增加不同的功能。SAS 有一个智能型绘图系统,不仅能绘制各种统计图,还能绘出地图。SAS 提供多个统计过程,每个过程均含有极丰富的选项。用户可以通过对数据集的一连串加工,实现复杂的统计分析。此外,SAS 还提供了各类概率分析函数、分位数函数、样本统计函数和随机数生成函数,供用户方便地实现特殊统计要求。

2. SAS/STAT　统计分析模块。该模块包括回归分析、方差分析、定性数据分析、多变量分析、判别和聚类分析、生存分析、心理测验分析和非参数统计分析等方法共 60 多个过程。每个过程还提供多种不同的算法及选择,从而组成一个庞大而完整的统计分析方法集。SAS/STAT 还为主成分分析、典型相关分析、判别分析和因子分析提供了许多专用过程。它是国际上统计分析领域中的标准软件。

3. SAS/GRAPH　绘图模块。SAS/GRAPH 能够完成多种绘图功能,如直方图、圆图、星形图、散点图、线图、曲线图和三维曲面图等高线图以及地理图等,这些图形可以非常形象、直观地表现各变量之间的关系及数据的分布状态,对解决各种实际问题起着重要的辅助作用。SAS/GRAPH 还有一个全屏幕图形编辑器和丰富的中西文矢量图形字体,用户可以在幅面上自由地绘制文字及图形元素,对图形进行修改,添加图形标记,对多幅图形进行任意地拼接组合。

4. SAS/ACCESS　数据库接口模块。SAS/ ACCESS 提供了与目前许多流行数据库软件的接口,利用 SAS/ACCESS,可建立外部其他数据库的一个统一的公共数据界面。SAS/ACCESS 提供的接口是双向的,既可将数据读入 SAS,也可在 SAS 中更新外部数据或将 SAS 数据加载到外部数据库中。SAS/ACCESS 支持的关系型数据库、数据仓库设备主要有:Teradata、Aster Data、Cloudera Impala、Datacom、Greenplum、Netezza、Vertica、Informix、SAP(SAP HANA, SAP R3, SAP ASE, SAP IQ)、DB2、Oracle and Oracle RDB、PostgreSQL、Microsoft SQL Server、MySQL、Amazon Redshift、JDBC(SAS Viya)、Spark SQL(SAS Viya)、ODBC、OLE DB;SAS/ACCESS 支持分布式文件系统 Hadoop;SAS/ACCESS 支持的非关系型数据库/主机数据源包括:CA IDMS™、IMS-DL/I、ADABAS、DATACOM/DB、SYSTEM 2000 等。

5. SAS/ETS　经济计量学和时间序列分析模块。它是研究复杂系统和进行预测的有力工具。该模块包含全面的时间序列时域分析和谱域分析,如实用预测(逐步自回归、指数平滑、Winters 方法)、序列相关校正回归、分布滞后回归、ARIMA 模型、状态空间方法、谱分析和互谱分析等,还提供许多处理时间序列数据的实用程序,如时间频率转换和插值、季节调整等。

6. SAS/OR　运筹学模块。SAS/OR 提供全面的运筹学方法,是一个优秀的决策支持工具。该软件包含通用的线性规划、整数规划以及混合整数规划和非线性规划方法。还包含用于项目管理、时间安排和资源分配等问题的一系列方法。

7. SAS/IML　交互式矩阵程序设计语言模块。SAS/IML 提供了一套完整的面向矩阵的交互式矩阵编程语言——IML(Interactive Matrix Language)。该语言处理的基本数据元素是数据矩阵,数据可以是数值型的,也可以是字符型的。用这种语言可方便地处理各种复杂的矩阵运算,进而在控制语句的帮助下实现许多复杂的算法。

8. SAS/Enterprise Guide　企业向导模块。SAS/Enterprise Guide 是一个用于数据分析和结果发布的拖拽式、菜单驱动和向导驱动型工具,它易于掌握和学习,有助于实现快速数据分析,并可自动生成任务代码来提高生产力和促进实时部署分析及预测的能力。

9. **SAS/Enterprise Miner** 企业数据挖掘模块。SAS/Enterprise Miner 简化了数据挖掘流程，通过提供业界最全面的预测分析和数据挖掘功能，SAS/Enterprise Miner 帮助用户对复杂数据展开发掘和分析，获得有价值而且可信的洞察，并基于事实做出决策。那些需要了解和分析海量数据，解决关键的业务问题或研究问题，并制定有效决策的人员，都可以使用 SAS/Enterprise Miner，包括数据挖掘者、统计师、营销分析师、数据库营销人员、风险分析师、欺诈调查员、工程师、科学家和业务分析人员。

10. **SAS Viya** SAS Viya 是一种开放式云就绪内存基础架构，具有随时快速、准确给出分析结果所需的各种功能。这一极富弹性的基础架构，以其灵活扩展的容错处理环境，支持当前复杂的分析，可在今后毫不费力地加以扩展。SAS Viya 产品包括编程界面，以及可视化点击操作界面，即使不同用户选择不同的操作界面，也可以利用相同的分析方法。

三、SAS 的运行环境

SAS 可以在 Windows 操作系统下使用，运行的环境为：

1. **操作系统要求** Windows 95、Windows 98、Windows/NT Version 3.51 以上、Windows 2000 非服务器版、Windows XP、Windows Vista 非家庭版、Windows 7 或 Windows 10。

2. **硬件要求** CPU：PENTIUM 100 以上；内存：16MB 以上；显示器：SVGA；硬盘：350MB 空闲硬盘；其他：光驱、鼠标等。

第二节 SAS 的启动和退出

一、SAS 的启动

SAS 9.4 版的启动方法有以下几种：

1. **快捷方式** 在安装了 SAS 9.4 版后，安装程序会自动在应用程序项中创建 SAS 启动的快捷方式，用户可以直接通过快捷方式启动 SAS。具体方法：打开电脑，进入 Windows 操作系统，用鼠标左键点击"开始"，将鼠标移动到"所有程序"，在显示的应用程序项中会出现"SAS"，将鼠标移动到该项上，就会看见"SAS 9.4（English with DBCS）"快捷方式，点击该项，就可启动 SAS 9.4 英文版。如果在安装时同时安装了其他语言的版本，会出现其他语言运行 SAS 9.4 的快捷方式。详见图 1-1。

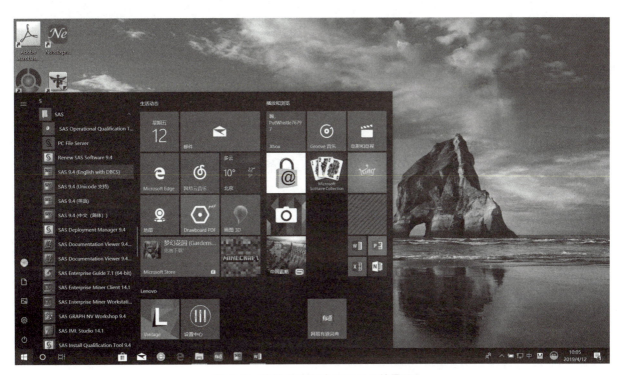

图 1-1 快捷方式启动 SAS 9.4 的界面

2. 运行可执行文件 安装 SAS 9.4 时,会将有关文件安装在硬盘上的某个目录中,如 "c:\sas"。执行该文件可启动 SAS。具体方法:①进入 "资源管理器" 中,找到安装 SAS 的目录 "c:\sas",进入子目录 c:\sas\sasfoundation\9.4\,找到 sas.exe 文件,用鼠标双击它就可以启动 SAS。②点击 "开始",在菜单中点击 "运行",在运行对话框中直接键入 "c:\sas\sasfoundation\9.4\sas.exe",按下 "确定" 即可启动 SAS。或者点击 "浏览",进入浏览对话框,找到 sas.exe 所在的位置,双击该文件,或单击该文件再按 "打开",则返回运行对话框,再按下 "确定" 也可以启动 SAS。

二、SAS 的退出

当应用 SAS 完成了统计分析后,可以退出 SAS 系统。退出 SAS 系统的方法有以下几种:

1. 菜单操作 点击 "文件",选择 "退出",或者同时按下 "ALT" 和 "F4",或者点击 "×",将会出现 "退出" 对话框,对话框中写着 "确实要结束该 SAS 会话吗?",点击 "确定" 即可退出 SAS 系统。如点击 "取消" 则返回 SAS 系统。

2. 键入命令 在命令框中键入 "BYE" 或 "ENDSAS" 可直接退出 SAS 系统,而不会出现上述的 "退出" 对话框。

第三节 SAS 的视窗管理系统

启动了 SAS 后,就进入 SAS 的视窗管理系统(Display Management System, DMS),见图 1-2。在 DMS 中可以进行 SAS 程序的编辑、运行、存储、调用、结果输出及打印等过程。

一、视窗管理系统的窗口

DMS 是 SAS 系统的主要工作界面,用户可以灵活地运用不同的窗口反复进行编程运算,直至完成统计分析为止。DMS 提供了一系列窗口,其中编辑器(Enhanced Editor,简称 Editor)窗口、日志(Log)窗口、输出(Output)窗口、结果(Results)窗口和 SAS 资源管理器(Explorer)窗口是主要窗口,这些窗口是启动 SAS 就存在的,也是我们重点介绍的窗口。图 1-2 中显示了三个窗口,分别是 SAS 资源管理器、编辑器窗口和日志窗口,而结果窗口则被 SAS 资源管理器窗口覆盖,输出窗口则被后两个窗口所覆盖。另外,DMS 还提供了多个辅助窗口,如 Help、Keys、Libnames 等。这些窗口可根据需要打开或关闭。

1. 编辑器窗口 编辑器可分为增强型编辑器和程序编辑器两种类型,一般打开 SAS 后默

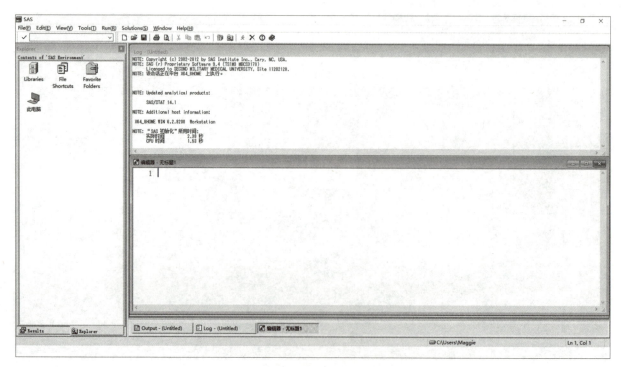

图 1-2 SAS 9.4 英文版视窗管理系统的界面

认的窗口为增强型编辑器窗口,其基本形式见图 1-2 右下方的窗口,用户也可将该窗口最大化,进行全屏幕编辑。该窗口的主要功能是编辑 SAS 程序语句,并用不同的颜色显示 SAS 语句,同时进行语句的逻辑检查,如出现红色字体,说明语句拼写有误,需修改。一般情况下,该窗口中的深蓝色字体表示数据步或过程步的开始,浅蓝色表示关键语句,黄色底表示数据流。可在该窗口中将程序语句提交系统执行。由于程序语句都是纯文本格式,所以该窗口又称为文本编辑器。在编辑程序语句时,每行语句前面可以显示语句标号,该部分被称为数字区。需要显示语句标号可以在主菜单下方的命令框中输入"NUM",然后点击前面的"√"或直接按"ENTER"键就可以了。如果不想显示语句标号,则键入"NUMS OFF"。

2. 日志窗口　日志窗口的基本形式见图 1-2 右上方的窗口,主要作用是显示运行程序后的有关信息。显示的信息内容包括所建立的数据集名称;建立的数据集包括多少个变量(variable)和观测(observation);执行了什么过程;执行过程运行了多长时间;语句中有什么错误,等等。如果语句过程没有错误,提示的信息一般用蓝色字体表示,每个提示信息的开头用 NOTE 表示;如果语句中有错误,而该错误是 SAS 系统能够纠正的,则显示的提示信息为绿色字体,开头用 WARNING 表示;如果语句中的错误是 SAS 系统无法纠正的,提示信息则为红色字体,开头用 ERROR 表示。

3. 输出窗口　结果输出窗口在启动 SAS 后没有直接显示出来,而是被编辑器窗口和日志窗口覆盖,只有运行了某个过程后,才显示出来。该窗口的主要作用是显示程序运行的结果。在运行 SAS 系统期间,相继产生的输出结果都附加在上一次结果的后面。如果没有定义标题,在该窗口中的第一行通常为标题"SAS 系统",后面是程序开始运行的时间和页数。

4. SAS 资源管理器窗口　SAS 资源管理器窗口的基本形式见图 1-2 左侧的窗口,该窗口主要作用是管理各种 SAS 文件,其作用类似于 Windows 系统的资源管理器。该窗口中的逻辑库包含了系统自动生成的和用户自定义的数据库,进入数据库可浏览和修改数据库中的数据集。如何创建新的数据库将在后面进行详细介绍。

5. 结果窗口　结果管理窗口的基本形式见图 1-2 的左侧,启动 SAS 后该窗口被 SAS 资源管理器窗口覆盖,可点击下面的"结果"图标显示该窗口。该窗口的主要作用是浏览和管理结果输出窗口中 SAS 程序运行后的输出结果。该窗口以树状结构管理各个输出结果,类似 Windows 系统中资源管理器的文件夹管理窗口,每个输出结果都有一个 SAS 过程的名称,双击过程名称或点击名称前面的"+",可显示过程内各个部分的内容名称,双击内容名称可浏览输出的结果,并对输出结果进行保存、删除、打印等操作。

这五个窗口之间的切换可以点击 SAS 视窗管理系统中下部的图标来完成,也可以通过"视图"菜单来实现,如图 1-3 所示。另外还可以通过指令来实现。

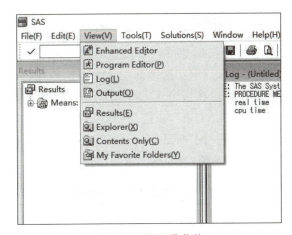

图 1-3　"视图"菜单

二、常用指令

命令框在 SAS 视窗管理系统中主菜单的下方,是一个执行 SAS 指令的工具。在该工具的文本输入框中可以输入指令,用于实现对窗口的管理功能。有些指令只能在指定窗口执行,而有些指令是可以用于大多数窗口,称为窗口通用指令。输入一个指令,点击命令框前面的"√"或按下"ENTER"键,就可以执行该指令。以下是几条比较常用的指令:

BYE	退出 SAS 系统
CLEAR	清除当前窗口中的内容
END	退出当前窗口,返回编辑窗口

ENDSAS　　　　　　退出 SAS 系统

FILE 'filename'　　　将当前窗口的内容存储到指定文件

HELP　　　　　　　进入帮助窗口

INCLUDE 'filename'　调用指定文件

KEYS　　　　　　　进入快捷键定义窗口

LIBNAME　　　　　确定 SAS 数据库的内容

LOG　　　　　　　进入日志窗口

NUMS　　　　　　打开编辑窗口的数字区

NUMS OFF　　　　关闭编辑窗口的数字区

OPTIONS　　　　　进入参数定义窗口

OUTPUT　　　　　进入输出窗口

PROGRAM　　　　进入编辑窗口

RECALL　　　　　调用上次执行的程序

SUBMIT　　　　　提交编辑窗口编辑的程序代码

三、功能键

上述有些指令可以通过 SAS 系统定义的功能键来完成,这些功能键都是 SAS 系统预先设定的(表 1-1)。在指令工具中键入"KEYS",点击"√"或按"ENTER",或按"F9",就可以查看和自定义功能键。用户可以自己定义功能,同时可以根据自己的习惯,改变功能键的位置。

表 1-1　SAS 系统预先设定的功能键

功能键	对应的指令	功能
F1	Help	打开帮助对话框
F2	Reshow	重新建立被显示的窗口
F3	End	返回编辑窗口
F4	Recall	调用上次执行的程序
F5	Pgm	进入编辑窗口
F6	Log	进入日志窗口
F7	Output	进入输出窗口
F8	Zoom off; submit	恢复编辑窗口的大小;提交程序代码
F9	Keys	进入快捷键定义窗口
F11	Command focus	打开指令工具条
SHF F1	Subtop	执行编辑窗口编辑的第一行程序
SHF F7	Left	向左翻页

续表

功能键	对应的指令	功能
SHF F8	Right	向右翻页
SHF F10	Wpopup	相当于单击鼠标右键,显示小菜单
CTL B	libname	确定 SAS 数据库的内容
CTL D	Dir	进入 Dir 窗口
CTL E	Clear	清除当前窗口中的内容
CTL F	Find	进入查找窗口
CTL H	Help	进入帮助窗口
CTL I	Options	进入参数定义窗口
CTL K	Cut	剪切选择的内容
CTL L	Log	进入日志窗口
CTL M	Mark	标记选择的内容
CTL Q	Filename	进入 Filename 窗口
CTL R	Rfind	继续查找
CTL T	Title	进入 Title 窗口
CTL U	Unmark	取消标记
CTL W	Access	进入 Access 窗口

第四节　SAS 程序

SAS 程序是在编辑器窗口中编辑的一段 SAS 语句,提交后可以在日志窗口中显示有关信息和提示,在输出窗口中显示运行过程的结果。下面通过一个简单的例子,来说明程序的结构。

一、简单程序示例

例 1-1　12 份肝炎患者血清谷丙转氨酶(U/L)的含量分别为 60,142,195,80,242,220,190,25,212,38,236,95,试计算其均数。

程序 1-1

```
data prg1_1;
    input x @@;
datalines;
60 142 195 80 242 220 190 25 212 38 236 95
;
run;
proc means data=prg1_1;
    var x;
quit;
```

二、程序结构

一个完整的 SAS 程序一般由数据步（DATA STEP）和过程步（PROC STEP）两部分组成。数据步以关键词 DATA 开头，过程步以 PROC 开头，以 RUN 结束。PROC 为英文单词 PROCEDURE 的缩写，读作 prok。数据步的作用为指定数据集的名称，定义数据集的变量（如变量名称、变量类型等）和读入原始数据。本例数据步从"data prg1_1；"开始到数据下面出现的"run；"结束，建立了名为 prg1_1 的数据集。如果后面还有 SAS 语句，该"run；"可省略不写。过程步的作用是调用现有的 SAS 过程对指定的数据集进行统计分析。本例过程步执行的是 means 过程，计算数据集（默认数据集为 prg1_1，可用"data= 数据集"指定要分析的数据集，本例为 prg1_1）中数据的例数、均数、标准差、最小值和最大值等统计量。过程步从"proc means；"开始，到"quit；"结束。有时也可用"run；"结束。

三、程序语法规范

SAS 程序由语句组成，每个语句以分号"；"作为结束符号。同一行中可以有多个语句，一个语句也可以分几行编写。为方便检查和修改，每行可输入一个语句，每个语句中各个元素以一个或几个空格分隔。输入程序语句时，可在光标闪烁处逐个字母输入，一行语句结束后，按"ENTER"

换行，继续输入。值得注意的是，datalines 语句后面的数据必须另起一行输入，数据输入完毕后，必须另起一行，输入分号"；"表示数据输入结束。

四、程序运行

当程序语句被确认正确无误后，可以将程序提交系统运行。提交程序的方法有以下几种：

（1）在执行指令的文本框中键入"SUBMIT"，然后点击"√"或按"ENTER"。

（2）点击主菜单中的"运行"，再点击"提交"，如图 1-4 所示。

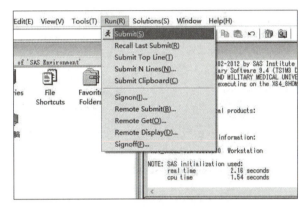

图 1-4　SAS 程序的菜单运行

（3）使用功能键 F8 或自己定义的功能键。

（4）点击工具栏上的 ![icon]。

当 SAS 程序运行后，如果程序编写无错误，在输出窗口中就会出现如下程序运行结果：

The MEANS Procedure				
Analysis Variable: x				
N	Mean	Std Dev	Minimum	Maximum
12	144.5833333	80.9797487	25.0000000	242.0000000

在日志窗口中显示如下的程序运行信息：

```
1    data prg1_1;
2        input x @@;
3    datalines;

NOTE: SAS went to a new line when INPUT statement
reached past the end of a line.
NOTE: The data set WORK.PRG1_1 has 12 observations
and 1 variables.
```

```
NOTE: DATA statement used (Total process time):
    real time        0.01 seconds
    cpu time         0.01 seconds
4    ;
5    run;
```

五、程序修改

通常情况下，在程序运行完毕后，要先检查日志窗口中的日志，看程序语句有无错误。如果程序语句编写有误,而且该错误能被 SAS 系统纠正,则在日志窗口中会出现红色下划线和错误标记,并用绿色字体提示错误,而程序照常运行。

```
10    proc meanss data=prg1_1;
      _____
      1
WARNING 1-322: Assuming the symbol MEANS was
misspelled as means.
```

如果所犯的错误无法被 SAS 系统纠正,则在日志窗口中会出现红色字体提示错误,而且程序无法运行,例如下列语句:

```
12    proc mean;
ERROR: Procedure MEAN not found.
13       var x;
14    run;
NOTE: The SAS System stopped processing this step
because of errors.
NOTE: PROCEDURE MEAN used (Total process time):
      real time        0.00 seconds
      cpu time         0.00 seconds
```

此时需修改程序语句,才能完成运算。修改程序语句,首先将窗口切换到编辑器窗口,在原来有错误的地方修改程序语句,然后再提交运行。有时需反复几次,直到日志窗口不再出现错误提示为止。

六、程序保存

程序语句编辑无误后,可以将编辑好的程序以文件的形式保存下来,以备以后检查或修改。保存程序可在命令框中键入指令 "file '路径 + 文件名'",该处路径为绝对路径,文件名的后缀必须是 ".sas",而且路径 + 文件名必须用单引号括起来,如 "file 'c:\prg1.sas'"。也可以通过 "文件" 菜单中的 "保存" 选项来保存程序文件,如图 1-5 所示。在出现的 "保存" 对话框中选择好路径,再键入文件名,此时不必加后缀,因为系统将默认后缀名为 ".sas"。也可以通过工具栏上的快捷方式保存程序文件,只需点击工具栏上的 ，就会出现 "保存" 对话框,然后按上述方法保存文件。

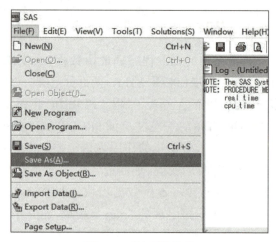

图 1-5 "文件" 菜单

七、程序调用

有时,程序已经以文件的形式保存下来了,再作同样的处理时可不必再编辑程序,可以调用已有的程序完成统计运算。调用程序可用指令 "INCLUDE",指令后面需加上用单引号括起来的文件所在的绝对路径和带后缀名为 ".sas" 的文件名,也可以用 "文件" 菜单中的 "打开程序" 选项来完成,"文件" 菜单见图 1-5。也可以用快捷方式调用程序文件,点击工具栏上的 ，以后的操作与上述 "打开程序" 操作相同。

第五节　SAS 帮助

启动 SAS 帮助文档的方法有以下几种:

（1）在命令框中键入 "HELP",然后点击 "√" 或按 "ENTER"。

（2）点击主菜单中的 "帮助",再点击 "SAS 帮助和文档",如图 1-6 所示。

（3）点击工具栏上的 。

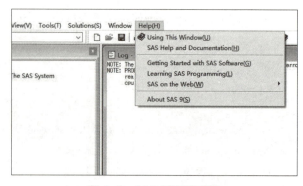

图 1-6 SAS "帮助" 菜单

（4）使用功能键 F1。

要访问特定窗口的帮助信息，请在此窗口处于活动状态时从命令框中发出 HELP 命令，或者点击工具栏上的 ，或者使用功能键 F1。

要访问特定主题的帮助，可以通过在命令框中键入 "help keyword"，keyword 值对应需要帮助的值。例如，若需要关于 SAS/EIS 软件的帮助，则键入 help sas/eis；若需要关于 proc ttest 的帮助，则键入 help ttest；关键字的值不区分大小写。另外，也可将光标置于编辑器窗口中的关键字（如 ttest）上，再按 F1 键调用关于 PROC ttest 的帮助，或者直接在 SAS 帮助文档中键入该关键字进行搜索。

（贺 佳　许金芳　王莉华　尹 平）

第二章 数据库与数据集

由于 SAS 中的各种过程只能对 SAS 数据集中的数据进行处理,所以如何将数据转换成 SAS 数据集是 SAS 进行统计分析的基础。本章介绍一些关于 SAS 数据集的基本知识。

第一节 数据库

一、数据库和库标记

SAS 数据库通常是存放 SAS 数据集的地方,在 Windows 操作系统中相当于硬盘上的某个文件夹。除了 SAS 数据集之外,SAS 数据库还可以存放其他类型的 SAS 文件。SAS 数据库使得 SAS 系统能够在 SAS 程序中调用指定的文件。

为了使用 SAS 数据库,需要为每个数据库指定一个库标记来识别。库标记又称为库逻辑名或库关联名。库标记是 SAS 文件的物理位置在 SAS 中的一个逻辑标识,来自不同文件夹的文件可以被分别指定为不同的库标记,也可以用一个库标记指定多个不同的文件夹。一个文件夹也可以被指定为不同的库标记。

二、数据库类型

SAS 数据库可分为永久型和临时型两种。临时型数据库的库标记为 Work,在 SAS 启动后自动生成。其物理位置为安装 SAS 时指定的某个文件夹。退出 SAS 系统,该文件夹内所有文件将被删除。永久型数据库与临时型数据库的差别在于:关闭 SAS 后,永久型数据库不会被删除。在安装 SAS 时,通常会要求用户指定某文件夹为用户使用的永久型数据库,用 Sasuser 作为库标记。永久型数据库的库标记也可以由用户使用 libname 语句自行定义,libname 语句的一般形式为:

```
libname  库标记 '路径'
```

例如,硬盘上已经存在一个文件夹为 "c:\sas",可以用如下的语句将该文件夹指定为库标记是 data 的永久型数据库:

```
libname data 'c:\sas';
```

启动 SAS 后,除了 Sasuser 数据库外,还会自动生成另外两个永久型数据库,它们的库标记分别为 Sashelp 和 Maps,其中 Maps 库对应的文件夹是安装 SAS 的文件夹中的 Maps 文件夹,而 Sashelp 库对应的是安装 SAS 的文件夹中的多个文件夹。另外,根据用户安装的模块,在启动 SAS 后,会自动生成一些特殊的永久型数据库,如 Gismaps 库。

第二节 数据集

一、数据集的类型

SAS 数据集是存放数据及其属性的地方,相当于硬盘上的某个文件。SAS 数据集是关系型结构,通常分成两个部分:描述部分和数据部分。描述部分是存放关于数据属性信息的地方,如变量名称、类型和长度等;数据部分就是存放数据值的地方。SAS 数据值在数据集中的安排类似一个行 × 列的矩形表格。表格中的列称为变量(variable),相当于其他数据文件的域或字段(field);表格中的行称为观测(observation),相当于其他数据文件的记录(record)或事件(case)。

SAS 数据集有两种类型:SAS 数据文件(SAS data files)和 SAS 数据视窗(SAS data views)。SAS 的数据文件不仅包括描述部分,也包括数据部分。SAS 的视窗文件只有描述部分,没有数据部分,它的描述部分包含的信息使 SAS 过程可以访问到实际上并不包含在数据视窗内部的数据值。一般情况下所说的 SAS 数据集指的是 SAS 数据文件。

二、变量类型

数据集中的变量可以有两种类型:数值型和字符型。

数值型变量只允许变量值为数字,SAS 过程可以对这些数字进行统计运算,如计算变量的均数、标准差等。一般情况下,SAS 默认数值型变量小数点后保留两位有效数值,而小数点前的位数就是该变量值所有数值中的最大位数。用户也可以用 length 语句或 attrib 语句自己定义变量长度。数值型变量当数据缺失时,SAS 表示为"."。

字符型变量允许变量值为中、英文字母、各种符号和数字,此时的数字被当作字符处理,无法进行统计运算。字符型变量的默认长度为 8 个字节,然而 SAS 规定字符型变量的最大长度不能超过 200 个字节。字符型变量数据缺失时,SAS 表示为空格。

三、数据集的命名

每个 SAS 数据集都有一个两级文件名,第一级是库标记,第二级是文件名,两者之间用"."分隔。在建立 SAS 数据集时,可以通过指定两级文件名定义 SAS 数据集,便于以后用 SAS 过程来识别和处理。如例 1-1 中的数据集名为 prg1_1,表示该数据集为临时数据集,临时数据集的第一级库标记应为 Work,也可以省略该库标记。如果将该数据集存放在硬盘的另一个目录中如 Sasuser,则数据集名为 sasuser.prg1_1,其物理位置就是 Sasuser 这个库标记所指定的文件夹,该数据集将永久保留在硬盘上。

第三节 数据集的建立

一、创建 SAS 数据集

建立数据集一般在数据步中完成,可以通过直接录入数据或者导入其他格式的数据文件中的

数据,来建立 SAS 可以识别的 SAS 数据集。现介绍几种建立数据集的方法。

1. input 和 datalines 语句

例 2-1 现有 10 例肾移植患者的资料,如表 2-1 所示,程序 2-1 就是用 input 和 datalines 语句将这些资料转换成 SAS 数据集。

表 2-1 10 例肾移植患者的部分资料

病例号	性别	年龄/岁	血型	移植肾存活时间/d
1	M	41	A	368
2	M	26	B	745
3	F	35	B	401
4	M	47	AB	552
5	F	37	A	478
6	F	39	O	628
7	M	28	O	549
8	M	31	B	128
9	M	43	AB	463
10	M	29	A	512

M:男性;F:女性

程序 2-1

```
data prg2_1;
    input no sex $ age blood $ surt;
datalines;
1      M      41      A      368
2      M      26      B      745
3      F      35      B      401
4      M      47      AB      552
5      F      37      A      478
6      F      39      O      628
7      M      28      O      549
8      M      31      B      128
9      M      43      AB      463
10     M      29      A      512
;
run;
```

程序 2-1 中第一行"data prg2_1;"是要求建立一个文件名为 prg2_1 的数据集,该数据集是一个临时数据集,系统会自动将其存放在 Work

数据库中, 文件的后缀名为 sas7bdat, 所以从 Windows 资源管理器中查看该文件, 文件名为 prg2_1.sas7bdat。如果需建立永久型数据集, 可在 prg2_1 前面加上库标记, 如 sasuser.prg2_1, 则该数据集将保存 Sasuser 数据库中, 退出 SAS 也不会将该数据集删除。

第二行 "input no sex $ age blood $ surt; " 是要求在 prg2_1.sas7bdat 数据集中建立 5 个变量, 它们的变量名分别为 *no*、*sex*、*age*、*blood* 和 *surt*, 其中 *sex* 和 *blood* 变量名后面加上了一个符号 "$", 表示这些变量为字符型变量, 其他未加 "$" 的变量则默认为数值型变量。

第三行 "datalines; " 表明开始对变量进行赋值, 它向 SAS 指示下一行开始是数据行, 直到分号出现, 数据行赋值结束。而该分号必须出现在所有数据的下一行, 才表示结束数据行。数据行中不同变量的数据之间可用一个或多个空格分开。

最后一行 "run; " 表示 data 步的结束, 当后面还有其他数据步或过程步语句, 该语句可省略。

数据集建立完毕后, 可以用 print 过程将数据集中的数据显示在输出窗口中, 程序 2-2 用于显示数据集 prg2_1.sas7bdat 的内容。

程序 2-2

```
proc print data = prg2_1;
run;
```

在输出窗口将显示如下内容:

Obs	no	sex	age	blood	surt
1	1	M	41	A	368
2	2	M	26	B	745
3	3	F	35	B	401
4	4	M	47	AB	552
5	5	F	37	A	478
6	6	F	39	O	628
7	7	M	28	O	549
8	8	M	31	B	128
9	9	M	43	AB	463
10	10	M	29	A	512

上述结果中的 "Obs" 表示的是观测号。

如果数据集中的变量比较少, 而观测比较多, 可以采用横行输入方法, 具体方法是在 input 语句中的变量名后加上两个 @, 则在数据行中的数据可以横行排列, 每个数据之间用空格分隔。例 2-1, 用 10 例肾移植患者的年龄数据创建数据集, 可用程序 2-3。

程序 2-3

```
data prg2_2;
  input x @@;
datalines;
41  26  35  47  37  39  28  31  43  29
;
run;
```

2. if-then/else 语句 如果需要从已知的数据集中将部分观测的资料取出来, 重新建立一个新数据集, 可用 if-then 语句, 如将上述例 2-1 资料中所有男性的资料建立一个新数据集, 可用如下程序:

程序 2-4

```
data male;
  set prg2_1;
  if sex = 'm' then output;
run;
```

程序 2-4 中第一行的 "data male; " 表示将建立一个新的数据集, 其文件名为 male.sas7bdat。

第二行 "set prg2_1; " 表示将从数据集 prg2_1 中读取数据。

第三行 "if sex = 'm' then output; " 表示当变量 *sex* 的值是 m 时, 该观测将被保存在 male 数据集中, 如果不满足该条件, 则不会保存在 male 数据集中。有时, then output 可以省略, 或者该语句也可以用下面的语句表示:

```
if sex = 'f'  then delete;
```

output 表示将满足条件的观测保存到新建的数据集中, 而 delete 则表示将数据集 prg2_1 所有观测保存到新的数据集中, 并删除满足条件的观测。

如果希望将满足条件的观测保存到一个新的数据集中, 将不满足条件的观测保存到另一个新的数据集中, 可用 else 语句。现在需将男性的资料保存在 male 数据集中, 将女性的资料保存在 female 数据集中, 可用如下程序:

程序 2-5

```
data male female;
    set prg2_1;
    if sex = 'm' then output male;
            else output female;
run;
```

3. drop/keep 语句　这两个语句允许用户根据原有数据集的内容，保留部分变量在新数据集中。drop 语句规定在新数据集中将不保留哪些变量，keep 语句规定在新数据集中保留哪些变量。程序 2-6 和程序 2-7 都表示新数据集 new 中将保留原数据集 prg2_1 中的 *no*、*sex* 和 *surt* 三个变量，不保留 *age* 和 *blood* 这两个变量。

程序 2-6

```
data new;
    set prg2_1;
    drop age blood;
run;
```

程序 2-7

```
data new;
    set prg2_1;
    keep no sex surt;
run;
```

二、其他格式文件转换成 SAS 数据集

1. 文本文件转换成 SAS 数据集　数据也可以先被编辑成纯文本文件，再转换成 SAS 数据集供 SAS 过程处理。编辑纯文本文件可以用任何文字处理软件，如 Word、WPS 和记事本等，只要在保存文件时，将其保存为纯文本文件即可。还是以例 2-1 的数据为例，说明如何用 infile 和 input 语句将数据转换成 SAS 数据集。

首先需将数据编辑为纯文本文件 syz.txt，并将文件存放在 c:\sas\ 文件夹内，文件的内容如下：

1	m	41	a	368
2	m	26	b	745
3	f	35	b	401
4	m	47	ab	552
5	f	37	a	478
6	f	39	o	628

7	m	28	o	549
8	m	31	b	128
9	m	43	ab	463
10	m	29	a	512

注意：文件中不能有变量名，至于具体哪个数值属于哪个变量用户必须自己清楚。

然后用 infile 和 input 语句来转换之，程序如下：

程序 2-8

```
data prg2_3;
    infile 'c:\sas\syz.txt';
    input no sex $ age blood $ surt;
run;
```

程序 2-8 中第二行语句"infile 'c:\sas\syz.txt';"表示将调用 c:\sas\ 文件夹中的 syz.txt 文件，注意路径和文件名必须用单引号括起来，而且文件名的后缀名不能省略。infile 语句必须在 data 语句的后面，在 input 语句的前面。

由于纯文本文件中没有变量名称，所以第三行的语句"input no sex $ age blood $ surt;"就是定义数据集中的变量名，而且变量名的次序必须和纯文本文件中所对应的数据值的次序相同。

2. 将 *.xls 文件中的数据转换成 SAS 数据集　人们也常用 Excel 软件保存数据，数据文件的后缀名为 xls。SAS 系统能将 *.xls 数据文件转换为 SAS 数据集，具体方法有以下两种。

（1）"Import Data（I）"菜单选项：使用"File（F）"菜单的"Import Data（I）"选项，可将 *.xls 文件转换成 SAS 数据集。仍以例 2-1 的数据为例，假设 syz.xls 在 'c:\sas\' 中，具体操作如下：点击"File（F）"菜单，选中"Import Data（I）"选项（图 2-1），就会出现如图 2-2 所示的对话框，该对话框用于选择其他数据文件的格式类型。

在下拉式菜单中默认出现"Microsoft Excel Workbook（*.xls *.xlsb *.xlsm *.xlsx）"选项，点击"Next"表示选择 Excel 文件格式，就会出现如图 2-3 所示的对话框。

选择 *.xls 文件的方法有两种，一种是在文本框中输入 *.xls 文件的位置（绝对路径），另一种

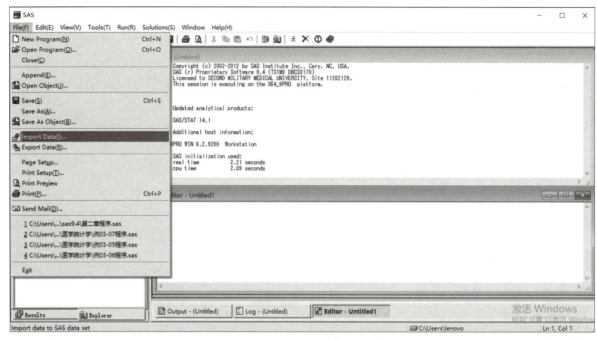

图 2-1 "Import Data（I）"菜单界面

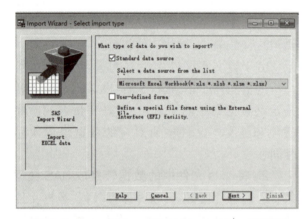

图 2-2 Import Wizard-Select import type 对话框

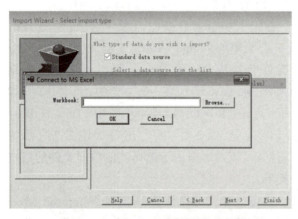

图 2-3 Connect to MS Excel 对话框

是点击"Browse"选项找到 *.xls 文件的位置,本例该文本框中应为"c:\sas\syz.xls",选中后点击"OK"就会出现如图 2-4 所示的对话框。

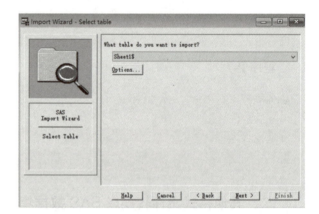

图 2-4 Import Wizard-Select table 对话框

该对话框用于选择 *.xls 文件中的工作表（Sheet）,然后点击"Next"就会出现图 2-5 所示的对话框。

图 2-5 Import Wizard-Select library and member 对话框

在"Library"下面的下拉式菜单中选择一个库标记,本例可选择临时数据集,则选择"WORK",在"Member"下面的文本框中输入 SAS 数据集名,本例可输入"prg2_4",点击"Finish"则将建立一个 SAS 数据集 prg2_4.sas7bdat。如果点击"Next"则会出现图 2-6 所示的对话框。该对话框表示可将导入数据的过程用 SAS 程序保存下来,只需在该对话框中输入 SAS 程序文件的绝对路径即可,或通过"Browse"选项找到用户自定义的文件,输入 SAS 程序文件名称保存下来。以便于以后再次导入相同数据时,可直接调用 SAS 程序进行数据格式转换。

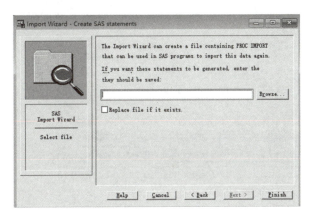

图 2-6　Import Wizard-Create SAS Statements 对话框

（2）import 过程:SAS 系统提供的 import 过程可将多种其他文件格式的数据转换成 SAS 数据集内的数据,如需转换 *.XLS 文件,可用以下程序:

程序 2-9

```
proc import
    datafile = "c:\sas\syz.xls"
    out = work.prg2_5
    dbms = excel replace;
    sheet = "sheet1$";
run;
```

proc 是过程步开始的关键词,import 是过程步中的过程名称,该过程中 datafile = "c:\sas\syz.xls" 表示将 c:\sas\syz.xls 文件中的数据转换为 SAS 数据集格式的数据,out = work.prg2_5 表示建立一个名称为 prg2_5.sas7bdat 的临时数据集,dbms = excel 表示原文件格式为 Excel 文件格式,replace 表示如果该数据集文件已经存在,则该文件中原来的数据将被新的数据替代。以上四个选项都是 import 语句的选项,彼此之间用空格分隔,不能用";"隔开。sheet = "sheet1$" 语句表示将 c:\sas\syz.xls 文件中工作表 1（sheet1）中的数据导入到 SAS 数据集中。

第四节　数据集的整理

SAS 不仅可以通过各种方法创建 SAS 数据集,而且可以对数据集中的变量、数据进行修改、转换等整理工作,使数据集更适合将来的处理和分析。

一、浏览、修改数据集

如果需要浏览一个已经存在的 SAS 数据集,可以发布指令"vt"或通过"Tools（T）"菜单中的"Table Editor（T）"选项（图 2-7）,打开"VIEWTABLE"窗口（图 2-8）,该窗口有些类似 Excel 的界面。

通过"File（F）"菜单中的"Open（O）"的选项,可以选择已经存在的数据集,如图 2-9 所示。

对话框中的左侧显示数据库情况,右侧的方框中罗列了所选数据库中所有数据集的名称,用户可以通过双击某个数据集名称,打开该数据集,或者在"Member Name"后面的方框中直接输入数据集的名称,点击"Open（O）"或按"Enter"键也可打开数据集,如图 2-10 所示。

打开数据集后,可浏览和修改该数据集的内容。浏览数据集可选择"Edit（E）"菜单中的"Browse Mode（B）"选项,此为默认项。如要修改数据集中的数据可选择"Edit（E）"菜单中的"Edit Mode（E）"选项,进入编辑模式,如图 2-11

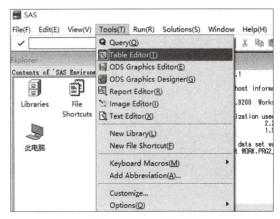

图 2-7　Tools（T）菜单

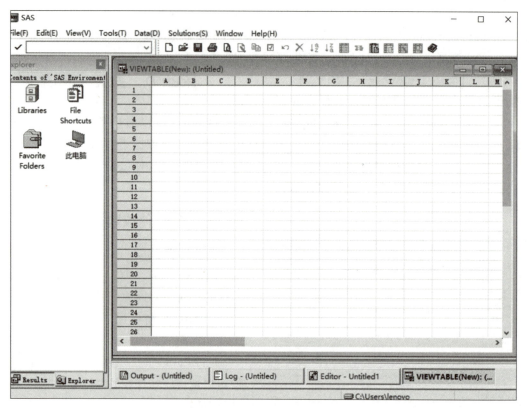

图 2-8 Table Editor (T) 窗口

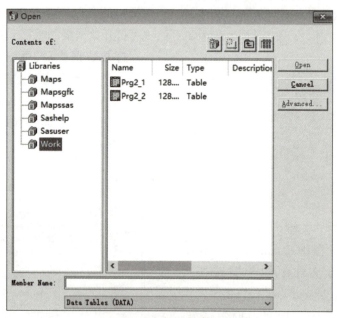

图 2-9 打开数据集对话框

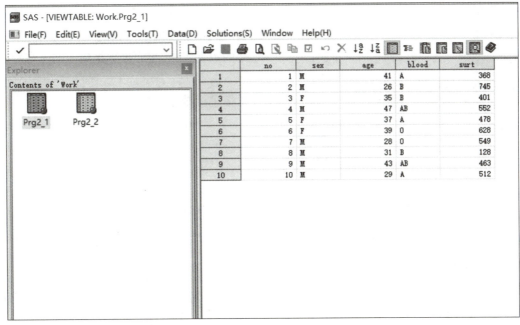

图 2-10 数据集 work.prg2_1 的内容

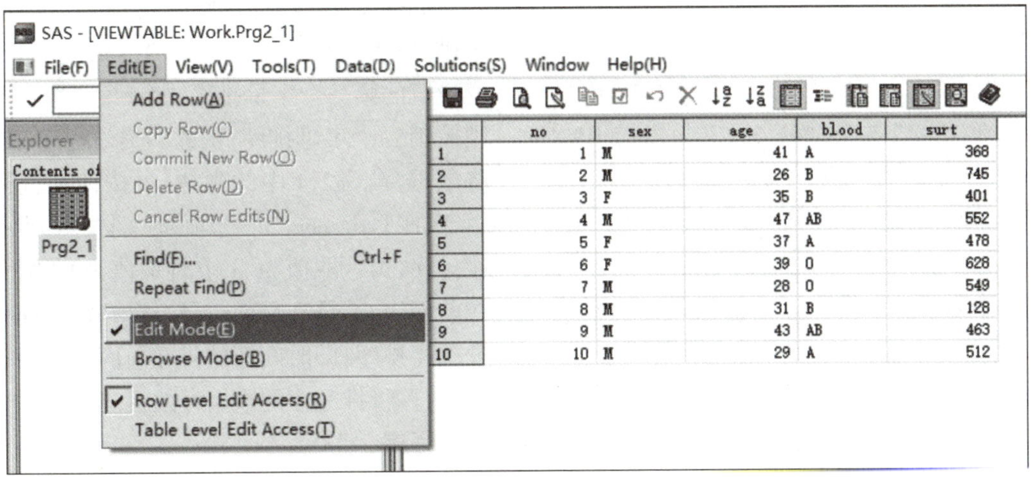

图 2-11 "Edit（E）"菜单

所示。用户可以修改输入错误的数据,修改完毕后,选择"File（F）"菜单中的"Save（S）"选项可保存修改后的数据集。

二、产生新变量

在数据集中可以通过 SAS 提供的运算符和函数直接产生新变量,如将例 2-1 中生存时间的单位由天改为年,可产生一个新变量 *surt_y*,该变量的值等于变量 *surt* 除以 365.25,所以变量 *surt_y* 将表示单位为年的生存时间。可用如下程序:

程序 2-10

```
data prg2_6;
    input no sex $ age blood $ surt;
    surt_y = surt/365.25;
datalines;
......
;
run;
```

通过 if-then/else 语句也可以产生新变量。仍用例 2-1 的数据,程序 2-11 表示将产生一个新的分组变量,变量名为 *group*,其中变量值为

1 表示年龄 >40 岁的患者,变量值为 2 表示年龄 ≤40 岁的患者。

程序 2-11

```
data prg2_7;
    input no sex $ age blood $ surt;
    if age>40 then group = 1;
    else group = 2;
datalines;
......
;
run;
```

如果满足的条件超过两个,可以使用 and 和 or 语句来控制。and 语句表示同时满足几个条件,就执行 then 后面的语句,or 表示只需满足几个条件中的一个条件,就执行 then 后面的语句。程序 2-12 表示将年龄 >40 岁的男性患者归为一组,将年龄 ≤40 岁的男性患者归为另一组。

程序 2-12

```
data prg2_8;
    input no sex $ age blood $ surt;
    if sex = 'm'  and age>40 then group = 1;
    if sex = 'm'  and age <= 40 then group = 2;
datalines;
......
;
run;
```

由于变量 *sex* 为字符型变量,所以在表示其变量值时,需要在变量值的两侧加上引号,单引号、双引号均可。本例为 sex = 'm'。

三、数据集的排序

将数据集中的所有观测按照一个或几个变量的数值大小进行排序,可以使用 sort 过程。sort 过程的语法结构如下:

```
proc sort options;
    by [descending] variable-list;
run;
```

语句中的 options 是表示 sort 过程可以使用的某些选项,其中一些常用的选项如下:

data = 数据集:表示 sort 过程将对哪个数据集进行排序,如缺省该项,则使用最新创建的数据集;

out = 数据集:表示 sort 过程将排好序的数据输出到哪个数据集,如缺省该项,则将数据存放原来的数据集中,将原来数据集中的内容替换掉。

by 语句:表示 sort 过程将按照哪个变量对数据集进行排序。

descending:by 语句中的选项,如果选择该项,则表示按变量值的下降次序排序,如缺省该项,则按上升次序排序。该选项只决定紧随其后的一个变量的排序次序。

variable-list:用来排序的变量名。当有多个变量时,sort 过程首先按 by 语句的第一个变量的次序重新排列观测,然后在此基础上,按第二变量的次序重新排列观测,即当第一个变量的观测值相同时,再按第二个变量的观测值排序,依次类推。sort 过程对相同 by 变量值的那些观测保持原来的相对顺序。

如果变量是数值型,sort 过程则按数值的大小排序;如果变量是字符型的,sort 过程先按每个变量值的第一个字母排序,如果第一个字母相同,则按第二个字母排序,依此类推。程序 2-13 表示将数据集 prg2_1 中的观测,先按性别进行排序,由于加了 descending 选项,性别按字母 z-a 的顺序排序,男性取值为 m,女性取值为 f,故将男性排在前面,女性排在后面,再按移植肾存活时间以上升次序排序,即时间短的排在前面,时间长的排在后面,并将排完序的数据存放在 prg2_9 中。

程序 2-13

```
proc sort data = prg2_1 out = prg2_9;
    by descending sex surt;
run;
```

四、数据集的连接

数据集的连接是把几个数据集中的数据纵向相加,组成一个新的数据集,新数据集中的观测数量是原来几个数据集中观测的总和。set 语句可以完成数据集的连接,语法结构为:

```
data newname;
    set name1 name2;
run;
```

data 步中的 newname 为新数据集的名称，name1 和 name2 为原数据集的名称，还可以有多个数据集名，彼此之间用空格分隔。

例 2-2　临时数据集 A 和 B 的数据如下所示：

	数据集 A			数据集 B	
OBS	NO	SEX	OBS	NO	SEX
1	1	M	1	2	F
2	3	M	2	4	M
3	6	F	3	5	F
4	9	M	4	7	M
5	10	M	5	8	M

程序 2-14 将把 A 和 B 连接成一个临时数据集 prg2_10，并将连接后的数据集显示在输出窗口中。

程序 2-14

```
data prg2_10;
  set a b;
run;
proc print;
run;
```

程序运行结果：

Obs	no	sex
1	1	M
2	3	M
3	6	F
4	9	M
5	10	M
6	2	F
7	4	M
8	5	F
9	7	M
10	8	M

如果拟连接的数据集中包含有不同的变量，则连接后的新数据集中将包含全部不重复的变量，其中原数据集中没有的变量，在新数据集中将表示为缺省值。

例 2-3　临时数据集 A1 和 A2 中的数据分别为：

	数据集 A1			数据集 A2	
OBS	NO	SEX	OBS	NO	AGE
1	1	M	1	2	26
2	3	M	2	4	47
3	6	F	3	5	37
4	9	M	4	7	28

程序 2-15

```
data prg2_11;
  set a1 a2;
run;
proc print;
run;
```

运行结果为：

Obs	no	sex	age
1	1	M	.
2	3	M	.
3	6	F	.
4	9	M	.
5	2		26
6	4		47
7	5		37
8	7		28

五、数据集的合并

数据集的合并是将几个数据集中的观测横向合并成一个新的数据集，合并数据集可使用 merge 语句，merge 语句的语法结构为：

```
data newname;
  merge name1 name2……;
by keyvar;
run;
```

data 步中的 newname 为新数据集的名称，name1 和 name2 为原数据集的名称，还可以有多个数据集名，彼此之间用空格分隔，合并前需对原数据集按 keyvar 排序。by 语句表示可以根据 keyvar 所规定的关键变量进行合并，原数据集必须都有 keyvar 变量。

如果没有 by 语句，合并时将一个数据集的第一个观测值和另一个数据集中第一个观测值合并成新数据集中的第一个观测值,第二个观测值和另一个数据集中的第二个观测值合并成新数据集的第二观测值,依次类推。

例2-4 现有两个数据集 B1 和 B2,内容如下:

数据集 B1			数据集 B2	
OBS	NO	SEX	OBS	AGE
1	1	M	1	26
2	3	M	2	47
3	6	F	3	37
4	9	M	4	28
5	10	M	5	31

程序 2-16 将两个数据集合并成新数据集 prg2_12,并将 prg2_12 的内容显示在输出窗口。

程序 2-16

```
data prg2_12;
  merge b1 b2;
run;
proc print;
run;
```

运行结果为:

Obs	no	sex	age
1	1	M	26
2	3	M	47
3	6	F	37
4	9	M	28
5	10	M	31

若某数据集观测数较少,则在新数据集中该观测值为缺省值。如例 2-4 中 B2 数据集只有 4 个观测,数据如下所示:

数据集 B1			数据集 B2	
OBS	NO	SEX	OBS	AGE
1	1	M	1	26
2	3	M	2	47
3	6	F	3	37
4	9	M	4	28
5	10	M		

运行结果:

Obs	no	sex	age
1	1	M	26
2	3	M	47
3	6	F	37
4	9	M	28
5	10	M	.

如果合并的数据集有相同的变量,则在新数据集中该变量的取值为列在 merge 语句中最后一个含有该变量的数据集的观测值。

例2-5 数据集 C1 和 C2 的内容如下:

数据集 C1			数据集 C2		
OBS	NO	SEX	OBS	NO	AGE
1	1	M	1	2	26
2	3	M	2	4	47
3	6	F	3	5	37
4	9	M	4	7	28
5	10	M	5	8	31

合并后的数据集内容为:

Obs	no	sex	age
1	2	M	26
2	4	M	47
3	5	F	37
4	7	M	28
5	8	M	31

如果使用 by 语句,可以按 by 后面所规定的共同变量,将来自不同数据集中的共同变量取相同数值的观测横向合并成一个观测。此时,必须对原数据集进行排序,然后先处理 by 值较小的观测,再处理 by 值较大的观测。如果在某个数据集中某个 by 值没有观测,则作为缺省处理。

例2-6 数据集 D1 和 D2 的内容如下所示:

数据集 D1			数据集 D2		
OBS	NO	SEX	OBS	NO	AGE
1	1	M	1	1	41
2	3	M	2	3	35
3	6	F	3	5	37
4	9	M	4	6	39
5	10	M	5	8	31

程序 2-17 将两个数据集以 *no* 为共同变量进行合并，并显示结果。

程序 2-17

```
proc sort data = d1;
  by no;
run;
proc sort data = d2;
  by no;
run;
data prg2_13;
  merge d1 d2;
  by no;
run;
proc print;
run;
```

运行结果为：

Obs	no	sex	age
1	1	M	41
2	3	M	35
3	5		37
4	6	F	39
5	8		31
6	9	M	.
7	10	M	.

六、数据集的求秩过程

利用 rank 过程可以对数据集中的一个或者多个变量进行求秩。rank 过程把未缺失的数值从最小值到最大值排列，对最小值赋予秩 1，对第二小值赋予秩 2，等等，一直赋予秩 n，即未缺失的观测个数。出现数值相同的观测值时，其秩可以取两者的平均秩或最高秩或最低秩。rank 过程的语法结构如下：

```
proc rank options;
  var variable-list;
  ranks variable-list;
run;
```

1. 语句中的 options　语句中的 options 是表示 rank 过程可以使用的某些选项，其中一些常用的选项如下：

data = 数据集：表示 rank 过程将对哪个数据集进行排秩，如缺省该项，则使用最新创建的数据集。

out = 数据集：表示 rank 过程将排好秩的数据输出到哪个数据集，如缺省该项，则将数据存放于名称为 datan 的数据集中（n 可取 1，2，3，…，n）。

descending：求秩顺序选项，如果选择该项，则表示按变量值的下降次序求秩，如缺省该项，则按上升次序求秩。

ties = mean | high | low：表示对数值相同的观测值如何取秩。ties 等于 mean 表示数值相同的观测值取平均秩，等于 high 表示取相应秩中的最大值，等于 low 表示取相应秩中的最小值。

2. var 语句　该语句表示 rank 过程对哪个变量求秩，对多个变量求秩时，变量名以空格分开。如果省略 var 语句，则对数据集中所有数值变量计算秩。

3. ranks 语句　如果希望在输出数据集中除了秩变量外还包括原始变量，使用 ranks 语句对求秩变量分配求秩后的名称。命名的次序和 var 语句变量列表中的次序相对应。如果省略 ranks 语句，则输出数据集中只有求秩后的结果而没有原始变量。ranks 语句必须与 var 语句同时使用。

程序 2-18 表示将数据集 prg2_1 中的 *age* 和 *surt* 变量按从小到大的顺序求秩，相应的秩变量分别为 *age_rank* 和 *surt_rank*，将结果输出到数据集 prg2_14 中，并将求秩后的结果显示到输出窗口中。

程序 2-18

```
proc rank data = prg2_1 out = prg2_14;
  var age surt;
  ranks age_rank surt_rank;
run;
proc print;
run;
```

运行结果：

Obs	no	sex	age	blood	surt	age_rank	surt_rank
1	1	M	41	A	368	8	2
2	2	M	26	B	745	1	10
3	3	F	35	B	401	5	3
4	4	M	47	AB	552	10	8
5	5	F	37	A	478	6	5
6	6	F	39	O	628	7	9
7	7	M	28	O	549	2	7
8	8	M	31	B	128	4	1
9	9	M	43	AB	463	9	4
10	10	M	29	A	512	3	6

七、数据集的转置过程

对数据集进行转置,即行变成列,列变成行,可以使用 transpose 过程。transpose 过程的基本语法结构如下:

```
proc transpose options;
    var variable-list;
    id variable;
    by variable-list;
run;
```

1. 语句中的 options 是表示 transpose 过程可以使用的某些选项,其中一些常用的选项如下:

data = 数据集:表示 transpose 过程将对哪个数据集进行转置,如缺省该项,则使用最新创建的数据集。

out = 数据集:表示 transpose 过程将转置后的数据输出到哪个数据集,如缺省该项,则将数据存放于名称为 datan 的数据集中(n 可取 1,2,3,…,n)。

2. var 语句 列出要转置的变量,可以是字符型或数值型,多个变量以空格分开。如果省略 var 语句,则输入数据集中没有列在其他语句中的所有数值型变量均被转置。字符型变量若要转置必须在 var 中列出。

3. id 语句 id 语句规定输入数据集中的一个变量。id 变量的值作为转置后数据集的变量名。

id 变量的值在输入数据集中只能出现一次;或者使用 by 语句,则在 by 组中只能出现一次。id 变量缺失的观测将从输出数据集中删去。

必要时,该过程将 id 变量的值改为有效的 SAS 名字。如将字符"+""−"和"."改为"P""N"和"D";若第一个字符是数字,则用下划线(_)作为这个值的词头,并截去 8 个字符后面的符号。

如果省略 id 语句,transpose 过程指定名字 col1,col2,…,coln 作为输出变量名。

4. by 语句 使用 by 语句可以对每个 by 组进行转置,by 变量包含在输出数据集中但没有被转置。使用 by 语句,要求数据集按照 by 语句后面的变量进行排序。

程序 2-19 表示对数据集 prg2_1 中的 sex,age 和 surt 变量进行转置,将结果输出到数据集 prg2_15 中,转置后数据集中变量名为原始数据集中 no 变量的值,并以下划线为词头。

程序 2-19

```
proc transpose data = prg2_1 out = prg2_15;
    var sex age surt;
    id no;
run;
proc print;
run;
```

运行结果为:

Obs	_NAME_	_1	_2	_3	_4	_5	_6	_7	_8	_9	_10
1	sex	M	M	F	M	F	F	M	M	M	M
2	age	41	26	35	47	37	39	28	31	43	29
3	surt	368	745	401	552	478	628	549	128	463	512

八、数据集的输出

数据集创建后,可以通过 print 过程输出到输出窗口中,便于用户进行浏览和检查,上述的例子已经用过很多次,这里不再赘述。

SAS 还可以将 SAS 数据集转换成其他格式的数据文件,如 *.dbf、*.xls、*.csv、*.txt 等,供其他软件使用。"File(F)"菜单中"Export Data(E)"选项可以完成这项功能。

例 2-7 将上述语句产生的 prg2_1 数据集转换成 *.dbf 文件,并保存在"c:\sas"文件夹中,具体操作如下:

1. 点击"File(F)"菜单,选择"Export Data(E)"选项,将出现如图 2-12 所示的对话框。

2. 在"Library"下面的选择框中,选择需被转换数据集的数据库,本例选择"WORK",在"Member"下面的选择框中,选择需被转换的数据集,本例选择"prg2_1",点击"Next",将出现如图 2-13 所示的对话框。

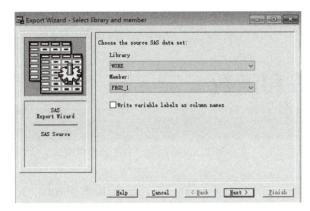

图 2-12 Export Wizard-Select library and member 对话框

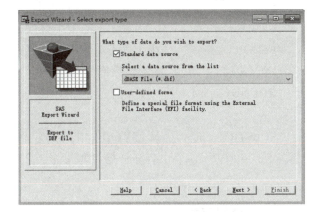

图 2-13 Export Wizard-Select export type 对话框

3. 在"Select a data source from the list"下面的对话框中选择一种数据文件的类型,本例选择 *.dbf。点击"Next"将出现如图 2-14 所示的对话框。

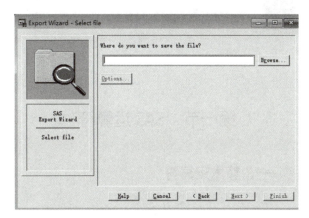

图 2-14 Export Wizard-Select file 对话框

4. 在"Where do you want to save the file?"下面的文本框中,输入转换后数据文件的路径和文件名,也可以通过"Browse"选项输入路径,并输入文件名,本例输入"c:\sas\prg2_1.dbf",点击"Finish"完成转换过程。

（丁海龙 张新倍）

第三章　SAS 运算符和函数

第一节　SAS 运算符

一、算术运算符

**	乘方
*	乘
/	除
+	加
−	减

二、比较运算符

= 或 EQ	等于
^= 或 NE	不等于
> 或 GT	大于
>= 或 GE	大于等于
< 或 LT	小于
<= 或 LE	小于等于

三、逻辑运算符

& 或 AND	逻辑与
❘ 或 OR	逻辑或
^ 或 NOT	逻辑非

第二节　SAS 常用函数

一、算术函数

$ABS(x)$	x 的绝对值
$MAX(x_1,x_2,\cdots,x_n)$	$x_1,x_2,\cdots,x_n$ 中的最大值
$MIN(x_1,x_2,\cdots,x_n)$	$x_1,x_2,\cdots,x_n$ 中的最小值
$MOD(x,y)$	x/y 的余数
$SIGN(x)$	当 x<0 时, 取值为 −1; 当 x>0 时, 取值为 1;当

x=0 时, 取值为 0

$SQRT(x)$	x 的平方根

二、截取函数

$CEIL(x)$	大于等于 x 的最小整数
$FLOOR(x)$	小于等于 x 的最大整数
$INT(x)$	x 的整数部分
$ROUND(x,n)$	x 按 n 指定的精度取舍入值
$SUBSTR(s,p,n)$	从字符串 s 中的第 p 个字符开始抽取 n 个字符的子串

三、数组函数

$DIM(x)$	计算数组 x 第一维的元素个数
$DIMk(x)$	计算数组 x 第 k 维的元素个数
$HBOUND(x)$	计算数组 x 第一维的上界
$HBOUNDk(x)$	计算数组 x 第 k 维的上界
$LBOUND(x)$	计算数组 x 第一维的下界
$LBOUNDk(x)$	计算数组 x 第 k 维的下界

四、数学函数

$DIGAMMA(x)$	对 x 计算 GAMMA 函数对数的导数
$ERF(x)$	x 的误差函数
$ERFC(x)$	x 的误差函数的余函数
$EXP(x)$	e 的 x 次方
$GAMMA(x)$	对 x 计算完全 GAMMA 函数
$LGMAMMA(x)$	对 x 计算 GAMMA 函数的自然对数

LOG（x）　　　　　　以 e 为底的对数

LOG2（x）　　　　　以 2 为底的对数

LOG10（x）　　　　　以 10 为底的对数

ORDINAL（k, x1, …）　返回由 k 确定的部分序列的最大值

TRIGAMMA（x）　　　计算 DIGAMMA（x）函数的导数

AIRY（x）　　　　　计算微分方程的解

DAIRY（x）　　　　　求 AIRY（x）的导数

JBESSEL（nu, x）　　计算 BESSEL 函数

IBESSEL（nu, x, kode）计算修正 BESSEL 函数

五、三角函数

ARCOS（x）　　反余弦函数

ARSIN（x）　　反正弦函数

ATAN（x）　　反正切函数

COS（x）　　　余弦函数

COSH（x）　　双曲余弦函数

SIN（x）　　　正弦函数

SINH（x）　　双曲正弦函数

TAN（x）　　　正切函数

TANH（x）　　双曲正切函数

六、概率函数

POISSON（lambda, n）　泊松分布的概率分布函数

PROBBETA（x, a, b）　β 分布的分布函数

PROBBNML（p, n, m）　二项分布的概率分布函数

PROBCHI（x, df, nc）　χ^2 分布的分布函数

PROBF（x, ndf, ddf, nc）　F 分布的分布函数

PROBGAM（x, a）　　γ 分布的分布函数

PROBHYPR（nn, k, n, x, or）　超几何分布的概率分布函数

PROBNEGB（p, n, m）　负二项分布的概率分布函数

PROBNORM（x）　　标准正态分布

函数

PROBT（x, df, nc）　t 分布函数

七、随机函数

NORMAL（seed）　　产生标准正态分布随机数

RANBIN（seed, n, p）　产生二项分布随机数

RANCAU（seed）　　产生柯西分布随机数

RANEXP（seed）　　产生指数分布随机数

RANGAM（seed, alpha）　产生 γ 分布的随机数

RANNOR（seed）　　产生标准正态离差随机数

RANPOI（seed, lambda）　产生泊松分布随机数

RANTBL（seed, p1, p2…, pn）　产生离散分布随机数

RANTRI（seed, h）　　产生三角分布随机数

RANUNI（seed）　　产生均匀离差随机数

UNIFORM（seed）　　产生均匀分布随机数

八、样本统计函数

CV（x, y, ……）　　产生一组数据的变异系数

KURTOSIS（x, y, ……）　产生一组数据的峰度系数

MAX（x, y, ……）　产生一组数据的最大值

MIN（x, y, ……）　产生一组数据的最小值

MEAN（x, y, ……）　产生一组数据的均数

N（x, y, ……）　　产生一组数据的例数

NMISS（x, y, ……）　产生一组数据的缺失例数

RANGE(x, y, ……)	产生一组数据的极差	MDY(m, d, yr)	时间或日期时间值 从年、月和日得到 SAS 日期值
SKEWNESS(x, y, ……)	产生一组数据的偏度系数	MINUTE(t|dt)	从 SAS 时间或日期时间值或文字得到分钟数
STD(x, y, ……)	产生一组数据的标准差	QTR(date)	从 SAS 日期值或文字得到月份
STDERR(x, y, ……)	产生一组数据的标准误	SECOND(t|dt)	从 SAS 时间或日期时间值或文字得到秒数
SUM(x, y, ……)	产生一组数据的总和	TIME( )	取当日的时间
VAR(x, y, ……)	产生一组数据的方差	TIMEPART(dt)	抽取 SAS 日期时间值或文字的时间部分
CSS(x, y, ……)	产生一组数据的离均差平方和	TODAY( )	取当前日期作为 SAS 日期值
USS(x, y, ……)	产生一组数据的平方和	WEEKDAY(date)	从 SAS 日期值或文字得到星期几
		YEAR(date)	从 SAS 日期值得到年
		YYQ(yr, q)	从年和季节得到 SAS 日期值

九、分位数函数

CINV(p, df, nc)	χ^2 分布的分位数
BETAINV(p, a, b)	β 分布的分位数
FINV(p, ndf, ddf, nc)	F 分布的分位数
TINV(p, df, nc)	T 分布的分位数
PROBIT(p)	正态分布的分位数
GAMINV(p, a)	γ 分布的分位数

十、日期和时间函数

DATE( )	取电脑系统今天的日期作为 SAS 日期值
DATEPART(dt)	抽取 SAS 日期时间值的日期部分
DATETIME( )	取当前日期和时间
DAY(date)	从 SAS 日期值计算出某月的那一天
DHMS(d, h, m, s)	从日期、小时、分钟、秒得到 SAS 日期时间值
HMS(h, m, s)	从小时、分钟和秒得到 SAS 时间值
HOUR(dt|time)	从 SAS 日期时间值或时间值或文字计算小时(点钟)
INTCK(in, from, to)	取时间间隔数字
INTNX(in, from, nu)	按给定间隔推算日期、

第三节　SAS 运算符和函数举例

为了简要说明 SAS 运算符和函数的使用方法,本节将利用几个例子予以说明。

一、正态分布随机数的产生

利用 rannor(seed)函数生成两组各 15 个来自于均数为 170、方差为 30 的正态分布的随机数。

程序 3-1

```
data prg3_1;
    do seed = 1 to 15;
    x = 170 + sqrt (30) * rannor (seed);
    y = 170 + sqrt (30) * rannor (seed);
    output;
    end;
run;
proc print;
run;
```

程序说明:创建数据集 prg3_1,利用函数 SQRT(x)和 RANNOR(seed)产生两个随机变量 x 和 y,均来自均数为 170,方差为 30 的正态分布。当 SAS 程序运行后，在输出窗口中就会出现如下运行结果：

Obs	seed	x	y
1	1	179.885	169.562
2	2	172.172	164.066
3	3	182.260	166.581
4	4	172.813	169.526
5	5	166.746	170.175
6	6	165.959	168.630
7	7	173.752	165.595
8	8	165.923	165.643
9	9	171.866	168.354
10	10	162.607	172.370
11	11	177.152	177.806
12	12	167.723	178.842
13	13	164.207	164.806
14	14	175.223	172.147
15	15	169.583	176.685

二、单一总体均数置信区间的估计

从某市随机抽取 10 例 18 岁男生，测得他们的身高的均数为 166.95cm，标准差为 3.64cm，试求其总体均数的 95% 置信区间。

程序 3-2

```
data prg3_2;
    n=10;
    mean=166.95;
    std=3.64;
    t=tinv (0.975,n-1);
    in=t*std/sqrt (n);
    lclm=mean-in;
    uclm=mean+in;
run;
proc print;
    var lclm uclm;
run;
```

程序说明：创建数据集 prg3_2，变量 n、$mean$ 和 std 分别代表样本的例数、均数和标准差，t 表示自由度为 $n-1$ 时双侧 0.05 水平的 t 界值，in 的值等于 t 界值乘以标准误，lclm 为置信区间的下限，uclm 为置信区间的上限。最后调用 print 过程将双侧 95% 置信区间的上限和下限输出到输出窗口。

运行结果：

Obs	lclm	uclm
1	164.346	169.554

结果说明：18 岁男生身高总体均数的双侧 95% 置信区间的范围为（164.346~169.554cm）。

上例是通过样本资料的描述性统计量来计算一组资料均数的 95% 置信区间，对于原始变量值可以用 means 过程加 clm 选项完成，另外还可以用 ttest 过程完成。

三、两总体均数相差的置信区间

为了解氨甲蝶呤（MTX）对外周血白细胞介素 -2（IL-2）水平的影响，某医生将 61 例哮喘患者随机分为两组。其中对照组 29 例，采用安慰剂治疗；试验组 32 例，采用小剂量 MTX 进行治疗。测得对照组治疗前 IL-2 的平均数为 20.10IU/ml，标准差为 7.02IU/ml；试验组治疗前 IL-2 的平均数为 16.89IU/ml，标准差为 8.46IU/ml。问两组治疗前基线的 IL-2 总体均数相差有多大？

程序 3-3

```
data prg3_3;
    n1=29;
    n2=32;
    m1=20.10;
    m2=16.89;
    s1=7.02;
    s2=8.46;
    sc2=(s1**2*(n1-1)+s2**2*(n2-1))/(n1+n2-2);
    st=sqrt (sc2*(1/n1+1/n2));
    t=tinv (0.975,n1+n2-2);
    in=t*st;
    lclm=abs (m1-m2)-in;
    uclm=abs (m1-m2)+in;
proc print;
    var lclm uclm;
run;
```

程序说明：创建数据集 prg3_3，变量 $n1$ 和 $n2$ 分别表示两组数据的例数，$m1$ 和 $m2$ 分别表示两组数据的均数，$s1$ 和 $s2$ 分别表示两组数据的标准差，$sc2$ 为合并方差，st 为两均数相差的标准误，

t 为双侧 0.05 的界值，in 为 t 界值和标准误的乘积，lclm 和 uclm 分别是两均数相差 95% 置信区间的下限和上限。再调用 print 过程将置信区间的结果输出到输出窗口。

结果显示：

Obs	lclm	uclm
1	−0.79660	7.21660

结果说明：两组 IL-2 的均数差值的置信区间为（−0.796 60~7.216 60IU/ml），由于该区间包含 0，所以可以看出两组 IL-2 的差异没有统计学意义。

上例是通过样本资料的描述性统计量来计算两组资料均数的置信区间，对于原始变量值可用 ttest 过程来计算置信区间。

（王 玖　何 倩）

第四章　计量资料的单变量描述

用于单变量描述的 SAS 过程有很多,包括 corr、freq、means、summary、tabulate 和 univariate 等。corr 过程用于计算变量间的相关系数,还可以计算相关系数和一些单变量的描述性统计量。

freq 过程可以生成单向和多向的频数表和交叉表。

means 过程用于对数值变量计算简单描述性统计量。

summary 过程也是用来计算单个变量的基本统计量。它和 means 过程不同之处在于,该过程不在 Output 窗口输出结果,除非加上命令 print,而 means 总是在 Output 窗口输出结果。

tabulate 过程是用分类报表的形式输出满足用户要求的描述性统计量。

univariate 过程可以计算的描述性统计量是最多的,而且还可用图表的形式反映变量值的分布情况,并对变量进行正态性检验。

本章将介绍三个常用的过程,即 freq、means 和 univariate 过程。

第一节　频数表的编制

例 4-1　对 138 例成年女子红细胞数($\times 10^{12}$/L)的资料作频数表,该频数表的最低下限为 3.07,组距为 0.20,可用以下程序。

程序 4-1

```
data prg4_1;
    input x @@;
    low = 3.07;
    dis = 0.20;
    z = x-mod (x-low, dis);
datalines;
3.96 4.23 4.42 3.59 5.12 4.02 4.32 3.72 4.76 4.16 4.61 4.26
3.77 4.20 4.36 3.07 4.89 3.97 4.28 3.64 4.66 4.04 4.55 4.25
4.63 3.91 4.41 3.52 5.03 4.01 4.30 4.19 4.75 4.14 4.57 4.26
4.56 3.79 3.89 4.21 4.95 3.98 4.29 3.67 4.69 4.12 4.56 4.26
4.66 4.28 3.83 4.20 5.24 4.02 4.33 3.76 4.81 4.17 3.96 3.27
4.61 4.26 3.96 4.23 3.76 4.01 4.29 3.67 3.39 4.12 4.27 3.61
4.98 4.24 3.83 4.20 3.71 4.03 4.34 4.69 3.62 4.18 4.26 4.36
5.28 4.21 4.42 4.36 3.66 4.02 4.31 4.83 3.59 3.97 3.96 4.49
5.11 4.20 4.36 4.54 3.72 3.97 4.28 4.76 3.21 4.04 4.56 4.25
4.92 4.23 4.47 3.60 5.23 4.02 4.32 4.68 4.76 3.69 4.61 4.26
3.89 4.21 4.36 3.42 5.01 4.01 4.29 3.68 4.71 4.13 4.57 4.26
4.03 5.46 4.16 3.64 4.16 3.76
;
run;
proc freq;
    tables z;
run;
```

程序说明:创建数据集 prg4_1,用变量 *low* 定义最下限,用变量 *dis* 定义组距,然后用 $\mathrm{mod}(x,y)$ 函数新建变量 z,该变量就是将原始变量转化成该数据所在组段的下限值,然后用 freq 过程计算下限值的频数,则得到各个组段的频数。

运行结果:

The FREQ Procedure				
z	Frequency	Percent	Cumulative Frequency	Cumulative Percent
3.07	2	1.45	2	1.45
3.27	3	2.17	5	3.62
3.47	9	6.52	14	10.14
3.67	14	10.14	28	20.29
3.87	22	15.94	50	36.23
4.07	30	21.74	80	57.97
4.27	21	15.22	101	73.19
4.47	15	10.87	116	84.06
4.67	10	7.25	126	91.30
4.87	6	4.35	132	95.65
5.07	4	2.90	136	98.55
5.27	2	1.45	138	100.00

结果说明：在输出窗口中，首先输出是执行过程的名称"*The FREQ Procedure*"，第一列 z 的变量值就是各组段的下限值，第二至第五列分别为每个变量值的频数、每个频数占总例数的百分比、累积频数和累积百分比。从结果可以看出，"4.07~4.27"组段的频数是最多的，向两侧逐渐减少。

第二节　单变量描述

一、means 过程

计算例 4-1 数据的简单描述性统计量，可以用 means 过程。

程序 4-2

```
proc means data = prg4_1;
  var x;
run;
```

程序说明：means 过程对 var 语句所指定变量的全部非缺失值的观测，计算其简单的描述性统计量。本例指定变量为 x。

运行结果：

The MEANS Procedure

Analysis Variable: x

N	Mean	Std Dev	Minimum	Maximum
138	4.2270290	0.4457298	3.0700000	5.4600000

结果说明：首先指明本次分析变量是什么，本例为 x，即"Analysis Variable：x"，然后给出一些简单的描述性统计量，包括没有缺失值的例数（N）、均数（Mean）、标准差（Std Dev）、最小值（Minimum）和最大值（Maximum）。上述统计量是 SAS 系统默认的几个统计量，另外，用户还可以指定 means 过程给出其他一些统计量：

Stderr：均数的标准差，即标准误；

Sum：合计值；

Variance：方差；

CV：变异系数；

Nmiss：缺失变量值的观测例数；

Range：极差；

USS：平方和；

CSS：离均差平方和；

T：检验假设为总体均数为 0 的 student-t 检验的检验统计量 t 值；

Probt：总体均数为 0 的检验假设中，t 值所对应的概率值（P 值）；

Sumweight：权重变量值的和；

Skewness：偏度系数；

Kurtosis：峰度系数；

CLM：双侧 95% 置信区间的下限（lclm）和上限（uclm）；

Median｜P50：中位数或 50% 分位数；

P1：1% 分位数；

P5：5% 分位数；

P10：10% 分位数；

Q1｜P25：下四分位数或 25% 分位数；

Q3｜P75：上四分位数或 75% 分位数；

P90：90% 分位数；

P95：95% 分位数；

P99：99% 分位数；

Qrange：四分位数间距。

如用户需计算上述统计量中的若干个，则可将它们列在 proc means 的后面，means 过程将只计算这些统计量，如程序 4-3 所示。

程序 4-3

```
proc means data = prg4_1 n mean std stderr cv clm;
  var x;
run;
```

运行结果：

Analysis Variable: x

N	Mean	Std Dev	Std Error	Coeff of Variation	Lower 95% CL for Mean	Upper 95% CL for Mean
138	4.2270290	0.4457298	0.0379430	10.5447537	4.1519992	4.3020587

结果说明：结果中分别为变量 x 的例数、均数、标准差、标准误、变异系数和双侧 95% 置信区间下限及上限［置信区间（confidence interval, CI）在 SAS 统计软件输出结果为 "CL"，以下均用 "CL" 表示置信区间］。

如果数据已经被整理成频数表资料，means 过程通过 freq 语句定义频数变量，用 var 语句定义组中值变量，同样可以计算简单的描述性统计量。程序 4-4 就是将例 4-1 的数据编制成频数表的资料进行描述性统计的程序。

程序 4-4

```
data prg4_4;
  input x f @@;
datalines;
3.17  2 3.37  3 3.57  9 3.77 14 3.97 22 4.17 30
4.37 21 4.57 15 4.77 10 4.97  6 5.17  4 5.37  2
;
run;
proc means;
  freq f;
  var x;
run;
```

程序说明：在创建数据集时，应设置两个变量，一个变量表示各个组段的组中值，另一个变量为相应组段的频数，在 means 过程中，用 freq 语句指明哪个变量为频数变量，本例为 f，用 var 语句指明哪个变量为组中值变量，本例为 x。

运行结果：

Analysis Variable: x				
N	Mean	Std Dev	Minimum	Maximum
138	4.2250725	0.4473886	3.1700000	5.3700000

means 过程给出的结果中，每个统计量均在小数点后保留七位有效数字，可以通过 maxdec 语句改变有效位数，该语句是 means 过程的一个选项，可加在 proc means 的后面。如需将程序 4-4 的结果保留两位有效数字，可用程序 4-5。

程序 4-5

```
proc means maxdec = 2 data = prg4_4;
  freq f;
  var x;
run;
```

运行结果：

Analysis Variable: x				
N	Mean	Std Dev	Minimum	Maximum
138	4.23	0.45	3.17	5.37

二、univariate 过程

univariate 过程能够给出的描述性统计量比较多，除了上述 means 过程给出的统计量外，它还能输出符号统计量、正态性检验的统计量以及用户自己定义的百分位数，而且可以生成若干个描述变量分布的茎叶图、箱式图、正态概率图等统计图。用例 4-2 的资料加以说明。

例 4-2　某地 118 例链球菌咽喉炎患者的潜伏期归纳如下，试计算其简单描述性统计量。

潜伏期 /h	12~	24~	36~	48~	60~	72~	84~	96~	108~
患者人数	4	17	32	24	18	12	5	4	2

程序 4-6

```
data prg4_6;
  input x f @@;
datalines;
18 4 30 17 42 32 54 24 66 18 78 12 90 5 102 4 114 2
;
run;
proc univariate;
  var x;
  freq f;
run;
```

程序说明：数据集 prg4_6 中的变量为 x 和 f，调用 univariate 过程时，var x；语句指明 x 为分析变量，freq f；语句表示 f 为频数变量。

运行结果：

The UNIVARIATE Procedure

Variable: x

Freq: f

Moments

N	118	Sum Weights	118
Mean	54.5084746	Sum Observations	6432
Std Deviation	21.0724212	Variance	444.046936
Skewness	0.69543247	Kurtosis	0.17594659
Uncorrected SS	402552	Corrected SS	51953.4915
Coeff Variation	38.6589817	Std Error Mean	1.93987361

Basic Statistical Measures

Location		Variability	
Mean	54.50847	Std Deviation	21.07242
Median	54.00000	Variance	444.04694
Mode	42.00000	Range	96.00000
		Interquartile Range	24.00000

Tests for Location: Mu0=0

Test		Statistic	p Value	
Student's t	t	28.09898	Pr>|t|	<.0001
Sign	M	59	Pr >= |M|	<.0001
Signed Rank	S	3510.5	Pr >= |S|	<.0001

Quantiles (Definition 5)

Level	Quantile
100% Max	114
99%	114
95%	102
90%	78
75% Q3	66
50% Median	54
25% Q1	42
10%	30
5%	30
1%	18
0% Min	18

Extreme Observations

Lowest			Highest		
Value	Freq	Obs	Value	Freq	Obs
18	4	1	66	18	5
30	17	2	78	12	6
42	32	3	90	5	7
54	24	4	102	4	8
66	18	5	114	2	9

结果说明：首先输出处理变量的名称，本例为"Variable：x"，接着输出频数变量的名称，本例为"Freq：f"，整个分析结果输出的统计量分为五个部分：矩（Moments）、基本统计测度（Basic Statistical Measures）、位置检验（Tests for Location：Mu0=0）、分位数［Quantiles（Definition 5）］和极值观测（Extreme Observations）。

"矩（Moments）"部分的统计量包括：非缺失值的例数（N）、权重总和（Sum Weights）、均数（Mean）、观测总和（Sum Observations）、标准差（Std Deviation）、方差（Variance）、偏度（Skewness，即偏度系数）、峰度（Kurtosis，即峰度系数）、未校正平方和（Uncorrected SS，即平方和）、校正平方和（Corrected SS，即离均差平方和）、变异系数（Coeff Variation）、标准误差均数（Std Error Mean，即标准误）。

"基本统计测度（Basic Statistical Measures）"部分统计量包括：均数（Mean）、标准差（Std Deviation）、中位数（Median）、方差（Variance）、众数（Mode）、极差（Range）、四分位极差（Interquartile Range，即四分位数间距）。

"位置检验（Tests for Location：Mu0=0）"部分的统计量包括：

Student's t：总体均数为 0 的 student-t 检验的检验统计量 t 值；

Pr>|t|：总体均数为 0 的 t 检验中，检验统计量所对应的概率值（P 值）；

Sign M：总体中位数为 0 的符号检验的检验统计量 M 值；

Pr>=|M|：总体中位数为 0 的符号检验中，检验统计量所对应的概率值（P 值）；

Signed Rank S：总体中位数为 0 的符号秩检验的检验统计量 S 值；

Pr>=|S|：总体中位数为 0 的符号秩检验中，检验统计量所对应的概率值（P 值）。

"分位数［Quantiles（Definition 5）］"部分的统计量包括：100% 分位数（100% Max，即最大值）、99% 分位数、95% 分位数、90% 分位数、75%（即 Q3，上四分位数）、50% 分位数（即 Median，中位数）、25% 分位数（即 Q1，下四分位数）、10% 分位数、5% 分位数、1% 分位数和 0% 分位数（0% Min，即最小值）。

"极值观测（Extreme Observations）"部分列出了五个最小值和五个最大值以及这些值分别对应的频数和观测号。

univariate 过程除了能够给出几个特定的百分位数，还能输出用户自己定义的百分位数。此时在过程中要使用 output 语句，仍以例 4-2 的数据为例加以说明。

程序 4-7

```
proc univariate data = prg4_6;
    var x;
    freq f;
    output out = pct pctlpre = p pctlpts = 2.5 97.5;
run;
proc print data = pct;
run;
```

程序说明：univariate 过程中的 output 语句表示将 univariate 产生的部分统计量输出到新建的数据集中，数据集的名称由"out ="来定义，本例 out = pct 就是表示将要新建的数据集名称定为 pct。output 语句中的选项 pctlpts 表示需要计算的百分位数，本例需要输出第 2.5% 和第 97.5% 分位数，pctlpre 表示在新数据集中的变量中百分位数的前缀，本例表示百分位数前缀为 p。

运行结果：

Obs	p2_5	p97_5
1	18	102

结果说明：结果中的 univariate 过程产生的结果同前，不再复述，仅显示 proc print data = pct; 语句的结果，结果显示数据集 pct 只有一个观测，而有两个变量，变量名分别为"P2_5"和"P97_5"，变量名中的前缀是 output 语句所定义的，"2_5"和"97_5"分别表示是 2.5% 和 97.5%，由于 SAS 规定变量名中不能出现"."这类符号，所以用"_"代表。这两个变量的值就分别表示第 2.5% 和第 97.5% 分位数的值。这两个数值说明这批数据的双侧 95% 的参考值范围为 18~102 天。

第三节　正态性检验

univariate 只需在"proc univariate"后面加上

"normal"和"plot"选项,就能输出该组数据正态性检验的结果和茎叶图、箱式图及正态概率图。仍以例4-1数据为例说明如何进行正态性检验和制作统计图。

程序 4-8

```
proc univariate normal plot data = prg4_1;
    var x;
run;
```

运行结果:

	Tests for Normality			
Test	**Statistic**		**p Value**	
Shapiro-Wilk	W	0.989084	Pr<W	0.3524
Kolmogorov-Smirnov	D	0.092874	Pr>D	<0.0100
Cramer-von Mises	W-Sq	0.131439	Pr>W-Sq	0.0433
Anderson-Darling	A-Sq	0.661146	Pr>A-Sq	0.0860

结果说明:描述性统计量的结果与前面的结果完全一致,不再重复,只是多了正态性检验部分"Tests for Normality"。包括 Shapiro-Wilk 检验以及基于经验分布函数的拟合优度检验:Kolmogorov-Smirnov 检验、Cramer-von Mises 检验、Anderson-Darling 检验。当 $n \leq 2\,000$ 时,选用 Shapiro-Wilks 检验的检验统计量;当 $n>2\,000$ 时,则选用 Kolmogorov-Smirnov 检验的检验统计量。同时,也要根据总体参数是否已知来选用不同的拟合优度检验及其对应的检验统计量,正态分布总体均数和标准差都已知或都未知时,上述三种基于经验分布函数的拟合优度检验都可选用;正态分布总体均数和标准差有一者未知时,选用 Cramer-von Mises 检验或 Anderson-Darling 检验。本例由于样本例数仅为138,所以选用 Shapiro-Wilks 检验统计量 $W=0.989\,084$,所对应的 $P=0.352\,4>0.05$,说明该资料服从正态分布。

图 4-1 为数据分布与概率图(Distribution and Probability Plot for x)说明数据的频数分布特征。其中,左上部分为频数分布图;右上部分为箱式图(box plot);下面为正态分位图,是判断数据是否服从正态分布的图示法,图中"○"是标记实际的数值。如果数据来自正态分布的总体,则"○"构成的直线应与参考直线基本重合,本例观测值"○"构成的直线与参考直线基本重合,说明这批数据服从正态分布,结论与 W 检验的结果相符。

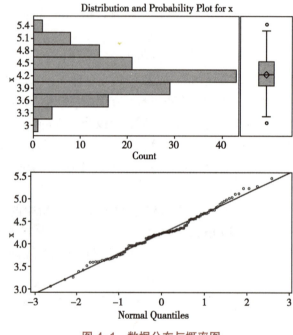

图 4-1 数据分布与概率图

第四节 几何均数的计算

SAS 无法直接计算几何均数,必须通过 SAS 语句编写一段程序,用 means 过程或 univariate 过程间接计算出几何均数。

例 4-3 69 例类风湿关节炎(RA)患者血清 EBV-VCA-lgG 抗体滴度的分布结果如下,求其平均抗体滴度。

抗体滴度	1:10	1:20	1:40	1:80	1:160	1:320	1:640	1:1280
人数	4	3	10	10	11	15	14	2

程序 4-9

```
data prg4_9;
  input x f @@;
  y = log10 (x);
datalines;
10 4 20 3 40 10 80 10 160 11 320 15 640 14 1280 2
;
run;
proc means noprint;
  var y;
  freq f;
  output out = b mean = logmean;
run;
data c;
  set b;
  g = 10**logmean;
run;
proc print data = c;
  var g;
run;
```

程序说明：第一步创建数据集 prg4_9，它有三个变量 x、f 和 y，x 为抗体滴度的倒数，f 为某抗体滴度所对应的频数，y 是 x 的对数（以 10 为底）。第二步是用 means 过程计算 y 的描述性统计量，将计算所得到的均数输出到数据集 b 中，用变量名 logmean 表示，则数据集 b 有一个变量 logmean，一个观测，其值为 y 的均数。noprint 语句表示不在 Output 窗口显示 means 过程的结果。第三步新建数据集 c，调用数据集 b 中的内容，新产生变量 g，该变量的值为变量 logmean 的反对数。第四步将数据集 c 的结果显示在 Output 窗口内。

运行结果：

Obs	g
1	150.641

结果显示这组数据的几何均数为 1∶150.641。

第五节 means 及 univariate 过程常用选项和语句

运用 means 和 univariate 过程进行计量资料的统计描述时，可根据需求增加一些选项或语句，使得到的结果更加符合用户的要求。

一、means 过程的基本格式

proc means <选项> <统计量关键字>；
   by <descending>变量名 1 <变量名 2>……
<notsorted>；
   class 变量名 1 <变量名 2>……；
   var 变量名 1 <变量名 2>……；
   freq 变量名；
run；

二、means 过程的常用选项

1. alpha=value 选项 用于指定均数置信区间的置信水平，默认值为 0.05。

2. missing 选项 将 class 语句所指定变量的缺失值作为合法的水平用以创建代表分组的组合，否则 class 语句所指定变量为缺失值的观测将会被排除在分析过程之外。

3. maxdec 选项 取值为 0~8 的整数，用以设置输出结果中有关统计量的小数点后有效位数。

4. noprint 选项 禁止在结果窗口显示任何分析结果。

三、means 过程的常用语句

1. by 语句 用于指定分组变量，以便按照该变量将输入数据集分割为多个子数据集，从而在各子数据集内分别执行相应的分析过程，使用该语句前需使用 sort 过程对输入数据集进行排序。可以在 by 语句中设置"notsorted"或"descending"选项，前者表示数据未按照 by 语句所指定变量进行排列，后者是在输入数据集时先按照 by 语句所指定变量进行降序排列时使用。

2. class 语句 也用于指定分组变量，但其作用与 by 语句稍有不同。每一个 class 语句所指定变量的水平或多个 class 语句所指定变量的每一个水平组合均定义一个分组，有关全体样本和各分组内样本的相应统计量均会被计算并显示。

四、univariate 过程的基本格式

proc univariate <选项>；

by <descending> 变量名 1 　 <变量名 2> ......
<notsorted>;

　　class 变量名 1 　 <变量名 2> ......;

　　var 变量名 1 　 <变量名 2>......;

　　freq 变量名;

　　histogram 变量名 1 <变量名 2>/< 选项 >;

　　probplot 变量名 1 <变量名 2>/< 选项 >;

　　qqplot 变量名 1 <变量名 2>/< 选项 >;

　run;

五、univariate 过程的常用选项

1. cibasic 选项　以正态分布为基础,为均数、标准差、方差等计算置信区间,该选项还可以设定次级选项设定置信区间类型及置信区间的置信水平。

2. cipctldf 选项　以非参数方法为各分位数计算置信区间,该选项的用法和功能与 cibasic 类似。

3. cipctdfnormal 选项　以正态分布假设为基础为各分位数计算置信区间,该选项的用法和

功能与 cibasic 类似。

六、univariate 过程的常用语句

1. histogram 语句　该语句用于对指定的变量绘制高分辨率的直方图,同时还可以为直方图添加分布密度曲线。在一个 univariate 过程中可以同时调用多条 histogram 语句,同时还可以为 histogram 语句设定相应的变量及选项来对生成的图形进行相应的调整,具体用法请参看相关书籍,此处将不做详述。

2. probplot 语句　该语句用于对指定变量绘制高分辨率的概率图。与 histogram 语句一样,该语句也可以指定对应的分析变量及控制选项来执行不同的控制功能。

3. qqplot 语句　该语句用于对指定变量绘制高分辨率的 q-q 图,用于判断数据是否符合所指定的理论分布。该语句的用法与 probplot 语句类似,也可设定相应的变量及控制选项。

（王炳顺　尹 平　张新佶）

第五章 两样本均数的比较

两均数比较有三种情况：样本均数和总体均数比较、配对设计资料两样本均数的比较和非配对设计资料的两样本均数比较。前两种比较除了可用 means 和 univariate 过程完成外，还能用 ttest 过程完成，而后者一般可用 ttest 过程完成。置信区间估计和假设检验在原理上无根本区别，只是考虑问题的角度不同，故也可以利用置信区间估计得到假设检验的结论。

单一总体均数的置信区间估计可运用 means 过程完成，具体操作方法详见第四章第二节。两独立样本总体均数的置信区间估计可运用 ttest 过程完成，具体操作方法详见本章第二节。

第一节 单样本均数的 t 检验

例 5-1 某医生测量 30 例从事铅作业男性工人的血红蛋白含量（g/L），具体数值如下：

171	79	135	78	118	175	122	105	111	140
138	132	142	140	168	113	131	145	128	124
134	116	129	155	135	134	136	113	119	132

问这批工人的血红蛋白是否不同于正常成年男性平均数 140g/L？

程序 5-1

```
data prg5_1;
   input x @@;
datalines;
171  79  135  78  118  175  122  105  111  140
138  132  142  140  168  113  131  145  128  124
134  116  129  155  135  134  136  113  119  132
;
run;

proc ttest h0=140;
   var x;
run;
```

程序说明：在数据集 prg5_1 中，变量 x 表示从事铅作业男性工人的血红蛋白含量。调用 ttest 过程，$H_0=140$ 表示定义已知总体均数为 140，分析变量为 x。

运行结果：

（第一部分）

The TTEST Procedure
Variable: x

N	Mean	Std Dev	Std Err	Minimum	Maximum
30	129.9	21.9481	4.0072	78.0000	175.0

（第二部分）

Mean	95% CL Mean	Std Dev	95% CL Std Dev
129.9	121.7 138.1	21.9481	17.4796 29.5052

（第三部分）

DF	t Value	Pr>|t|
29	−2.51	0.0178

结果说明：

第一部分结果显示了分析变量 x 的一些描述性统计量，包括例数（N）、均数（Mean）、标准差（Std Dev）、标准误（Std Err）、最小值（Minimum）和最大值（Maximum）。

第二部分结果显示了分析变量 x 置信区间的情况，包括均数（Mean）及其 95% 置信区间（95% CL Mean）、标准差（Std Dev）及其置信区间（95% CL Std Dev）。

第三部分结果显示了 t 检验的结果，内容包括自由度（DF）、检验统计量 t 值（t Value）和该值所对应的概率值（Pr>|t|）。本例 t 检验的检验统计量等于 −2.51，所对应的 P 值为 0.017 8，说明该样本均数和总体均数的差异有统计学意义，即从事铅工作的男性工人血红蛋白的含量要低于正常成人。

第二节 配对资料两样本均数比较的 t 检验

当配对资料原始变量值是已知的,可用 means、univariate 和 ttest 过程完成 t 检验。现以例 5–2 为例,分别用这三个过程进行 t 检验。

例 5–2 为比较两种方法对乳酸饮料中脂肪含量测定结果是否不同,某人随机抽取了 10 份乳酸饮料制品,分别用哥特里 - 罗紫法和脂肪酸水解法测定,其结果见表 5–1。问两法测定结果是否不同?

表 5–1 两种方法对乳酸饮料中脂肪含量的测定结果　　　　　　单位:%

方法	1	2	3	4	5	6	7	8	9	10
哥特里 - 罗紫法	0.840	0.591	0.674	0.632	0.687	0.978	0.750	0.730	1.200	0.870
脂肪酸水解法	0.580	0.509	0.500	0.316	0.337	0.517	0.454	0.512	0.997	0.506

一、means 过程

程序 5-2

```
data prg5_2;
  input x1 x2 @@;
  d = x1-x2;
datalines;
0.840 0.580 0.591 0.509 0.674 0.500 0.632 0.316 0.687 0.337
0.978 0.517 0.750 0.454 0.730 0.512 1.200 0.997 0.870 0.506
;
run;
proc means n mean std stderr t prt;
  var d;
run;
```

程序说明:在数据集 prg5_2 中,建立两个变量 $x1$ 和 $x2$,分别表示哥特里 - 罗紫法和脂肪酸水解法测得的脂肪含量,然后新建一个变量 d,该变量的值为前面两变量的差。调用 means 过程,要求输出的统计量为例数、均数、标准差、标准误、t 值和 t 值所对应的双侧概率值(P 值),选择处理变量为 d。

运行结果:

The MEANS Procedure

Analysis Variable: d

N	Mean	Std Dev	Std Error	t Value	Pr>|t|
10	0.2724000	0.1086812	0.0343680	7.93	<.0001

结果说明:本例 t 值为 7.93,t 值所对应的 $P<0.000\ 1$,表示变量 d 所对应的总体均数与 0 的差异有统计学意义,说明哥特里 - 罗紫法测得的脂肪含量比脂肪酸水解法测得的值要大。

二、univariate 过程

程序 5-3

```
proc univariate data = prg5_2;
  var d;
run;
```

程序说明:univariate 过程对指定数据集 prg5_2 进行处理,定义分析变量为 d。运行的结果有很多,其中用户需考察的统计量为:

Tests for Location: Mu0=0

Test		Statistic		P Value	
Student's t	t	7.925976	Pr>|t|	<.0001

结论和上述 means 过程的结论是一样的。

三、ttest 过程

程序 5-4

```
proc ttest data = prg5_2;
  var d;
run;
```

程序说明:ttest 过程对指定数据集 prg5_2 进行处理,定义分析变量为 d。

运行结果：

（第一部分）

The TTEST Procedure
Variable: d

N	Mean	Std Dev	Std Err	Minimum	Maximum
10	0.2724	0.1087	0.0344	0.0820	0.4610

（第二部分）

Mean	95% CL Mean		Std Dev	95% CL Std Dev	
0.2724	0.1947	0.3501	0.1087	0.0748	0.1984

（第三部分）

DF	t Value	Pr>|t|
9	7.93	<.0001

结论和上述 means 及 univariate 过程的结论是一样的。

第三节　两样本均数比较的 t 检验

两样本均数比较的 t 检验一般用 ttest 过程。

例 5-3　欲考察牙周炎患者和正常人血清中肿瘤坏死因子 -α（TNF-α，U/ml）平均含量是否不同。研究者随机选取了牙周炎患者和正常人各 12 例，所测定 TNF-α 的含量见表 5-2。问牙周炎患者和正常人间血清中 TNF-α 平均含量是否不同。

程序 5-5

```
data prg5_3;
  input x c @@;
```

```
datalines;
9.71 1 10.58 1 11.00 1 7.10 1 7.55 1 8.65 1
8.87 1 9.02 1 9.88 1 8.68 1 10.52 1 11.02 1
6.52 2 6.80 2 7.12 2 5.50 2 4.89 2 7.03 2
8.00 2 4.55 2 5.67 2 6.77 2 6.89 2 7.05 2
;
run;
proc ttest;
  var x;
  class c;
run;
```

程序说明：数据集 prg5_3 中有两个变量，变量 x 表示 TNF-α；c 为分组变量，其数值 1 表示牙周炎患者组，数值 2 表示正常人组。调用 ttest 过程，var 语句定义分析变量为 x，class 语句定义分组变量为 c。

运行结果：

表 5-2　牙周炎患者和正常人血清中 TNF-α 含量

分组	TNF-α 含量 /（U/ml）					
牙周炎患者 $x1$	9.71	10.58	11.00	7.10	7.55	8.65
（n_1=12）	8.87	9.02	9.88	8.68	10.52	11.02
正常人 $x2$	6.52	6.80	7.12	5.50	4.89	7.03
（n_2=12）	8.00	4.55	5.67	6.77	6.89	7.05

（第一部分）

The TTEST Procedure

Variable: x

c	N	Mean	Std Dev	Std Err	Minimum	Maximum
1	12	9.3817	1.2924	0.3731	7.1000	11.0200
2	12	6.3992	1.0222	0.2951	4.5500	8.0000
Diff (1-2)		2.9825	1.1652	0.4757		

（第二部分）

c	Method	Mean	95% CL Mean		Std Dev	95% CL Std Dev	
1		9.3817	8.5605	10.2028	1.2924	0.9155	2.1943
2		6.3992	5.7497	7.0487	1.0222	0.7241	1.7356
Diff (1-2)	Pooled	2.9825	1.9960	3.9690	1.1652	0.9011	1.6491
Diff (1-2)	Satterthwaite	2.9825	1.9930	3.9720			

（第三部分）

Method	Variances	DF	t Value	Pr>|t|
Pooled	Equal	22	6.27	<.0001
Satterthwaite	Unequal	20.892	6.27	<.0001

（第四部分）

Equality of Variances

Method	Num DF	Den DF	F Value	Pr>F
Folded F	11	11	1.60	0.4491

结果说明：

第一部分是两个组的一些简单描述性统计量，包括每组的例数、均数、标准差、标准误、最小值和最大值，以及两组均数差值的均数、标准差和标准误。

第二部分是两组的均数和标准差及其置信区间，还分别用两种方法（Pooled 法和 Satterthwaite 法）计算的两组均数差值及其 95% 置信区间，以及用 Pooled 方法计算两组标准差的差值及其 95% 置信区间。

第三部分是 t 检验的结果，该结果包括方差齐性和方差不齐两种情况下的结果。由于本例两组方差齐性（见第四部分说明），故在考察 t 检验的结果时，应选择方差齐性条件下（method 为 Pooled）的检验结果，本例为检验统计量 $t=6.27$，所对应的 $P<0.000\ 1$，可以认为两样本均数的差异有统计学意义，可认为牙周炎患者与正常人血清中 TNF-α 平均含量不同。

第四部分方差齐性检验的结果。本例方差齐性检验的检验统计量 $F=1.60$，其对应的 $P=0.449\ 1$，可以认为两方差是齐性的。

在创建数据集的时候，上述的方法比较直观，但是输入数据则比较麻烦。为此，可以使用 if-then 语句来简化创建数据集的程序。仍以例 5-3 为例说明该语句的使用方法。

程序 5-6

```
data prg5_4;
    input x @@;
    if _n_ < 13 then c = 1;
        else c = 2;
datalines;
9.71    10.58    11.00    7.10    7.55    8.65
8.87    9.02    9.88    8.68    10.52    11.02
6.52    6.80    7.12    5.50    4.89    7.03
8.00    4.55    5.67    6.77    6.89    7.05
;
run;
```

程序说明：在创建数据集 prg5_4 时，只创建

一个变量 x，该变量为所有需分析的变量值，用 if-then 语句创建另一个变量 c，该变量为分组变量，并规定观测号 <13 的观测其分组变量 c 的值为 1，表示试验组，观测号 ≥13 的观测其分组变量 c 的值为 2，表示对照组。

第四节　ttest 过程常用选项和语句

运用 ttest 过程进行 t 检验时，可根据需求增加一些选项或语句，使得到的结果更加符合用户的要求。

一、ttest 过程的基本格式

```
proc ttest < 选项 >;
  class 变量名;
  by 变量名 1　< 变量名 2>......;
  var 变量名 1　< 变量名 2>....../< 选项 >;
  paired 变量名　< 变量名 2>......;
  freq 变量名;
  weight 变量名;
run;
```

二、ttest 过程的常用选项

1. alpha=value 选项　将设置一个为 0~1 之间的任意值作为概率值（value），也可用于指定统计量置信区间的置信水平，默认值为 0.05。当此选项设置为 0~1 区间之外的值时，SAS 将提示出错。

2. cochran 选项　用于指定在方差不齐情况下进行近似 t 检验时，使用 Cochran-Cox 近似法计算近似 t 统计量对应的概率值。

三、ttest 过程的常用语句

1. by 语句　用于按照某个变量的不同取值，分别进行 ttest 过程分析。

2. paired 语句　用于指定配对 t 检验中要进行比较的变量对。组成变量对的变量或变量列表之间可用"*"或"："连接。仅在配对 t 检验时使用，不能和 class 语句同时使用，数据格式为将要检验的变量对分成两列（即设置为两个变量）。对于每一个变量对，ttest 过程用"*"或"："左侧的变量减去右侧的变量，将所得的差值当做新的变量，执行单组样本均数比较的 t 检验。

（王素珍　何　倩）

第六章　多个样本均数比较的方差分析

方差分析可用于多个样本均数的比较,当然也可以用于两个样本均数的比较;还可以分析因素间的交互作用和进行回归方程的线性假设检验等。方差分析能够分析的实验设计类型包括完全随机设计、随机区组设计、拉丁方设计、析因设计、正交设计、系统设计、裂区设计和重复测量设计等。SAS 系统提供的有关方差分析的过程有 anova、glm、lattice、nested、genmod、mixed 和 varcomp 等,其中以 anova 和 glm 过程最为常用。本章主要介绍 glm 过程,相对于 anova 过程,glm过程的适用范围更广,适用于平衡和不平衡的方差分析。下面结合例题对各种类型资料的 SAS 统计分析过程分别予以介绍。

第一节　完全随机设计资料的方差分析

例 6-1　为了研究 3 种降血脂药物的临床疗效,按统一纳入标准选择 120 例高血脂患者,采用完全随机设计方法将患者等分为 3 组,随机安排服用药物,进行双盲试验。以用药 6 周后低密度脂蛋白胆固醇(LDL-c)较用药前的降低量作为评价指标,具体数据见表 6-1。问 3 个组患者的低密度脂蛋白胆固醇降低量总体均数有无差别?

例 6-1 中的试验设计是完全随机设计,在这种设计中只有一个处理因素,研究人员采用完全随机化的方法将全部受试对象分配到处理因素的不同水平组(处理组)中,然后观察实验效应,并检验各组的实验效应之间的差别有无统计学意义。在本例中,处理因素为降血脂治疗药物,它有3 个水平。应用 SAS 对 3 个处理组的 LDL-c 含量有无差别进行统计分析的程序如下(数据集详见二维码内 prg6_1.sas7bdata):

表 6-1　3 组患者低密度脂蛋白胆固醇降低值

单位:mmol/L

药物 1		药物 2		药物 3	
2.42	3.30	2.86	3.53	0.89	1.37
3.36	4.04	2.28	3.59	1.06	3.93
4.32	3.53	2.39	3.34	1.08	2.33
2.34	3.56	2.28	1.66	1.27	2.98
2.68	3.85	2.48	4.59	1.63	3.00
2.95	4.07	2.28	3.13	1.89	3.55
1.56	3.52	3.21	2.64	1.19	2.96
3.11	3.93	3.23	2.56	2.17	3.30
1.81	4.19	2.32	3.50	2.28	3.16
1.77	2.96	2.68	3.25	1.72	2.59
1.98	2.36	2.66	3.48	1.98	1.31
2.63	2.56	2.32	2.42	1.74	2.51
2.86	2.52	2.61	2.41	2.16	1.88
2.93	2.27	3.64	2.66	3.37	1.41
2.17	2.98	2.58	4.29	2.97	3.19
2.72	3.72	2.65	3.70	1.69	1.92
2.65	2.80	2.66	3.04	0.94	2.47
2.22	3.57	2.68	1.81	2.11	1.02
2.90	4.02	1.65	2.97	2.81	2.10
2.97	2.31	4.02	2.68	2.52	3.71

程序 6-1

```
data prg6_1;
    input c x @@;
cards;
1    2.42    2    2.86    3    0.89    1    3.30    2    3.53    3    1.37
1    3.36    2    2.28    3    1.06    1    4.04    2    3.59    3    3.93
......
1    2.90    2    1.65    3    2.81    1    4.02    2    2.97    3    2.10
1    2.97    2    4.02    3    2.52    1    2.31    2    2.68    3    3.71
;
run;
proc glm;
    class c;
    model x = c;
    means c;
    means c/lsd;
run;
quit;
```

程序说明：本例中先建立一个名为 prg6_1 的数据集，其中，c 为分组变量，x 为 LDL-c 测量值。

本例用 glm 过程进行方差分析。在 glm 过程中，class 语句是定义处理因素中不同水平的分组情况，称为分组变量，本例为变量 c。model 语句用来指定分析变量（效应）和分组变量（自变量），两者用"="相连，效应在"="左侧，本例为变量 x，自变量在"="右侧，本例为变量 c。本例中亦可以用 anova 过程进行方差分析，只需将 proc glm 直接替换成 proc anova 即可，后面的代码无需改动。

means 语句表示需要计算处理因素不同水平组中分析变量的均数和标准差，后面可加选项，表示对均数进行多重两两比较，并确定两两比较的方法。SAS 系统提供了多种两两比较的方法可供选择，如 SNK（Student-Newman-Keuls）检验、最小显著差异（least significant difference，LSD）t 检验、Scheffe 检验、Dunnett 法、Tukey 检验、Duncan 检验等，本例选择 LSD t 检验。

运行结果：

（第一部分）

The GLM Procedure

Class Level Information

Class	Levels	Values
c	3	1 2 3

Number of Observations Read	120
Number of Observations Used	120

（第二部分）

Dependent Variable: x

Source	DF	Sum of Squares	Mean Square	F Value	Pr>F
Model	2	13.62141500	6.81070750	12.27	<.0001
Error	117	64.92163500	0.55488577		
Corrected Total	119	78.54305000			

	R-Square	Coeff Var	Root MSE	x Mean
	0.173426	27.82097	0.744907	2.677500

Source	DF	Type I SS	Mean Square	F Value	Pr>F
c	2	13.62141500	6.81070750	12.27	<.0001

Source	DF	Type III SS	Mean Square	F Value	Pr>F
c	2	13.62141500	6.81070750	12.27	<.0001

（第三部分）

Level of c	N	x Mean	Std Dev
1	40	2.96025000	0.72261096
2	40	2.86825000	0.66275992
3	40	2.20400000	0.83859406

（第四部分）

t Tests (LSD) for x

Note: This test controls the Type I comparisonwise error rate, not the experimentwise error rate.

Alpha	0.05
Error Degrees of Freedom	117
Error Mean Square	0.554886
Critical Value of t	1.98045
Least Significant Difference	0.3299

Means with the same letter are
not significantly different.

t Grouping	Mean	N	c
A	2.9603	40	1
A			
A	2.8683	40	2
B	2.2040	40	3

结果说明：结果可分为四个部分。

第一部分为数据集的信息，包括分组变量的名称（Class）、水平数（Levels）和变量值（Values）。本例分组变量名称为 c，水平数为 3，变量值分别为 1、2 和 3。最后两行是从数据集中读取的观测数（Number of Observations Read）和应用的观测数（Number of Observations Used），本例均为 120。

第二部分首先列出了模型的方差分析表，是对模型是否具有统计学意义作检验。该检验将总的变异分解为两部分，一部分是来源于模型（Model 部分），另一部分是来源于随机误差（Error 部分，在完全随机设计资料的方差分析中又称组内变异）。输出的统计量有自由度（DF）、离均差平方和（Sum of Squares）、均方（Mean Square）、检验统计量 F 值（F Value）以及该检验统计量所对应的 P 值（Pr>F）。本例 $F=12.27$，$P<0.0001$，说明模型是有统计学意义的。

接下来是一些相关统计量，有相关系数的平方（R-Square，又称决定系数、相关指数）、分析变量的变异系数（Coeff Var）、误差均方的平方根

（Root MSE）和分析变量的均数（x Mean）。

最后是针对分组变量的方差分析表。可以看到有两种类型的离均差平方和（Type I SS 和 Type III SS），一般情况下选择 Type III SS 的结果，本例中完全随机设计资料的分组变量只有一个，故此部分结果与模型的方差分析部分完全一致，因为 $P<0.000\ 1$，所以各组总体均数之间的差异有统计学意义。

第三部分是各组的例数、均数和标准差。

第四部分是 LSD t 检验多个均数的两两比较内容。首先输出了一些统计量，包括检验水准 α 值（本例 Alpha=0.05）、自由度（本例 DF=117）、误差均方（本例 MSE=0.554 9）、检验统计量的临界值（Critical Value of t，本例为 1.98）以及最小显著差值（Least Significant Difference，本例为 0.329 9）。

接下来为 LSD t 检验的结果，共有 4 列指标，第 1 列为 LSD 组别（t Grouping），SAS 系统规定，如果两个组的均数差异无统计学意义，则两组均数前面的分组字母相同，反之则不同。第 2 列为各组的均数（Mean），按从大到小自上而下排列。第 3 列为各组的例数（N）。第 4 列为分组的变量值（c）。本例按均数大小排列的顺序为药物 1、药物 2 和药物 3。从 LSD 组别的字母排列可以看出，药物 1 的总体均数与药物 2 的总体均数差异均无统计学意义；而药物 1 与药物 3，药物 2 与药物 3 之间的总体均数差异有统计学意义。

如果两两比较采用的是 Dunnett 检验，将程序 6-1 中的 LSD 改为 Dunnett 即可。

运行结果的最后一部分变为：

Dunnett's t Tests for x

This test controls the Type I experimentwise error for comparisons of all treatments against a control.

Alpha	0.05
Error Degrees of Freedom	117
Error Mean Square	0.554886
Critical Value of Dunnett's t	2.23909
Minimum Significant Difference	0.373

Comparisons significant at the 0.05 level are indicated by ***.

c Comparison	Difference Between Means	Simultaneous 95% Confidence Limits		
2 - 1	−0.0920	−0.4650	0.2810	
3 - 1	−0.7563	−1.1292	−0.3833	***

结果说明：Dunnett 法进行多个均数两两比较的结果表示形式与 LSD t 检验的有较大不同，Dunnett 法的检验水准是这样提示的，"Comparisons significant at the 0.05 level are indicated by ***."，说明检验水准为 0.05，并用"***"表示。比较结果共有 5 列内容，第 1 列（c Comparison）是实验组和对照组的组号，按两组均数之差从大到小的顺序自上而下排列；第 2 列是两组均数的差值（Difference Between Means）；第 3 列、第 4 列分别为两组均数之差的 95% 置信区间的下限和上限（Simultaneous 95% Confidence Limits）；第 5 列为均数差别是否有统计学意义的标记，如果出现"***"，说明该行的两个均数之间的差别有统计学意义；如果没有出现"***"，如药物 2 和药物 1 之间没有出现"***"，说明两组的总体均数差别没有统计学意义。本例以药物 3 和药物 1 之间出现了"***"，说明药物 1 和药物 3 两组总体均数的差别有统计学意义。

SAS 默认分组变量中的变量值最小的组为对照组。如果在 Dunnett 后面加条件，可以将任何一组定义为对照组。本例可以以药物 3 为对照组，语句为：

```
means c/dunnett ('3');
```

上述 dunnett 语句后面的括号内为作为对照组的变量值，该变量值需用单引号表示。如果以变量值为 2 的那个组为对照组，可改为 '2'。

第二节　随机区组设计资料的方差分析

随机区组设计又称为配伍组设计，是先将除处理因素外其他条件相同或相近的受试对象归入一个区组，再将一个区组内的受试对象随机分配到不同的实验组内，从而保证同一个区组内的受试对象接受的处理是不同的。由于区组内各受试对象的其他条件相同或相近，因此彼此间实验效应的差异主要是由处理因素引起的，而且处理因素和区组因素没有交互作用。现以例 6-2 加以说明。

例 6-2　研究者欲研究 3 种孕期营养补充剂：多微营养素（A）、铁 + 叶酸合剂（B）和纯叶酸（C）对新生儿出生体重的影响，按居住村相同、孕妇年龄相近（相差不超过 3 岁）和家庭经济水平相近为匹配条件，采用随机区组设计的方法安排每位孕妇在孕期服用营养补充剂，具体服用安排和新生儿出生体重见表 6-2。问三种营养补充剂的新生儿出生体重有无差别？

表 6-2 不同药物作用后小白鼠肉瘤重量值
单位：g

区组	多微营养素	铁＋叶酸合剂	纯叶酸	区组	多微营养素	铁＋叶酸合剂	纯叶酸
1	3 300	3 500	3 260	6	3 550	3 300	3 020
2	3 630	3 500	2 800	7	3 400	3 250	3 200
3	3 800	3 200	3 500	8	3 400	2 700	2 730
4	3 300	2800	2 800	9	3 700	3 100	3 800
5	3 600	2 900	3 260	10	3 200	2 710	2 560

程序 6-2

```
data prg6_2;
 do a = 1 to 10;
  do b = 1 to 3;
   input x @@;
   output;
  end;
 end;
datalines;
3300    3500    3260    3630    3500    2800    3800    3200    3500
3300    2800    2800    3600    2900    3260    3550    3300    3020
3400    3250    3200    3400    2700    2730    3700    3100    3800
3200    2710    2560
;
run;
proc glm;
 class a b;
 model x = a b;
 means b/snk;
run;
quit;
```

程序说明：数据集 prg6_2 中变量 a 表示区组变量，变量 b 为处理组变量，利用一个循环语句建立数据集。在 glm 过程中，分组变量为两个，分别为 a 和 b，在 model 语句后面需将两个分组变量都加在 "=" 右侧，两者之间用空格分开。本例不同药物抑瘤效果的两两比较采用 SNK 检验。同完全随机设计的方差分析一样，可以用 proc anova 替代 proc glm。

运行结果：

The GLM Procedure

Class Level Information

Class	Levels	Values
a	10	1 2 3 4 5 6 7 8 9 10
b	3	1 2 3

Number of Observations Read	30
Number of Observations Used	30

Dependent Variable: x

Source	DF	Sum of Squares	Mean Square	F Value	Pr>F
Model	11	2562996.667	232999.697	4.29	0.0032
Error	18	977340.000	54296.667		
Corrected Total	29	3540336.667			

R-Square	Coeff Var	Root MSE	x Mean
0.723942	7.223823	233.0165	3225.667

Source	DF	Type I SS	Mean Square	F Value	Pr>F
a	9	1530670.000	170074.444	3.13	0.0188
b	2	1032326.667	516163.333	9.51	0.0015

Source	DF	Type III SS	Mean Square	F Value	Pr>F
a	9	1530670.000	170074.444	3.13	0.0188
b	2	1032326.667	516163.333	9.51	0.0015

Student-Newman-Keuls Test for x

Note: This test controls the Type I experimentwise error rate under the complete null hypothesis but not under partial null hypotheses.

Alpha	0.05
Error Degrees of Freedom	18
Error Mean Square	54296.67

Number of Means	2	3
Critical Range	218.92547	265.95616

Means with the same letter are not significantly different.

SNK Grouping		Mean	N	b
A		3488.0	10	1
B		3096.0	10	2
B				
B		3093.0	10	3

结果说明：结果的形式与完全随机设计资料的结果是一样的。由于随机区组设计有两个分组变量，所以在针对分组变量的方差分析表中，有两个分组变量的情况需分析。本例模型的方差分析表中的 $F=4.29$，$P=0.003\ 2$，说明模型有统计学意义。区组和处理变量中，选择 Type III SS 的结果，区组变量 a 的 $F=3.13$，$P=0.018\ 8$，说明各区组均数之间的差异有统计学意义。处理组变量 b 的 $F=9.51$，$P=0.001\ 5$，说明各处理组均数之间的差异也有统计学意义。

多个均数两两比较 SNK 检验的结果与 LSD t 检验有些类似，只是在确定界值时的表达方式有所不同。SNK 检验比较中列出了按均数大小排序时的组数及其检验统计量的界值，分别为：Number of Means 表示组数，Critical Range 表示不同组数时的统计量的界值。本例经过 SNK 检验的两两比较，经多微营养素干预后新生儿出生体重的均数与经铁 + 叶酸合剂和纯叶酸干预后的新生儿出生体重均数间的差别有统计学意义，而经铁 + 叶酸合剂和纯叶酸之间无统计学差异，由各组样本均数可知，经多微营养素干预后的新生儿出生体重均数大于经铁 + 叶酸合剂和纯叶酸干预后的新生儿出生体重，说明多微营养素干预的效果比铁 + 叶酸合剂和纯叶酸好。

第三节　拉丁方设计资料的方差分析

拉丁方设计是有三个因素的设计类型，是在随机区组设计的基础上，又增加了一个已知的对实验结果有影响的因素，增加了均衡性，减少了误差，提高了实验效率。不过，在拉丁方设计中，三个因素的水平数必须相同，而且这三个因素不存在交互作用。假设水平数为 r，整个设计可以组成一个由 r 个拉丁字母排成 r 行 r 列的方阵，使得每行每列的每个字母都只出现一次，这样的方阵叫 r 阶拉丁方或 r×r 拉丁方。以例 6-3 为例加以说明。

例 6-3　某研究者为了比较甲、乙、丙、丁、戊、己 6 种药物给家兔注射后产生的皮肤疱疹面积（ mm^2 ），采用拉丁方设计，选用 6 只家兔，在每只家兔的 6 个不同部位进行注射。实验结果见表 6-3（表中的字母 A、B、C、D、E、F 分别代表药物丁、戊、丙、甲、乙、己），试作方差分析。

表 6-3　例 6-3 拉丁方设计与实验结果（皮肤疱疹面积）　　　单位：mm^2

家兔编号（行区组）	注射部位编号（列区组）					
	1	2	3	4	5	6
1	C（87）	B（75）	E（81）	D（75）	A（84）	F（66）
2	B（73）	A（81）	D（87）	C（85）	F（64）	E（79）
3	F（73）	E（73）	B（74）	A（78）	D（73）	C（77）
4	A（77）	F（68）	C（69）	B（74）	E（76）	D（73）
5	D（64）	C（64）	F（72）	E（76）	B（70）	A（81）
6	E（75）	D（77）	A（82）	F（61）	C（82）	B（61）

程序 6-3

```
data prg6_3;
 do r = 1 to 6;
  do c = 1 to 6;
    input z $ x @@;
    output;
  end;
 end;
datalines;
```

```
C  87  B  75  E  81  D  75  A  84  F  66
B  73  A  81  D  87  C  85  F  64  E  79
F  73  E  73  B  74  A  78  D  73  C  77
A  77  F  68  C  69  B  74  E  76  D  73
D  68  C  70  F  72  E  76  B  70  A  81
E  75  D  77  A  82  F  61  C  82  B  61
;
run;
proc glm;
```

```
class r c z;
 model x = r c z;
run;
quit;
```

程序说明：这里用了两个 do-end 循环语句，

该数据集有四个变量，r、c 和 z 都是分组变量，r 为行区组变量，表示家兔编号；c 为列区组变量，表示注射部位；z 为处理变量，表示注射药物；x 为分析变量，表示疱疹大小。glm 过程中将三个分组因素变量放在"="右侧，彼此之间用空格分隔。

运行结果：

The GLM Procedure

Class Level Information

Class	Levels	Values
r	6	1 2 3 4 5 6
c	6	1 2 3 4 5 6
z	6	A B C D E F

Number of Observations Read	36
Number of Observations Used	36

Dependent Variable: x

Source	DF	Sum of Squares	Mean Square	F Value	Pr>F
Model	15	975.083333	65.005556	2.37	0.0362
Error	20	547.666667	27.383333		
Corrected Total	35	1522.750000			

R-Square	Coeff Var	Root MSE	x Mean
0.640344	6.984973	5.232909	74.91667

Source	DF	Type I SS	Mean Square	F Value	Pr>F
r	5	194.9166667	38.9833333	1.42	0.2587
c	5	73.2500000	14.6500000	0.53	0.7474
z	5	706.9166667	141.3833333	5.16	0.0033

Source	DF	Type III SS	Mean Square	F Value	Pr>F
r	5	194.9166667	38.9833333	1.42	0.2587
c	5	73.2500000	14.6500000	0.53	0.7474
z	5	706.9166667	141.3833333	5.16	0.0033

结果说明：各个分组因素的方差分析表部分都有三个分组变量的情况，分别说明三个因素的各个水平之间均数的差异是否有统计学意义。本例模型的方差分析表中的 $F=2.37$，$P=0.036\,2$，说明模型有统计学意义。选择查看 Type III SS 下的结果，本例 r 所对应的 $F=1.42$，$P=0.258\,7$，说明

6 只家兔产生皮肤疱疹大小的总体均数之间差异无统计学意义；c 所对应的 $F=0.53$，$P=0.747\,4$，说明 6 个注射部位皮肤疱疹大小的总体均数差异无统计学意义；z 所对应的 $F=5.16$，$P=0.003\,3$，说明 6 种药物产生皮肤疱疹大小的总体均数之间差异有统计学意义。

第四节 两阶段交叉设计资料的方差分析

交叉设计是指受试对象在不同的实验阶段分别接受不同的处理因素,则实验效应受到三个因素的影响,一个是处理因素,一个是个体区组因素,还有一个是实验阶段因素。虽然交叉实验的处理是单因素,但影响实验结果的因素还有非人为控制的受试者的个体差异和实验阶段这两个因素。因此,该设计不仅平衡了处理顺序的影响,而且能把处理方法间的差别、时间先后之间的差别和受试者之间的差别分别进行分析。最简单的交叉设计是处理因素的水平数为 2,而处理顺序因素和实验阶段因素的水平数都为 2。现在以例 6-4 为例,来讨论两个阶段的交叉实验设计资料的方差分析。

例 6-4 表 6-4 是 A、B 两种闪烁液测定血浆中环磷酸鸟苷(^{3}H-cGMP)的交叉实验结果。第一阶段 1、3、4、7、9 号接受 A 闪烁液,2、5、6、8、10 号接受 B 闪烁液;第二阶段 1、3、4、7、9 号接受 B 闪烁液,2、5、6、8、10 号接受 A 闪烁液。试对交叉实验结果进行方差分析。

表 6-4 两种闪烁液测定血浆中
^{3}H-cGMP 的交叉实验　　　　单位:pmol/L

受试者	阶段	
	I	II
1	A(760)	B(770)
2	B(860)	A(855)
3	A(568)	B(602)
4	A(780)	B(800)

续表

受试者	阶段	
	I	II
5	B(960)	A(958)
6	B(940)	A(952)
7	A(635)	B(650)
8	B(440)	A(450)
9	A(528)	B(530)
10	B(800)	A(803)

程序 6-4

```
data prg6_4;
  do time = 1 to 2;
  do r = 1 to 10;
    input treat $ x @@;
   output;
  end;
  end;
datalines;
A 760 B 860 A 568 A 780 B 960 B 940 A 635 B 440 A 528 B 800
B 770 A 855 B 602 B 800 A 958 A 952 B 650 A 450 B 530 A 803
;
run;
proc glm;
  class r time treat;
  model x = r time treat;
run;
quit;
```

程序说明:数据集 prg6_4 中的变量 r 代表受试者编号;变量 *time* 为实验阶段,1 表示第 I 阶段,2 表示第 II 阶段,*treat* 为闪烁液编号,A 表示 A 闪烁液,B 表示 B 闪烁液。

运行结果:

The GLM Procedure

Class Level Information

Class	Levels	Values
r	10	1 2 3 4 5 6 7 8 9 10
time	2	1 2
treat	2	A B

	Number of Observations Read		20		
	Number of Observations Used		20		
	Dependent Variable: x				

Source	DF	Sum of Squares	Mean Square	F Value	Pr>F
Model	11	551799.9500	50163.6318	1015.97	<.0001
Error	8	395.0000	49.3750		
Corrected Total	19	552194.9500			

R-Square	Coeff Var	Root MSE	x Mean
0.999285	0.959871	7.026735	732.0500

Source	DF	Type I SS	Mean Square	F Value	Pr>F
r	9	551111.4500	61234.6056	1240.19	<.0001
time	1	490.0500	490.0500	9.93	0.0136
treat	1	198.4500	198.4500	4.02	0.0799

Source	DF	Type III SS	Mean Square	F Value	Pr>F
r	9	551111.4500	61234.6056	1240.19	<.0001
time	1	490.0500	490.0500	9.93	0.0136
treat	1	198.4500	198.4500	4.02	0.0799

结果说明：交叉设计的方差分析结果与拉丁方的结果完全一样。本例模型的方差分析结果为：$F=1\ 015.97$，$P<0.000\ 1$，说明模型有统计学意义。选择 Type III SS 结果显示，r 所对应的 $F=1\ 240.19$，$P<0.000\ 1$，说明不同受试者血浆中 ^{3}H-cGMP 均数之间的差异有统计学意义；$time$ 所对应的 $F=9.93$，$P=0.013\ 6$，说明不同试验阶段之间的差异有统计学意义；$treat$ 所对应的 $F=4.02$，$P=0.079\ 9$，说明两种闪烁液之间的差异无统计学意义。

第五节　析因设计资料的方差分析

前四种设计方法都是只涉及每一个处理因素对实验效应的影响，而在析因设计中不仅可以考虑每一个处理因素对实验效应的主效应，还可以对两个或更多处理因素的交互作用进行分析。在析因设计实验中将各因素的所有水平相互交叉进行组合，每种组合看作一种处理，然后在每种处理中进行实验。

一、两因素两水平的析因分析

例 6-5　将 36 只大鼠随机分为 4 组，每组 9 只，分别接受两种复合因素的处理。A 因素为饲料盐含量，有两个水平，一个水平为高盐饲料，记作 a_1，另一个水平为正常盐饲料，记作 a_2；B 因素为敏感感觉神经（CSSN）变性与否，有两个水平，一个水平为敏感感觉神经变性，记作 b_1，另一个水平为敏感感觉神经没有变性，记作 b_2。实验结果为实验结束后每只大鼠血浆中醛固酮（ALD）的浓度，见表 6-5。欲比较不同饲料和 CSSN 变性与否对大鼠血浆中 ALD 浓度的影响，试做析因设计的方差分析。

表 6-5 36 只大鼠血浆中醛固酮浓度 单位：pg/ml

A（饲料盐含量）	高盐饲料（a_1）		正常盐饲料（a_2）	
B（CSSN 变性）	是（b_1）	否（b_2）	是（b_1）	否（b_2）
	0.47	0.16	1.09	0.31
	0.51	0.12	1.15	0.54
	0.23	0.17	0.51	0.50
	0.36	0.11	0.51	0.38
	0.32	0.15	0.20	0.66
	0.42	0.28	0.68	0.93
	0.18	0.09	1.38	0.65
	0.28	0.27	0.57	0.41
	0.26	0.16	1.38	0.28

程序 6-5

```
data prg6_5;
  input x a b @@;
datalines;
0.47 1 1    0.51 1 1    0.23 1 1
0.36 1 1    0.32 1 1    0.42 1 1
0.18 1 1    0.28 1 1    0.26 1 1
0.16 1 2    0.12 1 2    0.17 1 2
0.11 1 2    0.15 1 2    0.28 1 2
0.09 1 2    0.27 1 2    0.16 1 2
1.09 2 1    1.15 2 1    0.51 2 1
0.51 2 1    0.20 2 1    0.68 2 1
1.38 2 1    0.57 2 1    1.38 2 1
0.31 2 2    0.54 2 2    0.5  2 2
0.38 2 2    0.66 2 2    0.93 2 2
```

```
0.65 2 2    0.41 2 2    0.28 2 2
;
proc anova;
  class a b;
  model x=a b a*b;
quit;
```

程序说明：数据集 prg6_5 中变量 a 表示饲料盐含量，其变量值有两个水平，1 代表高盐饲料，2 代表正常盐饲料；变量 b 表示 CSSN 变性，其变量值 1 代表变性，2 代表未变性；变量 x 表示不同组合下每次试验的 ALD 浓度。在 glm 过程中定义模型类型时，用 * 表示两因素的交互作用，本例考虑 a 因素和 b 因素的交互作用。

运行结果：

```
                    The ANOVA Procedure
                    Class Level Information

          Class      Levels      Values
          a          2           1 2
          b          2           1 2


          Number of Observations Read      36
          Number of Observations Used      36
```

Source	DF	Sum of Squares	Mean Square	F Value	Pr>F
Model	3	2.16725278	0.72241759	11.91	<.0001
Error	32	1.94131111	0.06066597		
Corrected Total	35	4.10856389			

	R-Square	Coeff Var	Root MSE	x Mean	
	0.527496	53.19116	0.246305	0.463056	

Source	DF	Anova SS	Mean Square	F Value	Pr>F
a	1	1.60022500	1.60022500	26.38	<.0001
b	1	0.52080278	0.52080278	8.58	0.0062
a*b	1	0.04622500	0.04622500	0.76	0.3892

结果说明:本例模型的方差分析结果为:$F=11.91$,$P<0.0001$,说明模型有统计学意义。根据 Type Ⅲ SS 结果显示,A 因素所对应的 $F=26.38$,$P<0.0001$,说明饲料盐含量对大鼠血浆中 ALD 浓度有影响;B 因素对应的 $F=8.58$,$P=0.0062$,说明 CSSN 变性与否对大鼠血浆中 ALD 浓度有影响;两种因素的交互项 A*B 的 $F=0.76$,$P=0.3892$,尚不能认为两种因素有交互作用。

二、两因素三水平的析因分析

例 6-6 观察 A、B 两种镇痛药物联合运用在产妇分娩时的镇痛效果。A 药取 3 个剂量:1.0mg、2.5mg、5.0mg;B 药也取 3 个剂量:5μg、15μg、30μg。共 9 个处理组。将 27 例产妇随机等分到 9 个处理组,记录分娩时的镇痛时间,见表 6-6。试分析 A、B 两药联合运用的镇痛效果。

表 6-6 A、B 两药联合运用的镇痛时间

单位:min

A 药物剂量	B 药物剂量		
	5μg	15μg	30μg
1.0 mg	105	115	75
	80	105	95
	65	80	85
2.5 mg	75	125	135
	115	130	120
	80	90	150

续表

A 药物剂量	B 药物剂量		
	5μg	15μg	30μg
5.0 mg	85	65	180
	120	120	190
	125	100	160

程序 6-6

```
data prg6_6;
  input x a b @@;
cards;
105  1  1    80  1  1    65  1  1    75  2  1
115  2  1    80  2  1    85  3  1   120  3  1
125  3  1   115  1  2   105  1  2    80  1  2
125  2  2   130  2  2    90  2  2    65  3  2
120  3  2   100  2  2    75  1  3    95  1  3
 85  1  3   135  3  2   120  2  3   150  2  3
180  3  3   190  3  3   160  3  3
;
proc anova;
  class a b;
  model x=a b a*b;
quit;
```

程序说明:与两因素两水平的程序基本相同,只是两个因素的水平数有所不同,即变量 a 和 b 分别取值 1、2、3。本例变量 a 表示 A 药物剂量,变量 b 表示 B 药物剂量,变量 x 表示镇痛时间。

运行结果:

The ANOVA Procedure

Class Level Information

Class	Levels	Values
a	3	1 2 3
b	3	1 2 3

Number of Observations Read	27
Number of Observations Used	27

Dependent Variable: x

Source	DF	Sum of Squares	Mean Square	F Value	Pr>F
Model	8	21466.66667	2683.33333	6.92	0.0003
Error	18	6983.33333	387.96296		
Corrected Total	26	28450.00000			

R-Square	Coeff Var	Root MSE	x Mean
0.754540	17.90616	19.69678	110.0000

Source	DF	Anova SS	Mean Square	F Value	Pr>F
a	2	6572.222222	3286.111111	8.47	0.0026
b	2	7022.222222	3511.111111	9.05	0.0019
a*b	4	7872.222222	1968.055556	5.07	0.0065

结果说明:本例模型方差分析的结果为 $F=6.92$,$P=0.000\,3$,说明该模型有统计学意义。根据 Type III SS 结果显示,a 因素的 $F=8.47$,$P=0.002\,6$,说明 A 药不同剂量镇痛作用的差别有统计学意义;b 因素的 $F=9.05$,$P=0.001\,9$,说明 B 药不同剂量镇痛作用的差别也有统计学意义;A 和 B 交互项的 $F=5.07$,$P=0.006\,5$,说明两种药物有交互作用,当两种药物都达到最高浓度时,镇痛效果最佳。

三、三因素不同水平的析因分析

例 6-7 用 $5\times2\times2$ 析因设计研究 5 种类型的军装在两种环境、两种活动状态下的散热效果。将 100 例受试者随机等分到 20 个处理组,观察指标是受试者的主观热感觉(从"冷"到"热"按等级评分),结果见表 6-7。试进行方差分析。

表 6-7 不同条件下战士的主观热感觉

活动环境	活动状态		军装类型				活动环境	活动状态		军装类型			
		a_1	a_2	a_3	a_4	a_5			a_1	a_2	a_3	a_4	a_5
干燥	静坐	0.25	0.30	0.75	0.20	−0.10	潮湿	静坐	0.50	1.50	0.75	−0.75	1.75
		−0.25	0.10	−0.50	−1.00	0.00			2.10	1.50	2.65	0.90	2.40
		1.25	0.50	0.60	0.85	2.50			2.75	1.25	3.00	0.95	1.75
		−0.75	−0.35	0.40	−0.50	0.10			1.00	1.37	0.05	0.62	3.05
		0.40	0.05	−0.20	0.90	−0.10			2.35	2.55	1.17	1.05	2.75
	T_{1-5}	0.90	0.60	1.05	0.45	2.40		T_{11-15}	8.70	8.17	7.62	2.77	11.70
	活动	4.75	4.60	4.55	4.25	4.72		活动	3.75	4.00	4.10	3.27	4.80
		3.45	4.80	3.50	3.10	4.30			4.00	4.05	5.00	4.25	4.02
		4.00	4.00	4.25	4.00	4.10			4.00	4.15	4.20	4.00	4.15
		4.85	5.20	4.10	5.00	4.80			4.25	4.10	4.15	4.25	4.75
		4.55	4.30	4.40	4.20	3.60			4.60	4.25	4.17	4.25	4.80
	T_{6-10}	21.60	22.90	20.80	20.55	21.52		T_{16-20}	20.60	20.55	21.62	20.02	22.52

程序 6-7

```
data prg6_7;
 do a = 1 to 5;
  do b = 1 to 2;
   do c = 1 to 2;
    do i = 1 to 5;
     input x @@;
     output;
    end;
   end;
  end;
 end;
datalines;
0.25    −0.25    1.25    −0.75    0.40    4.75    3.45    4.00    4.85    4.55
0.50    2.10    2.75    1.00    2.35    3.75    4.00    4.00    4.25    4.60
0.30    0.10    0.50    −0.35    0.05    4.60    4.80    4.00    5.20    4.30
1.50    1.50    1.25    1.37    2.55    4.00    4.05    4.15    4.10    4.25
0.75    −0.50    0.60    0.40    −0.20    4.55    3.50    4.25    4.10    4.40
0.75    2.65    3.00    0.05    1.17    4.10    5.00    4.20    4.15    4.17
0.20    −1.00    0.85    −0.50    0.90    4.25    3.10    4.00    5.00    4.20
−0.75    0.90    0.95    0.62    1.05    3.27    4.25    4.00    4.25    4.25
−0.10    0.00    2.50    0.10    −0.10    4.72    4.30    4.10    4.80    3.60
1.75    2.40    1.75    3.05    2.75    4.80    4.02    4.15    4.75    4.80
;
run;
proc glm;
class a b c;
model x = a b c a*b a*c b*c a*b*c;
run;
quit;
```

程序说明：数据集 prg6_7 中共有四层循环，其中变量 a 表示军装类型；变量 b 表示活动环境，1 为干燥，2 为潮湿；c 为活动状态，1 为静止，2 为活动；i 为每次试验的个体值的次序。在 glm 过程中，模型包括了所有因素的交互作用。

运行结果：

The GLM Procedure

Class Level Information

Class	Levels	Values
a	5	1 2 3 4 5
b	2	1 2
c	2	1 2

Number of Observations Read	100
Number of Observations Used	100

Dependent Variable: x

Source	DF	Sum of Squares	Mean Square	F Value	Pr>F
Model	19	316.1767440	16.6408813	38.71	<.0001
Error	80	34.3884400	0.4298555		
Corrected Total	99	350.5651840			

R-Square	Coeff Var	Root MSE	x Mean
0.901906	25.50707	0.655634	2.570400

Source	DF	Type I SS	Mean Square	F Value	Pr>F
a	4	5.2133940	1.3033485	3.03	0.0221
b	1	9.9225000	9.9225000	23.08	<.0001
c	1	283.3162240	283.3162240	659.10	<.0001
a*b	4	1.9472300	0.4868075	1.13	0.3472
a*c	4	1.4813260	0.3703315	0.86	0.4908
b*c	1	12.6878440	12.6878440	29.52	<.0001
a*b*c	4	1.6082260	0.4020565	0.94	0.4479

Source	DF	Type III SS	Mean Square	F Value	Pr>F
a	4	5.2133940	1.3033485	3.03	0.0221
b	1	9.9225000	9.9225000	23.08	<.0001
c	1	283.3162240	283.3162240	659.10	<.0001
a*b	4	1.9472300	0.4868075	1.13	0.3472
a*c	4	1.4813260	0.3703315	0.86	0.4908
b*c	1	12.6878440	12.6878440	29.52	<.0001
a*b*c	4	1.6082260	0.4020565	0.94	0.4479

结果说明：本例模型方差分析的 $F=38.71$，$P<0.0001$，说明模型有统计学意义。根据 Type III SS 结果显示，军装类型、活动环境和活动状态对受试者的主观感觉均有影响，而且活动环境和活动状态还有交互作用，其他因素之间无交互作用。如果需要进一步说明各种因素的各个水平之间的均数差异，可用两两比较的方法进行比较。

第六节 正交设计资料的方差分析

析因设计的缺点是当因素比较多或者各个因素中的水平数较多时，所需的实验单位数、处理组数、方差分析的计算量剧增，实现起来会很困难。此时可选择正交设计。正交设计并不考虑所有水平的交互作用，只考虑部分重要因素的一级交互作用。在作正交设计时，要根据具体情况选择合适的正交表。现以例 6-8 加以说明。

例 6-8 研究雌螺产卵的最优条件，在 $20cm^2$ 的泥盒里饲养同龄雌螺 10 只。实验条件有 4 个因素（表 6-8），每个因素有 2 个水平，在考虑温度与含氧量对雌螺产卵有交互作用的情况下安排正交实验，该实验采用 $L_8(2^7)$ 正交设计表，结果如表 6-8 所示，试进行方差分析。

表6-8 雌螺产卵条件的正交实验

实验序号	A因素温度/℃	B因素含氧量/%	C因素含水量/%	D因素pH	产卵数量
1	5	0.5	10	6.0	86
2	5	0.5	30	8.0	95
3	5	5.0	10	8.0	91
4	5	5.0	30	6.0	94
5	25	0.5	10	8.0	91
6	25	0.5	30	6.0	96
7	25	5.0	10	6.0	83
8	25	5.0	30	8.0	90

```
5    0.5   30   8.0   95
5    5.0   10   8.0   91
5    5.0   30   6.0   94
25   0.5   10   8.0   91
25   0.5   30   6.0   96
25   5.0   10   6.0   83
25   5.0   30   8.0   90
;
run;
proc glm;
  class a b c d;
  model x = a b c d a*b;
run;
quit;
```

程序说明：数据集 prg6_8 中变量 x 为效应变量，a、b、c 和 d 均为分组变量，分别代表温度、含氧量、含水量和 pH。glm 过程中模型除了对单因素进行分析外，又对 a 因素温度和 b 因素含氧量的交互作用进行分析。

运行结果：

程序 6-8

```
data prg6_8;
    input a b c d x @@;
datalines;
  5  0.5  10  6.0  86
```

The GLM Procedure

Class Level Information

Class	Levels	Values
a	2	5 25
b	2	0.5 5
c	2	10 30
d	2	6 8

Number of Observations Read 8
Number of Observations Used 8

Dependent Variable: x

Source	DF	Sum of Squares	Mean Square	F Value	Pr>F
Model	5	137.5000000	27.5000000	27.50	0.0355
Error	2	2.0000000	1.0000000		
Corrected Total	7	139.5000000			

R-Square	Coeff Var	Root MSE	x Mean
0.985663	1.101928	1.000000	90.75000

Source	DF	Type I SS	Mean Square	F Value	Pr>F
a	1	4.50000000	4.50000000	4.50	0.1679
b	1	12.50000000	12.50000000	12.50	0.0715

Source	DF	Type III SS	Mean Square	F Value	Pr>F
c	1	72.00000000	72.00000000	72.00	0.0136
d	1	8.00000000	8.00000000	8.00	0.1056
a*b	1	40.50000000	40.50000000	40.50	0.0238
Source	DF	Type III SS	Mean Square	F Value	Pr>F
a	1	4.50000000	4.50000000	4.50	0.1679
b	1	12.50000000	12.50000000	12.50	0.0715
c	1	72.00000000	72.00000000	72.00	0.0136
d	1	8.00000000	8.00000000	8.00	0.1056
a*b	1	40.50000000	40.50000000	40.50	0.0238

结果说明：本例模型方差分析的 $F=27.50$，$P=0.035\ 5$，说明模型有统计学意义。根据 Type III SS 结果显示，只有含水量对雌螺产卵数量有影响，其他因素均无影响。温度和含氧量之间有交互作用。

第七节　嵌套设计资料的方差分析

嵌套设计与析因设计在形式上有许多相似之处，析因分析的各个因素是彼此独立的，而嵌套设计的各因素间有主次关系，各因素水平没有交叉，所以不能分析因素间的交互作用。现以例 6-9 为例加以说明。

例 6-9 欲研究不同蛋白质饲料（大豆粉、脱脂奶粉、蛋清粉）在不同喂养量下对大鼠身长增长的短期影响。由于不同蛋白质饲料达到相同的蛋白质含量所需要的喂养量不一致，将饲料作为一级实验因素（I=3），饲料的喂养量作为二级实验因素（J=3），采用嵌套设计，每个处理重复 3 次（n=3），大鼠身长的净增长值见表 6-9，试做方差分析。

表 6-9　大鼠身长的净增长值　　　　　　　　　　单位：cm

喂养量/g	大豆粉			脱脂奶粉			蛋清粉		
	10	12	14	10	11	12	8	9	10
净增长值（x）	6.91	7.08	7.41	7.33	7.33	8.78	8.35	9.11	10.14
	6.04	6.71	7.06	7.44	7.95	8.23	8.61	8.89	9.44
	6.48	6.88	6.54	8.21	7.82	8.55	9.25	9.39	10.22

程序 6-9

```
data prg6_9;
  input x a b @@;
cards;
6.91 1  1    6.04  1  1    6.48  1  1    7.08  1  2    6.71  1  2
6.88 1  2    7.41  1  3    7.06  1  3    6.54  1  3    7.33  2  4
7.44 2  4    8.21  2  4    7.33  2  5    7.95  2  5    7.82  2  5
8.78 2  6    8.23  2  6    8.55  2  6    8.35  3  7    8.61  3  7
9.25 3  7    9.11  3  8    8.89  3  8    9.39  3  8    10.14 3  9
9.44 3  9    10.22 3  9
;
proc glm;
  class a b;
  model x=a a(b);
quit;
```

程序说明：在数据集中有三个变量，变量 a 为不同蛋白质饲料，1 代表大豆粉，2 代表脱脂奶粉，3 代表蛋清粉；变量 b 为喂养量；变量 x 为分析变量，即大鼠净增长值。在 glm 过程用

"（ ）"表示变量之间的主次关系，本例 a 因素不同蛋白质饲料为主要因素，b 因素喂养量为次要因素。

运行结果：

The GLM Procedure

Class Level Information

Class	Levels	Values
a	3	1 2 3
b	9	1 2 3 4 5 6 7 8 9

Number of Observations Read　　27

Number of Observations Used　　27

Source	DF	Sum of Squares	Mean Square	F Value	Pr>F
Model	8	31.73720000	3.96715000	27.68	<.0001
Error	18	2.57946667	0.14330370		
Corrected Total	26	34.31666667			

R-Square	Coeff Var	Root MSE	x Mean
0.924833	4.728651	0.378555	8.005556

Source	DF	Type I SS	Mean Square	F Value	Pr>F
a	2	27.63046667	13.81523333	96.41	<.0001
a(b)	6	4.10673333	0.68445556	4.78	0.0044

Source	DF	Type III SS	Mean Square	F Value	Pr>F
a	2	27.63046667	13.81523333	96.41	<.0001
a(b)	6	4.10673333	0.68445556	4.78	0.0044

结果说明：本例模型方差分析的 $F=27.68$，$P<0.0001$，说明模型有统计学意义。在分析单个因素的作用时，分为 Type I 和 Type III 两种结果，分别表示在计算离均差平方和时所用的两种方法，本例是嵌套设计资料，选择 Type I SS 结果。主要因素不同蛋白质饲料所对应的 $F=96.41$，$P<0.0001$，说明不同蛋白质饲料对大鼠的身长有影响；次要因素（喂养量）所对应的 $F=4.78$，$P=0.0044$，说明对于饲料，不同的喂养量对大鼠身长的净增长值也有影响。

第八节　裂区设计资料的方差分析

裂区设计是析因设计的一种特殊形式，先将受试对象按某个处理因素进行分组，则该处理因素为一级处理因素，在一级处理因素的不同水平上再按第二个处理因素进行分组，该处理因素为二级处理因素。这两级处理因素在设计时有先后的顺序。现以例 6-10 加以说明。

例 6-10 试验一种全身注射抗毒素对皮肤损伤的保护作用。将 10 只家兔随机等分为两组，一组注射抗毒素，一组注射生理盐水作对照。分组后，每只家兔取甲、乙两部位，分别随机分配注射低浓度毒素和高浓度毒素，观察指标为皮肤受损直径（mm），结果见表 6-10。试做方差分析。

表 6-10　家兔皮肤损伤直径　单位：mm

注射药物（a 因素）	随机化后家兔编号	毒素浓度（b 因素）	
		低浓度（b1）	高浓度（b2）
抗毒素（a1）	1	15.75	19.00
	2	15.50	20.75
	3	15.50	18.50
	4	17.00	20.50
	5	16.50	20.00
生理盐水（a2）	6	18.25	22.25
	7	18.50	21.50
	8	19.75	23.50
	9	21.50	24.75
	10	20.75	23.75

程序 6-10

```
data prg6_10;
  input x a b c @@;
cards;
15.75  1  1  1    15.50  1  1  2
15.50  1  1  3    17.00  1  1  4
16.50  1  1  5    19.00  1  2  1
20.75  1  2  2    18.50  1  2  3
20.50  1  2  4    20.00  1  2  5
18.25  2  1  1    18.50  2  1  2
19.75  2  1  3    21.50  2  1  4
20.75  2  1  5    22.25  2  2  1
21.50  2  2  2    23.50  2  2  3
24.75  2  2  4    23.75  2  2  5
;
proc glm;
  class a b c;
  model x=a a*c b a*b ;
  test h=a e=a*c;
quit;
```

程序说明：数据集中变量 a、b 和 c 为分组变量，其中 a 为一级处理因素，即注射药物；b 为二级处理因素，即毒素浓度；c 为一级处理因素下家兔的编号。x 为分析变量，即家兔皮肤损伤直径。在 glm 过程中，计算一级处理因素和二级处理因素对分析变量的影响时，需用一级和二级处理因素交互效应的均方作为分母，故在 model 语句中指明计算哪些因素交互作用的影响，以便获取交互作用的均方，再用 test 语句具体指定取误差均方的方法。本例指明分析 a 因素与 b 因素及 c 因素的交互作用，同时指定以 a 因素和 c 因素的交互作用的均方作为分析 a 因素对分析变量影响时的分母。

运行结果：

The GLM Procedure

Class Level Information

Class	Levels	Values
a	2	1 2
b	2	1 2
c	5	1 2 3 4 5

Number of Observations Read　　20

Number of Observations Used　　20

Dependent Variable: x

Source	DF	Sum of Squares	Mean Square	F Value	Pr>F
Model	11	144.1375000	13.1034091	52.41	<.0001

Error	8	2.0000000	0.2500000
Corrected Total	19	146.1375000	

R-Square	Coeff Var	Root MSE	x Mean
0.986314	2.541296	0.500000	19.67500

Source	DF	Type I SS	Mean Square	F Value	Pr>F
a	1	63.01250000	63.01250000	252.05	<.0001
a*c	8	18.00000000	2.25000000	9.00	0.0027
b	1	63.01250000	63.01250000	252.05	<.0001
a*b	1	0.11250000	0.11250000	0.45	0.5212

Source	DF	Type III SS	Mean Square	F Value	Pr>F
a	1	63.01250000	63.01250000	252.05	<.0001
a*c	8	18.00000000	2.25000000	9.00	0.0027
b	1	63.01250000	63.01250000	252.05	<.0001
a*b	1	0.11250000	0.11250000	0.45	0.5212

Tests of Hypotheses Using the Type III MS for a*c as an Error Term

Source	DF	Type III SS	Mean Square	F Value	Pr>F
a	1	63.01250000	63.01250000	28.01	0.0007

结果说明：本例模型方差分析的 $F=52.41$，$P<0.0001$，说明模型有统计学意义。考察 a 因素对分析变量的影响时，需用下方的结果，$F=28.01$，$P=0.0007$，说明注射抗毒素可减轻对家兔皮肤损伤的程度；考察 b 因素对分析变量的影响时，直接用上方的结果，$F=252.05$，$P<0.0001$，说明低浓度毒素对家兔皮肤损伤比高浓度毒素的损伤轻；注射药物与毒素的浓度之间无交互作用，$F=0.45$，$P=0.5212$。因此无论是低浓度毒素还是高浓度毒素所致的皮肤损伤，全身注射抗毒素的皮肤受损直径（mm）均小于对照组（生理盐水）。全身注射抗毒素对皮肤损伤有保护作用。

第九节　重复测量资料的方差分析

重复测量资料是指同一受试对象在不同的时间点上多次测量同一个指标所得到的资料，因此，该资料不仅受到处理因素的影响，还受到时间因素的影响，在分析过程中，应该考虑到时间因素。

现以例 6-11 为例加以说明。

一、两因素两水平的分析

例 6-11　将 20 位轻度高血压患者随机分配到处理组和对照组，试验结果见表 6-11，对处理组与对照组、治疗前后舒张压的差异进行统计分析。

表 6-11　高血压患者治疗前后的舒张压

单位：mmHg

顺序号	处理组		顺序号	对照组	
	治疗前	治疗后		治疗前	治疗后
1	130	114	11	118	124
2	124	110	12	132	122
3	136	126	13	134	132
4	128	116	14	114	96
5	122	102	15	118	124
6	118	100	16	128	118
7	116	98	17	118	116
8	138	122	18	132	122
9	126	108	19	120	124
10	124	106	20	134	128

1mmHg=0.133kPa

程序 6-11

```
data prg6_11;
 do treat = 1 to 2;
  do person = 1 to 10;
   input t1 t2 @@;
   output;
  end;
 end;
datalines;
130  114  124  110  136  126  128  116  122  102
118  100  116   98  138  122  126  108  124  106
118  124  132  122  134  132  114   96  118  124
128  118  118  116  132  122  120  124  134  128
;
run;
proc glm;
```

```
  class treat;
   model t1 t2 = treat;
   repeated time 2;
 run;
 quit;
```

程序说明：数据集中有四个变量，其中 $t1$ 为治疗前的舒张压，$t2$ 为治疗后的舒张压，$treat$ 为治疗组别，1 为处理组，2 为对照组，$person$ 为两组患者的序号。glm 过程中，将 $treat$ 定义为分组变量，在 model 语句中将 $t1$ 和 $t2$ 作为应变量，以 $treat$ 为自变量建立模型；选项 repeated 表示作重复测量的方差分析，其中定义重复测量因子命名为 time，有两个水平。

运行结果：

（第一部分）

The GLM Procedure

Class Level Information

Class	Levels	Values
treat	2	1 2

Number of Observations Read	20
Number of Observations Used	20

Dependent Variable: t1

Source	DF	Sum of Squares	Mean Square	F Value	Pr>F
Model	1	9.800000	9.800000	0.17	0.6814
Error	18	1013.200000	56.288889		
Corrected Total	19	1023.000000			

R-Square	Coeff Var	Root MSE	t1 Mean
0.009580	5.978161	7.502592	125.5000

Source	DF	Type I SS	Mean Square	F Value	Pr>F
treat	1	9.80000000	9.80000000	0.17	0.6814

Source	DF	Type III SS	Mean Square	F Value	Pr>F
treat	1	9.80000000	9.80000000	0.17	0.6814

Dependent Variable: t2

Source	DF	Sum of Squares	Mean Square	F Value	Pr>F
Model	1	540.800000	540.800000	5.95	0.0253
Error	18	1636.000000	90.888889		
Corrected Total	19	2176.800000			

	R-Square	Coeff Var	Root MSE	t2 Mean
	0.248438	8.261323	9.533566	115.4000

Source	DF	Type I SS	Mean Square	F Value	Pr>F
treat	1	540.8000000	540.8000000	5.95	0.0253

Source	DF	Type Ⅲ SS	Mean Square	F Value	Pr>F
treat	1	540.8000000	540.8000000	5.95	0.0253

（第二部分）

Repeated Measures Analysis of Variance

Repeated Measures Level Information

Dependent Variable	t1	t2
Level of time	1	2

MANOVA Test Criteria and Exact F Statistics for the Hypothesis of no time Effect

H = Type Ⅲ SSCP Matrix for time

E = Error SSCP Matrix

S=1　M=−0.5　N=8

Statistic	Value	F Value	Num DF	Den DF	Pr>F
Wilks' Lambda	0.24654701	55.01	1	18	<.0001
Pillai's Trace	0.75345299	55.01	1	18	<.0001
Hotelling-Lawley Trace	3.05602157	55.01	1	18	<.0001
Roy's Greatest Root	3.05602157	55.01	1	18	<.0001

MANOVA Test Criteria and Exact F Statistics for the Hypothesis of no time*treat Effect

H = Type Ⅲ SSCP Matrix for time*treat

E = Error SSCP Matrix

S=1　M=−0.5　N=8

Statistic	Value	F Value	Num DF	Den DF	Pr>F
Wilks' Lambda	0.48951459	18.77	1	18	0.0004
Pillai's Trace	0.51048541	18.77	1	18	0.0004
Hotelling-Lawley Trace	1.04284002	18.77	1	18	0.0004
Roy's Greatest Root	1.04284002	18.77	1	18	0.0004

（第三部分）

Repeated Measures Analysis of Variance

Tests of Hypotheses for Between Subjects Effects

Source	DF	Type Ⅲ SS	Mean Square	F Value	Pr>F
treat	1	202.500000	202.500000	1.57	0.2256
Error	18	2315.400000	128.633333		

Repeated Measures Analysis of Variance

Univariate Tests of Hypotheses for Within Subject Effects

Source	DF	Type Ⅲ SS	Mean Square	F Value	Pr>F
time	1	1020.100000	1020.100000	55.01	<.0001
time*treat	1	348.100000	348.100000	18.77	0.0004
Error (time)	18	333.800000	18.544444		

结果说明：结果可以分为三个部分。

第一部分是对两个时间点的数据进行单变量方差分析，治疗前方差分析的 $F=0.17$，$P=0.681\,4$，说明治疗前患者舒张压的差异无统计学意义；治疗后方差分析的 $F=5.95$，$P=0.025\,3$，说明治疗后患者舒张压的差异有统计学意义。

第二部分是多元方差分析的结果，是对 time 效应以及 time 与 treat 交互效应进行假设检验的结果，有四种统计量：Wilks' Lambda、Pillai's Trace、Hotelling-Lawley Trace、Roy's Greatest Root。从结果看出 time 的统计量的值均为 55.01，所对应的 $P<0.000\,1$，说明多元方差分析模型有统计学意义，即时间对分析变量有影响；time 与 treat 的交互效应的统计量值均为 18.77，所对应的 P 值为 $0.000\,4$，说明多元方差分析模型有统计学意义，即时间和组别的交互作用对分析变量有影响。

第三部分首先是两组患者间差异的方差分析

结果，其 $F=1.57$，$P=0.225\,6$，说明不考虑时间因素时处理组和对照组之间的差异无统计学意义。接着是两个时间点的差别以及时间与处理的交互作用的方差分析结果。不同时间点间的 $F=55.01$，$P<0.000\,1$，说明不同时间点间的差有统计学意义。时间与处理交互作用的 $F=18.77$，$P=0.000\,4$，说明时间与处理的交互作用有统计学意义，表示治疗前后处理组和对照组舒张压的变化情况是不相同的，处理组的降压效果优于对照组。

二、两因素多水平的分析

例 6-12　某研究者欲比较治疗厌食症的三种不同成分药物的效果，在已构建的厌食症模型大鼠中抽取 15 只成年雄性大鼠，随机分为 3 组，每组饲料中添加一种药物，药物有效成分含量相同，连续记录药物治疗前（t0）和治疗后 1d（t1）、3d（t2）、5d（t3）、7d（t4）的小鼠体重，结果如表 6-12。试进行方差分析。

表 6-12　不同药物治疗后小鼠体重　　　　　　　　　　　　　　　　单位：g

药物分类	小鼠编号	治疗前（t0）	治疗时间			
			1d（t1）	3d（t2）	5d（t3）	7d（t4）
A	1	20.69	20.36	20.91	22.99	23.07
A	2	20.34	19.89	21.43	24.02	24.11
A	3	20.52	20.41	22.12	23.68	23.24
A	4	20.86	20.41	22.12	24.02	23.59
A	5	21.90	21.96	23.50	25.23	24.62
B	6	20.86	21.79	21.94	24.89	26.52
B	7	21.03	21.96	22.12	24.54	25.83
B	8	22.07	23.34	23.32	25.58	27.38
B	9	20.17	20.52	20.74	23.51	25.49
B	10	20.34	20.76	21.60	23.51	25.83
C	11	22.59	21.62	21.94	25.58	25.14
C	12	22.24	22.33	22.46	27.82	25.66
C	13	21.21	22.31	22.29	26.96	26.35
C	14	21.21	21.96	21.60	27.30	24.62
C	15	21.55	22.48	21.94	26.78	25.31

程序 6-12

```
data prg6_12;
    input g t0-t4@@;
cards;
1    20.69    20.36    20.91    22.99    23.07
1    20.34    19.89    21.43    24.02    24.11
1    20.52    20.41    22.12    23.68    23.24
1    20.86    20.41    22.12    24.02    23.59
1    21.9     21.96    23.5     25.23    24.62
2    20.86    21.79    21.94    24.89    26.52
2    21.03    21.96    22.12    24.54    25.83
2    22.07    23.34    23.32    25.58    27.38
2    20.17    20.52    20.74    23.51    25.49
2    20.34    20.76    21.6     23.51    25.83
3    22.59    21.62    21.94    25.58    25.14
3    22.24    22.33    22.46    27.82    25.66
3    21.21    22.31    22.29    26.96    26.35
3    21.21    21.96    21.6     27.3     24.62
3    21.55    22.48    21.94    26.78    25.31
```

```
;
proc glm;
    class g;
    model t0-t4=g/nouni;
    repeated time 5/printe;
quit;
```

程序说明：数据集中有六个变量，其中 $t0$~$t4$ 分别为五个麻醉诱导时相的收缩压值，g 为诱导方法组别，1 为 A 处理组，2 为 B 处理组，3 为 C 处理组。本程序调用的是 glm 过程，将 g 定义为分组变量，在 model 语句中将 $t0$~$t4$ 作为应变量，以 g 为自变量建立模型；参数 nouni 表示不输出各个时间点作单变量方差分析的结果；repeated 语句表示作重复测量的方差分析，表明重复因子命名为 $time$，有五个水平，即 $t0$~$t4$；printe 参数表示输出球形检验的结果。

运行结果：

（第一部分）

The GLM Procedure

Class Level Information

Class	Levels	Values
g	3	1 2 3

Number of Observations Read　　15
Number of Observations Used　　15

（第二部分）

Repeated Measures Analysis of Variance

Repeated Measures Level Information

Dependent Variable	t0	t1	t2	t3	t4
Level of time	1	2	3	4	5

Partial Correlation Coefficients from the Error SSCP Matrix/Prob>|r|

DF = 12	t0	t1	t2	t3	t4
t0	1.000000	0.739903	0.773097	0.472286	0.532002
		0.0038	0.0019	0.1032	0.0613
t1	0.739903	1.000000	0.880171	0.796167	0.709125
	0.0038		<.0001	0.0011	0.0066
t2	0.773097	0.880171	1.000000	0.769919	0.766661
	0.0019	<.0001		0.0021	0.0022
t3	0.472286	0.796167	0.769919	1.000000	0.681303
	0.1032	0.0011	0.0021		0.0103
t4	0.532002	0.709125	0.766661	0.681303	1.000000
	0.0613	0.0066	0.0022	0.0103	

E = Error SSCP Matrix

time_N represents the contrast between the nth level of time and the last

	time_1	time_2	time_3	time_4
time_1	5.0820	2.7593	2.5931	1.1451
time_2	2.7593	4.1026	2.7269	2.7275
time_3	2.5931	2.7269	3.2393	2.1037
time_4	1.1451	2.7275	2.1037	4.7543

Partial Correlation Coefficients from the Error SSCP Matrix of the Variables
Defined by the Specified Transformation/Prob>|r|

DF = 12	time_1	time_2	time_3	time_4
time_1	1.000000	0.604307	0.639117	0.232958
		0.0287	0.0187	0.4437
time_2	0.604307	1.000000	0.748021	0.617585
	0.0287		0.0033	0.0245
time_3	0.639117	0.748021	1.000000	0.536056
	0.0187	0.0033		0.0590
time_4	0.232958	0.617585	0.536056	1.000000
	0.4437	0.0245	0.0590	

（第三部分）

Repeated Measures Analysis of Variance
Sphericity Tests

Variables	DF	Mauchly's Criterion	Chi-Square	Pr>ChiSq
Transformed Variates	9	0.1276993	21.438305	0.0108
Orthogonal Components	9	0.5114972	6.9834704	0.6388

（第四部分）

MANOVA Test Criteria and Exact F Statistics for the Hypothesis of no time Effect
H = Type Ⅲ SSCP Matrix for time
E = Error SSCP Matrix

S=1　M=1　N=3.5

Statistic	Value	F Value	Num DF	Den DF	Pr>F
Wilks' Lambda	0.01123001	198.11	4	9	<.0001
Pillai's Trace	0.98876999	198.11	4	9	<.0001
Hotelling-Lawley Trace	88.04713722	198.11	4	9	<.0001
Roy's Greatest Root	88.04713722	198.11	4	9	<.0001

MANOVA Test Criteria and F Approximations for the Hypothesis of no time*g Effect
H = Type Ⅲ SSCP Matrix for time*g
E = Error SSCP Matrix

S=2　M=0.5　N=3.5

Statistic	Value	F Value	Num DF	Den DF	Pr>F
Wilks' Lambda	0.01424108	16.60	8	18	<.0001

Pillai's Trace	1.76017011	18.35	8	20	<.0001
Hotelling-Lawley Trace	14.84070734	15.94	8	10.78	<.0001
Roy's Greatest Root	8.24677483	20.62	4	10	<.0001

NOTE: F Statistic for Roy's Greatest Root is an upper bound.

NOTE: F Statistic for Wilks' Lambda is exact.

（第五部分）

Repeated Measures Analysis of Variance
Tests of Hypotheses for Between Subjects Effects

Source	DF	Type III SS	Mean Square	F Value	Pr>F
g	2	24.97416267	12.48708133	5.53	0.0199
Error	12	27.11263200	2.25938600		

Repeated Measures Analysis of Variance
Univariate Tests of Hypotheses for Within Subject Effects

Source	DF	Type III SS	Mean Square	F Value	Pr>F	Adj Pr>F G-G	Adj Pr>F H-F-L
time	4	232.9836080	58.2459020	344.30	<.0001	<.0001	<.0001
time*g	8	24.5035840	3.0629480	18.11	<.0001	<.0001	<.0001
Error (time)	48	8.1202880	0.1691727				

Greenhouse-Geisser Epsilon	0.7544
Huynh-Feldt-Lecoutre Epsilon	1.0362

结果说明：结果与两变量两水平时的相似，少了单变量方差分析的结果，但多了一些 SSCP 矩阵以及球形检验的信息。第三部分为球形检验（Sphericity Tests）的结果，从球形检验的结果来看，Transformed Variates 方法的检验结果为，$\chi^2=21.438\,305$，$P=0.010\,8$；Orthogonal Components 方法的检验结果为，$\chi^2=6.983\,470\,4$，$P=0.638\,8$，后一种方法采用正交对比集合的协方差矩阵作球型检验，故需要满足一些条件，读者可以参阅其他相关书籍了解详细内容，这里不再赘述。从第五部分结果中可以看出，处理组之间方差分析的 $F=5.53$，$P=0.019\,9$，说明不同处理组之间的差异有统计学意义。给药时间之间方差分析的 $F=344.30$，$P<0.000\,1$，说明不同时间点之间的差异有统计学意义。时间与处理交互作用的 $F=18.11$，$P<0.000\,1$，说明时间和处理的交互作用有统计学意义。最后两列，即"Adj $Pr>F$"下的"G-G""H-F"两项是对 F 检验的分子和分母自由度进行校正后所得的概率值，其结果趋于保守，在此例中也都 <0.000 1，统计推断结论不变。最后

两行分别是用 Greenhouse-Geisser 和 Huynh-Feldt 方法所得的用于校正 F 检验中分子和分母自由度的系数 ε（Epsilon）的值，分别为 0.754 4 和 1.036 2。

第十节　glm 过程常用选项和语句

运用 glm 过程进行多组间均数比较的时候，可根据读者的需求增加一些选项或语句，从而得到更加符合用户要求的结果。

一、glm 过程的基本格式

```
proc glm < 选项 >;
    class 变量;
    model 应变量 = 自变量;
    absorb 变量;
    by 变量;
    freq 变量;
```

id 变量；

weight 变量；

contrast '标签' 效应值 <…效应值 > </ 选项 >；

estimate '标签' 效应值 <…效应值 > </ 选项 >；

lsmeans 分类或处理变量 </ 选项 >；

manova < 检验方法选项 ></ 其他细节选项 >；

means 分类或处理变量 </ 选项 >；

output <out= 数据集名称 > 输出变量 = 定义变量名称 <… 输出变量 = 定义变量名称 > </ 选项 >；

random 随机效应变量 </ 选项 >；

repeated 重复因子 </ 选项 >；

test <h= 效应变量 > t= 效应误差项 </ 选项 >；

run；

二、glm 过程的常用选项

1. alpha=value 选项 将设置一个为 0~1 之间的任意值作为概率值（value），也可用于指定统计量置信区间的置信水平，默认值为 0.05。

2. plots=boxplot 选项 用于产生箱式图（box plot），使用时必需先通过 ods graphics on 语句启用 ods 图形，才能进行绘图。完整语句可参考如下：

```
ods graphics on;
proc glm plots = boxplot;
class c;
model x = c;
means c;
means c/lsd;
run;
quit;
ods graphics off;
```

三、glm 过程的常用语句

1. by 语句 用于按照某个变量的不同取值，分别进行 glm 过程分析。

2. means 变量 /hovtest 选项 该选型可用于检验方差齐性，可以指定以下方法用于检验方差齐性：hovtest=bartlett，hovtest=bf，hovtest=levene，hovtest=obrien，默认的检验方法为 levene。注意，该选项一般用于完全随机设计的方差分析中。

3. means 变量 /bon 选项 除文中所提及的多重比较方法之外，常用的还有 bonferroni t 检验，须在 means 后面选项中指明。

4. means 变量 /cldiff 选项 该选项用于两两比较的结果以置信区间的形式展现。如程序 6-1 中，可在 means c/lsd 后面加上 cldiff，变为 means c/lsd cldiff，可以得到如下两两比较的结果展现形式：

	Comparisons significant at the 0.05 level are indicated by ***.			
c Comparison	Difference Between Means	95% Confidence Limits		
1 - 2	0.0920	−0.2379	0.4219	
1 - 3	0.7563	0.4264	1.0861	***
2 - 1	−0.0920	−0.4219	0.2379	
2 - 3	0.6643	0.3344	0.9941	***
3 - 1	−0.7563	−1.0861	−0.4264	***
3 - 2	−0.6643	−0.9941	−0.3344	***

配套文件数据集

（邓 伟 陶丽新 金志超）

第七章 相关和回归分析

第一节 直线相关分析

两个变量之间的相关关系分析可以使用 corr 过程。如两个变量都来自正态分布的总体,可以作直线相关分析,计算 Pearson 相关系数。以例 7-1 说明如何计算直线相关系数。

例 7-1 某医师测量了 12 例新生儿黄疸患者的血清总胆红素含量(mg/dl)与胸骨正中部胆红素含量(mg/dl),数据如表 7-1 所示。据此回答两变量是否有关联?其方向与密切程度如何?(数据集详见二维码内 prg7_1.sas7bdata)

表 7-1 12 例新生儿黄疸患者的血清总胆红素含量与胸骨正中部胆红素含量

编号	血清总胆红素含量 /(mg/dl)	胸骨正中部胆红素含量 /(mg/dl)
1	12.81	10.23
2	11.89	10.01
3	13.51	11.02
⋮	⋮	⋮
10	12.45	11.26
11	11.30	10.02
12	12.08	11.55

程序 7-1

```
data prg7_1;
  input x y @@;
cards;
12.81    10.23
11.89    10.01
13.51    11.02
……     ……
12.45    11.26
11.30    10.02
12.08    11.55
;
proc corr;
  var x y;
run;
```

程序说明:数据集中有两个变量 x 和 y,分别代表血清总胆红素和胸骨正中部胆红素,corr 过程将需要分析相关关系的变量用 var 语句列出。

运行结果:

```
                              CORR PROCEDURE
                         2 Variables:        x
                                             y


                              Simple Statistics
Variable   N       Mean     Std Dev        Sum     Minimum     Maximum
x          12   12.45000    1.18244   149.40000   10.82000    14.72000
y          12   10.95083    1.08520   131.41000    9.08000    12.89000


                  Pearson Correlation Coefficients, N = 12
                  Prob>|r| under H0: Rho=0
                                      x                      y
           x                    1.00000                0.81599
                                                       0.0012
           y                    0.81599                1.00000
                                0.0012
```

结果说明：corr 过程首先给出两个变量的一些简单统计量，如例数、均数、标准差、总和、最小值和最大值。随后输出相关分析的结果，结果中有 Pearson 相关系数，即直线相关系数，还有判断该相关系数是否来自总体相关系数为 0 的总体假设检验的 P 值（当 H_0: Rho=0 时，Prob>|r|），这两个值位于两个变量名所交叉处，相关系数位于上方，检验结果的 P 值位于下方。本例 Pearson 相关系数为 $r=0.815\,99$，所对应的 $P=0.001\,2<0.05$，说明两个变量之间存在正相关关系，即一个变量的值增大时，另一个变量的值也相应增大。

第二节 直线回归分析

相关分析是描述两个变量之间的相关关系，回归分析是描述两个变量之间的依存关系，两者既有联系，又有区别。在 SAS 中，两者所涉及的过程也不同，如上节介绍的相关分析用 corr 过程，而回归分析则用 reg 过程和 nlin 过程。

一、直线回归方程的确定

直线回归分析是回归分析中较为简单的一种，即两个变量的数值在散点图上呈直线变化，完成直线回归可用 reg 过程。现以例 7-2 为例，说明如何进行直线回归分析。

例 7-2 某企业调查了 9 例正常成年人血清总胆固醇含量（mmol/L）如表 7-2，试估计血清总胆固醇含量（y）对其年龄（x）的直线回归方程。

表 7-2 9 例健康成年人的年龄与血清总胆固醇含量

编号	1	2	3	4	5	6	7	8	9
年龄 / 岁	56	32	41	51	25	35	21	47	62
血清总胆固醇含量 /（mmol/L）	5.32	3.21	4.67	5.03	3.01	3.57	2.98	3.93	5.62

程序 7-2

```
data prg7_2;
   input x y @@;
cards;
56   5.32   32  3.21   41  4.67   51  5.03   25  3.01
35   3.57   21  2.98   47  3.93   62  5.62
;
```

```
proc reg;
   model y=x;
run;
```

程序说明：reg 过程必须用 model 表明回归的模型，y=x 是表明做一个应变量与一个自变量的回归，并且"="前面的是应变量，"="后面的是自变量。

运行结果：

（第一部分）

Analysis of Variance

Source	DF	Sum of Squares	Mean Square	F Value	Pr>F
Model	1	7.61077	7.61077	59.15	0.0001
Error	7	0.90072	0.12867		
Corrected Total	8	8.51149			

（第二部分）

Root MSE	0.35871	R-Square	0.8942
Dependent Mean	4.14889	Adj R-Sq	0.8791
Coeff Var	8.64598		

（第三部分）

Parameter Estimates

Variable	DF	Parameter Estimate	Standard Error	t Value	Pr>|t|
Intercept	1	1.29098	0.39037	3.31	0.0130
x	1	0.06952	0.00904	7.69	0.0001

结果说明：整个结果可分为三个部分。

第一部分为方差分析的结果，本例 $F=59.15$，$P=0.001$，<0.05，说明模型是有意义的。

第二部分是一些描述性统计量，Root MSE 为误差均方的平方根，也称剩余标准差，本例为 0.358 71；Dependent Mean 为应变量的均数，本例应变量 y 的均数为 4.148 89；Coeff Var 为应变量的变异系数，本例应变量 y 的变异系数为 8.645 98；R-square 为决定系数，或称相关指数，即相关系数的平方，本例为 0.894 2；Adj R-Sq 为校正决定系数，本例为 0.879 1。

第三部分为参数估计的结果，常数项 Intercept 的估计值（回归方程中的 a）为 1.290 98，标准误为 0.390 37，与参数为 0 的总体进行比较，t 检验的结果为：$t=3.31$，$P=0.013\ 0<0.05$，表示常数项与 0 的差别有统计学意义。变量 x 的回归系数（回归方程中的 b）为 0.069 52，标准误为 0.009 04，与参数为 0 的总体进行比较，t 检验的结果为：$t=7.69$，$P=0.000\ 1<0.05$，表示回归系数与 0 的差别有统计学意义，两变量之间确实存在回归关系。回归方程为：

$$\hat{y}=1.290\ 98+0.069\ 52x$$

在 model 语句后面可以加上选项，得到一些有用的统计量。常用选项如下。

1. stb　输出标准化回归系数，语句为 model y=x/stb；，增加的结果内容如下：

Variable	Standardized Estimate
Intercept	0
x	0.94561

结果说明：标准化回归系数为 0.945 61。

2. p　输出每个观测的实际值、预测值和残差，语句为 model y=x/p；，增加的结果如下：

	Output Statistics		
Obs	Dependent Variable	Predicted Value	Residual
1	5.32	5.1839	0.1361
2	3.21	3.5155	−0.3055
3	4.67	4.1412	0.5288
4	5.03	4.8363	0.1937
5	3.01	3.0289	−0.0189
6	3.57	3.7241	−0.1541
7	2.98	2.7508	0.2292
8	3.93	4.5583	−0.6283
9	5.62	5.6010	0.0190
Sum of Residuals			0
Sum of Squared Residuals			0.90072
Predicted Residual SS (PRESS)			1.26549

结果说明：Dependent Variable 为应变量的原始值，Predicted Value 为每个原始值的预测值，Residual 为残差，Sum of Residuals 为残差和，Sum of Squared Residuals 为残差平方和，Predicted Residual SS（PRESS）为预测的残差平方和。

3. cli　输出每个观测预测值的双侧 95% 容许区间。

4. clm　输出每个观测预测值均数的双侧 95% 置信区间。

5. r　输出残差分析的结果，除了输出 p 选项要求的内容外，还包括预测值和残差的标准误、student 残差和 Cook 的 D 统计量。如果使用了 cli、clm 和 r 选项，p 选项就可以省略。语句为 model y=x/cli clm r；，增加的结果如下：

					Output Statistics					
Obs	Dependent Variable	Predicted Value	Std Error Mean Predict	95% CL Mean		95% CL Predict		Residual	Std Error Residual	Student Residual	Cook's D
1	5.32	5.1839	0.1800	4.7582	5.6096	4.2349	6.1330	0.1361	0.310	0.439	0.032
2	3.21	3.5155	0.1452	3.1722	3.8588	2.6005	4.4306	−0.3055	0.328	−0.931	0.085
3	4.67	4.1412	0.1196	3.8584	4.4239	3.2471	5.0353	0.5288	0.338	1.564	0.153
4	5.03	4.8363	0.1493	4.4833	5.1893	3.9176	5.7551	0.1937	0.326	0.594	0.037

5	3.01	3.0289	0.1884	2.5833	3.4745	2.0708	3.9870	−0.0189	0.305	−0.062	0.001
6	3.57	3.7241	0.1317	3.4126	4.0355	2.8205	4.6277	−0.1541	0.334	−0.462	0.017
7	2.98	2.7508	0.2176	2.2363	3.2653	1.7588	3.7429	0.2292	0.285	0.804	0.188
8	3.93	4.5583	0.1309	4.2488	4.8678	3.6553	5.4612	−0.6283	0.334	−1.881	0.272
9	5.62	5.6010	0.2235	5.0725	6.1295	4.6016	6.6004	0.0190	0.281	0.068	0.001

结果说明：

第 5、6 列为 clm 选项的结果，为预测值均数的 95% 置信区间（95% CL Mean）；第 7、8 列为 cli 选项的结果，为预测值的 95% 容许区间（95% CL Predict）；第 9 列为残差值（Residual）；第 10~12 列为选项 r 的结果，分别为残差标准误（Std Error Residual）、student 残差值（Student Residual）、和 Cook D 统计量（Cook's D），从 Cook's D 统计量可以看出第 8 观测与其他观测有很大差异，在实际工作中应仔细考察这个观测的情况。

二、两条回归直线的比较

例 7-3　某地方病研究所调查了 8 名正常儿童和 10 例大骨节病患儿的年龄与其尿肌酐含量（mmol/24h），数据如表 7-3，试比较两样本尿肌酐含量（y）对其年龄（x）的回归直线是否平行。

表 7-3　8 例正常儿童与 10 例大骨节病患儿的年龄（岁）与尿肌酐含量（mmol/24h）

编号	正常儿童		大骨节病患儿	
	年龄/岁	尿/（mmol/24h）	年龄/岁	尿/（mmol/24h）
1	13	3.54	10	3.01
2	11	3.01	9	2.83
3	9	3.09	11	2.92
4	6	2.48	12	3.09
5	8	2.56	15	3.98
6	10	3.36	16	3.89
7	12	3.18	8	2.21
8	7	2.65	7	2.39
9			10	2.74
10			15	3.36

程序 7-3

```
data prg7_3;
   input x y c @@;
datalines;
13 3.54 1   11 3.01 1   9 3.09 1   6 2.48 1   8 2.56 1   10 3.36 1   12 3.18 1   7 2.65 1
10 3.01 2   9 2.83 2   11 2.92 2   12 3.09 2   15 3.98 2   16 3.89 2   8 2.21 2   7 2.39 2
10 2.74 2   15 3.36 2
;
proc glm data = prg7_3;
   class c;
   model y = x c x*c;
run;
proc glm data = prg7_3;
   class c;
   model y = x c;
run;
```

程序说明：数据集中包含三个变量，变量 x 为年龄；变量 y 为尿肌酐含量；变量 c 为分组变量，1 为正常儿童，2 为大骨节病患儿。进行两条回归直线比较可调用 glm 过程，在 glm 过程中需定义分组变量,本例为 c。在定义模型时,将变量 x 和 c 同时加入模型中,并考察两者的交互作用,该交互作用就是检验两条直线的回归系数之间差异是否有统计学意义。第二个 glm 过程没有变量 x 和 c 的交互项,则考察两条回归直线的截距之间的差异是否有统计学意义。

运行结果:

（第一部分）

The GLM Procedure

Source	DF	Sum of Squares	Mean Square	F Value	Pr>F
Model	3	3.44201996	1.14733999	27.18	<.0001
Error	14	0.59100782	0.04221484		
Corrected Total	17	4.03302778			

R-Square	Coeff Var	Root MSE	y Mean
0.853458	6.812167	0.205463	3.016111

Source	DF	Type I SS	Mean Square	F Value	Pr>F
x	1	3.19449983	3.19449983	75.67	<.0001
c	1	0.21641720	0.21641720	5.13	0.0400
x*c	1	0.03110293	0.03110293	0.74	0.4052

Source	DF	Type III SS	Mean Square	F Value	Pr>F
x	1	2.75799086	2.75799086	65.33	<.0001
c	1	0.08377358	0.08377358	1.98	0.1807
x*c	1	0.03110293	0.03110293	0.74	0.4052

（第二部分）

The GLM Procedure

Source	DF	Sum of Squares	Mean Square	F Value	Pr>F
Model	2	3.41091703	1.70545851	41.12	<.0001
Error	15	0.62211075	0.04147405		
Corrected Total	17	4.03302778			

R-Square	Coeff Var	Root MSE	y Mean
0.845746	6.752131	0.203652	3.016111

Source	DF	Type I SS	Mean Square	F Value	Pr>F
x	1	3.19449983	3.19449983	77.02	<.0001
c	1	0.21641720	0.21641720	5.22	0.0373

Source	DF	Type III SS	Mean Square	F Value	Pr>F
x	1	3.39583675	3.39583675	81.88	<.0001
c	1	0.21641720	0.21641720	5.22	0.0373

结果说明:整个结果分为两个部分。

第一部分主要比较两条回归直线的回归系数,主要考察变量 c 和 x 的交互项方差分析的结果。本例 $F=0.74$, $P=0.4052$,说明两条回归直线的回归系数之间的差异无统计学意义。

第二部分主要比较两条回归直线的截距,主

要考察变量 c 方差分析的结果。本例 $F=5.22$，$P=0.037\,3$，说明两条回归直线的截距之间的差异有统计学意义。

第三节 秩 相 关

当样本资料不服从正态分布时，用直线相关不能正确描述两个变量之间的相关关系，此时可考虑用秩相关进行分析。以例 7-4 为例加以说明。

例 7-4 某省调查了 1995—1999 年当地居民 18 类死因的构成及每种死因导致的潜在工作损失年数（WYPLL）的构成，结果见表 7-4。以死因构成为 x，WYPLL 构成为 y，试作秩相关分析。（数据集详见二维码内 prg7_4.sas7bdata）

表 7-4 某省 1995—1999 年居民死因构成与 WYPLL 构成

死因类别	死因构成 /%	WYPLL 构成 /%
1	0.03	0.05
2	0.14	0.34
3	0.20	0.93
⋮	⋮	⋮
16	18.93	17.16
17	22.59	8.42
18	27.96	9.33

程序 7-4

```
data prg7_4;
    input x y @@;
datalines;
0.03      0.05
0.14      0.34
0.20      0.93
......
18.93     17.16
22.59     8.42
27.96     9.33
;
run;
proc corr data= prg7_4 spearman;
    var x y;
run;
```

程序说明：该程序与两变量直线相关分析的程序 7-1 相比，数据集的结构是相同的，调用 corr 过程时，加上 Spearman 选项就表示计算 Spearman 相关系数。

运行结果：

```
                    2   Variables:  x
                                    y

                        Simple Statistics

Variable    N      Mean      Std Dev     Median     Minimum     Maximum
x          18    5.55556     8.66889    0.95500     0.03000    27.96000
y          18    5.55556     8.31028    2.89500     0.05000    33.95000


            Spearman Correlation Coefficients, N = 18
                Prob>|r| under H0: Rho=0
                            x                    y
        x               1.00000              0.90506
                                             <.0001

        y               0.90506              1.00000
                        <.0001
```

结果说明：该结果的结构与两变量直线相关分析的结构很相似，只是最后计算的相关系数为 Spearman 相关系数。本例秩相关系数为 0.905 06，所对应的 $P<0.000\,1$，说明居民死因构成与 WYPLL 构成的关系有统计学意义。

第四节　加权直线回归

前述直线回归方程的最小二乘估计方法对于模型中的每个观测点是同等看待的,反映在确定回归直线时每个点的残差平方和要最小。然而在某些情况下,根据一定的专业知识考虑并结合实际数据,某些观察值对于估计回归方程显得更"重要",而有些并不是很"重要",此时可以采用加权最小二乘估计,以例7-5加以说明。

例7-5　某儿科医师测得10例婴儿的年龄(岁)与其丝状血红细胞凝集素的IgG水平,见表7-5。估计IgG抗体水平(Y)与年龄(X)的直线回归方程。

表7-5　10例婴儿的年龄(岁)与其丝状血红细胞凝集素的IgG抗体水平

序号	年龄 / 岁 (X)	IgG 抗体水平 (Y)	$W=\dfrac{1}{X^2}$	$WX=\dfrac{1}{X}$	WY	$WXY=\dfrac{Y}{X}$	$WY^2=\dfrac{Y^2}{X^2}$
(1)	(2)	(3)	(4)	(5)	(6)	(7)	(8)
1	0.11	4.00	82.64	9.09	330.58	36.36	1 322.31
2	0.12	5.10	69.44	8.33	354.17	42.50	1 806.25
3	0.21	9.50	22.68	4.76	215.42	45.24	2 046.49
4	0.30	9.00	11.11	3.33	100.00	30.00	900.00
5	0.34	17.20	8.65	2.94	148.79	50.59	2 559.17
6	0.44	14.00	5.17	2.27	72.31	31.82	1 012.40
7	0.56	18.90	3.19	1.79	60.27	33.75	1 139.06
8	0.60	29.40	2.78	1.67	81.67	49.00	2 401.00
9	0.69	22.10	2.10	1.45	46.42	32.03	1 025.86
10	0.80	41.50	1.56	1.25	64.84	51.87	2 691.02
合计	4.17	170.70	209.32	36.89	1 474.46	403.16	16 903.55

程序 7-5

```
data prg7_5;
  input x y @@;
  w=1/ (x*x);
cards;
0.11    4.00    0.12  5.10  0.21  9.50  0.30  9.00  0.34  17.20  0.44  14.00  0.56  18.90  0.60  29.40  0.69
22.10  0.80  41.50
  ;
proc reg data=prg7_5;
  weight w;
  model y=x;
run;
```

程序说明:该程序与两变量直线回归分析的程序7-2相比,数据集的结构是相同的,调用reg过程时,加上weight选项就表示设置权重变量。

运行结果：

（第一部分）

Weight: w

Analysis of Variance

Source	DF	Sum of Squares	Mean Square	F Value	Pr>F
Model	1	5869.96312	5869.96312	72.53	<.0001
Error	8	647.41204	80.92650		
Corrected Total	9	6517.37516			

（第二部分）

Root MSE	8.99592	R-Square	0.9007
Dependent Mean	7.04403	Adj R-Sq	0.8882
Coeff Var	127.70979		

（第三部分）

Parameter Estimates

Variable	DF	Parameter Estimate	Standard Error	t Value	Pr>|t|
Intercept	1	−0.17197	1.05095	−0.16	0.8741
x	1	40.95053	4.80825	8.52	<.0001

结果说明：整个结果可分为三个部分。

第一部分为方差分析的结果，本例 $F=72.53$，$P<0.0001$，说明模型是有意义的。

第二部分是一些描述性统计量，Root MSE 为误差均方的平方根，也称剩余标准差，本例为 8.995 92；Dependent Mean 为应变量的均数，本例应变量 Y 的均数为 7.044 03；Coeff Var 为应变量的变异系数，本例应变量 Y 的变异系数为 127.709 79；R-square 为决定系数，或称相关指数，即相关系数的平方，本例为 0.900 7；Adj R-Sq 为校正决定系数，本例为 0.888 2。

第三部分为参数估计的结果，常数项 Intercept（回归方程中的 a）的估计值为 −0.171 97，变量 X 的回归系数（回归方程中的 b）为 40.950 53，回归方程为：

$$\hat{Y} = -0.171\,97 + 40.950\,53X$$

第五节　指数曲线回归

例 7-6　一位医院管理人员想建立一个回归模型，对重伤患者出院后的长期恢复情况进行预测。自变量为患者住院天数（x），应变量为患者出院后长期恢复的预后指数（y），指数取值越大表示预后结局越好。数据见表 7-6。

表 7-6　15 例重伤患者的住院天数与预后指数

编号	1	2	3	4	5	6	7	8	9	10	11	12	13	14	15
住院天数（x）	2	5	7	10	14	19	26	31	34	38	45	52	53	60	65
预后指数（y）	54	50	45	37	35	25	20	16	18	13	8	11	8	4	6

程序 7-6

```
data prg7_6;
  input x y @@;
cards;
```

```
2  54  5  50  7  45  10  37  14  35  19  25  26
20  31  16  34  18  38  13  45  8  52  11  53  8
60  4  65  6
;
```

```
proc nlin data=prg8_1;
   parms a=0 b=0;
   model y=exp (a+b*x);
run;
```

程序说明：数据集 prg7_6 中有自变量 x 和应变量 y。在 nlin 过程中，定义参数初始值为 a=0 和 b=0，model 语句定义了自变量和应变量以及它们的关系表达式，本例为指数关系。

运行结果：

（第一部分）

The NLIN Procedure

Dependent Variable y

Method: Gauss-Newton

Iterative Phase

Iter	a	b	Sum of Squares
0	0	0	11425.0
1	2.8413	−0.0470	6455.2
2	3.7352	−0.0365	879.2
3	4.1136	−0.0402	66.2189
4	4.0719	−0.0396	49.4669
5	4.0709	−0.0396	49.4593
6	4.0708	−0.0396	49.4593

NOTE: Convergence criterion met.

（第二部分）

Estimation Summary

Method	Gauss-Newton
Iterations	6
Subiterations	4
Average Subiterations	0.666667
R	6.724E-6
PPC (b)	1.048E-6
RPC (b)	0.000032
Object	4.399E-8
Objective	49.4593
Observations Read	15
Observations Used	15
Observations Missing	0

NOTE: An intercept was not specified for this model.

（第三部分）

Source	DF	Sum of Squares	Mean Square	F Value	Approx Pr>F
Model	2	12060.5	6030.3	1585.01	<.0001
Error	13	49.4593	3.8046		
Uncorrected Total	15	12110.0			

（第四部分）

Parameter	Estimate	Approx Std Error	Approximate 95% Confidence Limits	
a	4.0708	0.0251	4.0166	4.1251
b	−0.0396	0.00171	−0.0433	−0.0359

（第五部分）

Approximate Correlation Matrix

	a	b
a	1.0000000	−0.7071474
b	−0.7071474	1.0000000

结果说明：整个结果可以分为五个部分。

第一部分为用高斯 - 牛顿方法进行迭代，并输出每次迭代确定的参数估计值和残差平方和，本例表明经过 6 次迭代，误差平方和从 11 425.0 减小到 49.459 3，满足收敛准则，即提示 NOTE：Convergence criterion met，停止迭代。得到回归方程的参数 a 为 4.070 8，b 为 −0.039 6。

第二部分是迭代过程中的一些统计量。R 是参数的初步收敛值，PPC 是期望参数变化值，RPC 是回顾参数变化值，Object 是迭代过程中目标函数值的相关改变值。

第三部分是对模型进行方差分析的结果，方差来源包括回归部分（Model）、残差部分（Error）和未校正平方和（Uncorrected total）。

第四部分为参数估计的结果，包括参数的估计结果、相应的渐近标准误差和渐近 95% 置信区间，由此得到回归方程为：

$$\hat{y} = e^{4.070\,8 - 0.039\,6x}$$

第五部分是方程中的两个参数 a 和 b 的渐近相关矩阵。

第六节　对数曲线回归

例 7-7　以不同剂量的标准促肾上腺皮质素释放激素（CRF, nmol/L）刺激离体培养的大鼠垂体前叶细胞，监测其垂体合成分泌促肾上腺皮质激素（ACTH）的量（pmol/L）。根据表 7-7 中测得的 5 对数据建立 ACTH-CRF 工作曲线。

表 7-7　标准 CRF（x）刺激大鼠垂体前叶
细胞分泌 ACTH（y）测定结果

编号	1	2	3	4	5
CRF/（nmol/L）	0.005	0.050	0.500	5.000	25.000
ACTH/（pmol/L）	34.11	57.99	94.49	128.50	169.98

程序 7-7

```
data prg7_7;
   input x y @@;
cards;
0.005    34.11    0.050    57.99    0.500    94.49
5.000    128.50   25.000   169.98
;
proc nlin data=prg7_7;
   parms a=0 b=0;
   model y=a+b*log10 (x);
run;
```

程序说明：该程序与程序 7-6 的内容基本一致，只有 nlin 过程中的模型类型发生改变，本例为对数模型。

运行结果：

The NLIN Procedure

Dependent Variable y

Method: Gauss-Newton

Iterative Phase

Iter	a	b	Sum of Squares
0	0	0	58860.1
1	110.1	36.1154	234.3

NOTE: Convergence criterion met.

Estimation Summary

Method	Gauss-Newton
Iterations	1
R	0
PPC	0
RPC (a)	1.1006E8
Object	0.996019
Objective	234.3347
Observations Read	5
Observations Used	5
Observations Missing	0

Source	DF	Sum of Squares	Mean Square	F Value	Approx Pr>F
Model	1	11567.2	11567.2	148.09	0.0012
Error	3	234.3	78.1116		
Corrected Total	4	11801.6			

Parameter	Estimate	Approx Std Error	Approximate 95% Confidence Limits	
a	110.1	4.0953	97.0270	123.1
b	36.1154	2.9678	26.6705	45.5603

Approximate Correlation Matrix

	a	b
a	1.0000000	0.2617813
b	0.2617813	1.0000000

结果说明：本例的结果与程序 7-6 结果形式大体一致，本例经过 1 次迭代，残差平方和满足收敛准则，回归方程为：

$$\hat{y} = 110.1 + 36.115\ 4\log_{10}x$$

第七节 多元线性回归

多元线性回归是分析一个应变量和多个自变量之间的依存关系，逐步回归则能判断哪些自变量对应变量有影响，哪些没有。SAS 系统可以用 reg、nlin、glm、stepwise、rsreg 和 rsquare 等过程来完成，由于每个过程各具特点，因此在使用过程中，应根据需要选择合适的过程。这里介绍最常用的 reg 过程。以例 7-8 为例，说明多元回归分析的过程。

例 7-8 16 例中学女生的体重（$x1$）、胸围（$x2$）、胸围呼吸差（最大吸气和最大呼气时胸围之差）（$x3$）和肺活量（y）资料如表 7-8 所示，试建立肺活量与其他三个指标的多元线性回归方程。（数据集详见二维码内 prg7_8.sas7bdata）

表 7-8 16 例中学女生的肺活量及有关变量的测量结果

编号	$x1$/kg	$x2$/cm	$x3$/cm	y/ml
1	35	69	0.7	1 600
2	36	70	0.8	1 800
3	37	72	1.1	2 400
⋮	⋮	⋮	⋮	⋮
14	44	77	3.5	2 700
15	44	70	3.2	2 750
16	45	68	1.5	2 200

程序 7-8

```
data prg7_8;
    input x1-x3 y @@;
datalines;
35   69   0.7   1600
36   70   0.8   1800
......
44   70   3.2   2750
45   68   1.5   2200
;
```

```
proc reg;
    model y = x1-x3;
run;
```

程序说明：该程序和两个变量的直线回归分析的程序很相似，只是现在有四个变量，其中一个是应变量，三个是自变量。本例 y 为应变量，表示肺活量；$x1\sim x3$ 是自变量，分别体重、胸围、胸围呼吸差。

运行结果：

（第一部分）

The REG Procedure

Model: MODEL1

Dependent Variable: y

Number of Observations Read	16
Number of Observations Used	16

（第二部分）

Analysis of Variance

Source	DF	Sum of Squares	Mean Square	F Value	Pr>F
Model	3	1883479	627826	14.31	0.0003
Error	12	526521	43877		
Corrected Total	15	2410000			

（第三部分）

Root MSE	209.46778	R-Square	0.7815
Dependent Mean	2275.00000	Adj R-Sq	0.7269
Coeff Var	9.20738		

（第四部分）

Parameter Estimates

Variable	DF	Parameter Estimate	Standard Error	t Value	Pr>|t|
Intercept	1	−2922.22620	1459.15441	−2.00	0.0683
x1	1	68.89352	23.86651	2.89	0.0137
x2	1	31.95682	16.11436	1.98	0.0707
x3	1	84.69245	78.11936	1.08	0.2996

结果说明：整个结果分为四个部分。

第一部分是对分析方法和资料情况进行说明，Model: MODEL1 说明采用模型 1 对数据进行分析，Dependent Variable: 表示分析的应变量为 y，共对 16 例观测对象进行了分析。

第二部分是对模型作方差分析，结果 $F=14.31$，$P=0.0003<0.05$，说明模型有统计学意义。

第三部分为一些描述性统计量：Root MSE 为误差均方的平方根，也称剩余标准差，Dependent Mean 为因变量的均数，Coeff Var 为因变量的变异系数，R-square 为决定系数，或称相关指数，即相关系数的平方，Adj R-sq 为校正决定系数。

第三部分为回归方程的参数估计和与总体参数为 0 比较的 t 检验。因为模型有意义，可列出回归方程为：

$$\hat{y} = -2\,922.226\,20 + 68.893\,52\,x1 + 31.956\,82\,x2 + 84.692\,45\,x3$$

在实际工作中，有些自变量对应变量没有影响或影响很小，因此不能将这些变量放在模型中。另外，由于自变量之间可能存在共线性，会影响回归的效果，为此可以进行自变量的筛选，从多个自变量中找出对应变量有影响或影响较大的自变量。筛选的方法有前进法、后退法、逐步法等,最常用是逐步法。现仍参照上例数据,讨论如何用SAS完成逐步回归。

程序 7-9

```
proc reg data = prg7_8;
   model y = x1 x2 x3/selection=stepwise sle = 0.10 sls = 0.15 stb;
run;
```

程序说明:程序中的 model 语句中加上了 selection=stepwise 和 stb 选项,前者表示将用逐步法筛选变量,后者表示将输出标准化偏回归系数,sle=0.10 和 sls=0.15 选项表示在筛选变量时入选标准为 0.10,剔除标准为 0.15。

运行结果:

(第一部分)

Stepwise Selection: Step 1

Variable x1 Entered: R-Square = 0.6110 and C (p) = 9.3658

Analysis of Variance

Source	DF	Sum of Squares	Mean Square	F Value	Pr>F
Model	1	1472539	1472539	21.99	0.0003
Error	14	937461	66962		
Corrected Total	15	2410000			

Variable	Parameter Estimate	Standard Error	Type II SS	F Value	Pr>F
Intercept	−1783.27616	867.82268	282749	4.22	0.0590
x1	100.51458	21.43426	1472539	21.99	0.0003

Bounds on condition number: 1, 1

Stepwise Selection: Step 2

Variable x2 Entered: R-Square = 0.7601 and C (p) = 3.1754

Analysis of Variance

Source	DF	Sum of Squares	Mean Square	F Value	Pr>F
Model	2	1831908	915954	20.60	<.0001
Error	13	578092	44469		
Corrected Total	15	2410000			

Variable	Parameter Estimate	Standard Error	Type II SS	F Value	Pr>F
Intercept	−4019.79958	1057.87260	642090	14.44	0.0022
x1	85.75822	18.22215	984932	22.15	0.0004
x2	40.38947	14.20772	359369	8.08	0.0138

Bounds on condition number: 1.0883, 4.3533

(第二部分)

All variables left in the model are significant at the 0.1500 level.

No other variable met the 0.1000 significance level for entry into the model.

Summary of Stepwise Selection

Step	Variable Entered	Variable Removed	Number Vars In	Partial R-Square	Model R-Square	C (p)	F Value	Pr>F
1	x1		1	0.6110	0.6110	9.3658	21.99	0.0003
2	x2		2	0.1491	0.7601	3.1754	8.08	0.0138

（第三部分）

Analysis of Variance

Source	DF	Sum of Squares	Mean Square	F Value	Pr>F
Model	2	1831908	915954	20.60	<.0001
Error	13	578092	44469		
Corrected Total	15	2410000			

Root MSE	210.87586	R-Square	0.7601
Dependent Mean	2275.00000	Adj R-Sq	0.7232
Coeff Var	9.26927		

Parameter Estimates

Variable	DF	Parameter Estimate	Standard Error	t Value	Pr>|t|	Standardized Estimate
Intercept	1	–4019.79958	1057.87260	–3.80	0.0022	0
x1	1	85.75822	18.22215	4.71	0.0004	0.66692
x2	1	40.38947	14.20772	2.84	0.0138	0.40285

结果说明：可将整个结果分为三个部分。

第一部分输出了逐步回归的过程，前面分别介绍了每个步骤的筛选情况，对回归作了方差分析，并输出了入选变量的回归系数、系数的标准误、均方和分别对每个变量作的方差分析，以决定该变量是否能留在方程中。本例共进行了 2 步（step1-step2），第 1 步将 $x1$ 选入了方程，第 2 步是将 $x2$ 选入了方程，说明最终留在方程内的为 $x1$ 和 $x2$ 两个变量，即体重和胸围对肺活量有影响或影响较大。

第二部分对以上 2 步筛选过程作了总结，首先说明了入选和剔除方程的标准，本例入选标准为 0.10，剔除标准为 0.15（系统默认的标准两者均为 0.15）；然后概括了整个分析步骤，共包括 2 步，每个步骤的第 2、3 列给出了入选和剔除变量的名称 "Variable Entered" 和 "Variable Removed"，第 4 列表示还留在方程中的变量个数，第 5 列为偏相关指数，第 6 列为复相关指数，第 7 列为 Cp 值。从中可以看出，从第 1 步到第 2 步，复相关指数逐渐增大，Cp 值逐渐减小，说明回归的模型越来越理想。第 8 列为选择变量后的方差分析的统计量 F 值，第 9 列为 F 值所对应的 P 值。

第三部分对回归模型进行了检验，结果为

$F=20.60$，$P<0.000\,1$，说明模型有统计学意义。并输出了 5 个描述性统计量和参数估计的情况。由于在 model 语句后面有 stb 选项，所以在最后一列输出了标准化偏回归系数，根据标准化偏回归系数绝对值的大小，可以判断出自变量对因变量的影响程度。本例 $x1$ 的值大于 $x2$，说明体重对肺活量的影响略高于胸围。从标准化回归系数的符号中可以看出，$x1$ 和 $x2$ 前面为正号，说明体重和胸围的升高会引起肺活量的升高。

可根据 step2 的结果写出回归方程：

$\hat{y}=-4\,019.799\,58+85.758\,22\,x1+40.389\,47x2$

如果用前进法和后退法来筛选变量，可以在 model 后加上选项 forward 和 backward。下面是用后退法的程序和结果：

程序 7-10

```
proc reg data = prg7_8;
    model y = x1 x2 x3/selection = backward;
run;
```

程序说明：该程序和逐步回归程序的不同点在于 selection= 语句后面的方法有所不同，本程序选择的是 backward，表示后退法。

运行结果：

（第一部分）

Model: MODEL1

Dependent Variable: y

Number of Observations Read   16

Number of Observations Used   16

Backward Elimination: Step 0

All Variables Entered: R-Square = 0.7815 and C (p) = 4.0000

Analysis of Variance

Source	DF	Sum of Squares	Mean Square	F Value	Pr>F
Model	3	1883479	627826	14.31	0.0003
Error	12	526521	43877		
Corrected Total	15	2410000			

Variable	Parameter Estimate	Standard Error	Type II SS	F Value	Pr>F
Intercept	−2922.22620	1459.15441	175979	4.01	0.0683
x1	68.89352	23.86651	365606	8.33	0.0137
x2	31.95682	16.11436	172558	3.93	0.0707
x3	84.69245	78.11936	51571	1.18	0.2996

Bounds on condition number: 2.4281, 17.217

Backward Elimination: Step 1

Variable x3 Removed: R-Square = 0.7601 and C (p) = 3.1754

Analysis of Variance

Source	DF	Sum of Squares	Mean Square	F Value	Pr>F
Model	2	1831908	915954	20.60	<.0001
Error	13	578092	44469		
Corrected Total	15	2410000			

Variable	Parameter Estimate	Standard Error	Type II SS	F Value	Pr>F
Intercept	−4019.79958	1057.87260	642090	14.44	0.0022
x1	85.75822	18.22215	984932	22.15	0.0004
x2	40.38947	14.20772	359369	8.08	0.0138

Bounds on condition number: 1.0883, 4.3533

All variables left in the model are significant at the 0.1000 level.

（第二部分）

Summary of Backward Elimination

Step	Variable Removed	Number Vars In	Partial R-Square	Model R-Square	C (p)	F Value	Pr>F
1	x3	2	0.0214	0.7601	3.1754	1.18	0.2996

结果说明：用后退法最后的结论同逐步回归的结论一致。

第八节 corr 过程和 reg 过程常用选项和语句

运用 corr 过程和 reg 过程进行相关和回归分析时，可根据需求增加一些选项或语句，使得到的结果更加符合用户的要求。

一、corr 过程的基本格式

proc corr < 选项 >;
  var 变量名 1　变量名 2　< 变量名 3 >......;
  with 变量名 1　< 变量名 2 >......;
run;

二、corr 过程的常用选项

1. pearson 选项　计算直线相关系数，该选项为默认值。

2. spearman 选项　计算 spearman 等级相关系数。

3. nomiss 选项　将含有缺失值的观测排除在计算过程之外。

三、reg 过程的基本格式

proc reg;
  model 应变量 = 自变量 1　< 自变量 2 >....../
< 选项 >;
  plot r*p;
  var 变量名 1　< 变量名 2 >......;
  freq 变量名;
  weight 变量名;
  by 变量名 1　< 变量名 2 >......;
run;

四、reg 过程中 model 语句的常用选项

reg 过程中的 model 语句常用的选项在前面已有所介绍，以下介绍另外一些选项：

1. noint 选项　在模型中不拟合常数项。

2. collin 选项　对自变量之间的共线性进行分析。

3. collinoint 选项　对自变量之间的共线性进行分析。

配套文件数据集

（艾自胜　叶小飞）

第八章 χ^2 检验

χ^2 检验可用 SAS 提供的 freq 过程来完成。freq 过程主要用于产生一维或多维的频数表和列联表,并对列联表资料计算各种统计量。如何产生一维频数表前面已经介绍,下面介绍如何应用 freq 过程的一些选项完成 χ^2 检验。

第一节 四格表资料的 χ^2 检验

一、基本公式

例 8-1 某医院比较冠心病患者与正常人血清中低密度脂蛋白(LDL)水平,血清低密度脂蛋白检测结果如表 8-1 所示(详细数据集见二维码内 prg8_1.sas7bdat)。问冠心病患者与正常人血清中低密度脂蛋白异常率是否不同?用该资料来说明 freq 过程完成四格表资料的 χ^2 检验。

程序 8-1

```
data prg8_1;
  input id group LDL @@;
```

```
datalines;
1  1  1  2  1  1  3  1  1  4  1  1  5  1  1
......
245  2  2  246  2  2  247  2  2
;
proc freq;
  tables group*LDL/chisq expected;
run;
```

程序说明:数据集 prg8_1 中有 3 个变量,变量 *id* 表示序号;变量 *group* 表示组别,1 代表冠心病组,2 代表正常人组;变量 *LDL* 表示血清低密度脂蛋白检测结果,1 代表异常,2 代表正常。在 freq 过程中,用 tables 语句表示将建立以变量 *group* 为行变量,以变量 *LDL* 为列变量的二维列联表,由于只有 2 行 2 列,所以称之为四格表,同时用选项 expected 表示输出每个格子的理论频数,用选项 chisq 表示对四格表作 χ^2 检验。

运行结果:

表 8-1　冠心病组与正常人组血清低密度脂蛋白分布情况

序号	分组	低密度脂蛋白	序号	分组	低密度脂蛋白
1	冠心病组	异常	125	冠心病组	异常
2	正常人组	正常	126	正常人组	异常
3	正常人组	异常	127	冠心病组	正常
4	正常人组	正常	128	冠心病组	正常
5	冠心病组	正常	129	冠心病组	异常
⋮	⋮	⋮	⋮	⋮	⋮
121	正常人组	正常	245	正常人组	正常
122	冠心病组	异常	246	正常人组	异常
123	冠心病组	异常	247	正常人组	正常
124	正常人组	异常			

（第一部分）

Table of group by LDL

group	LDL		
Frequency			
Expected			
Percent			
Row Pct			
Col Pct	1	2	Total
1	41	43	84
	25.166	58.834	
	16.60	17.41	34.01
	48.81	51.19	
	55.41	24.86	
2	33	130	163
	48.834	114.17	
	13.36	52.63	65.99
	20.25	79.75	
	44.59	75.14	
Total	74	173	247
	29.96	70.04	100.00

（第二部分）

Statistics for Table of group by LDL

Statistic	DF	Value	Prob
Chi-Square	1	21.5540	<.0001
Likelihood Ratio Chi-Square	1	20.9621	<.0001
Continuity Adj. Chi-Square	1	20.2142	<.0001
Mantel-Haenszel Chi-Square	1	21.4667	<.0001
Phi Coefficient		0.2954	
Contingency Coefficient		0.2833	
Cramer's V		0.2954	

（第三部分）

Fisher's Exact Test

Cell (1,1) Frequency (F)	41
Left-sided Pr <= F	1.0000
Right-sided Pr >= F	<.0001
Table Probability (P)	<.0001
Two-sided Pr <= P	<.0001

Sample Size = 247

结果说明：整个结果分为三个部分。

第一部分是列联表的内容，每个格中从上至下有 5 个数值，分别表示实际频数、理论频数、每格的实际频数占总频数的百分比、每格的实际频数占行合计频数的行百分比和每格的实际频数占列合计频数的列百分比。列联表的最右侧为行合计部分，最下方为列合计部分，最右下角为总频数。

第二部分为 χ^2 检验的结果及 3 个分析行列变量的关联性统计量。首先是 χ^2 检验的结果，其中第一列列出了各种进行 χ^2 检验的方法，从上至下分别为卡方（基本公式计算法）、似然比法、连续性校正法、Mantel-Haenszel 法，第二列为自由度，第三列为各种方法计算所得的 χ^2 值，第四列为 χ^2 值所对应的概率值（P 值）。根据不同的资料可选择不同的结果。本例由于总频数 >40，所有的理论频数均 >5，所以选用基本公式法，则 $\chi^2=21.554\,0$，$P<0.000\,1$，说明两组异常率差别有统计学意义，冠心病患者的低密度脂蛋白异常率高于正常人。

χ^2 检验结果的下方列出的 3 个分析行列变量的关联性统计量，分别为：Phi 系数、列联系数和 Cramer V 统计量，它们的值都在 –1 和 1 之间，绝对值越大说明关系越密切。

第三部分为 Fisher 精确概率法结果，输出结果包括了四格表中第 1 行第 1 列所在单元格的实际频数及左侧、右侧概率、表概率和双侧概率。其中左侧概率为四格表边缘合计数固定条件下表中第 1 行第 1 列所在单元格的实际频数（本例为 41）不断减少而至不可能再减少所构成的所有四格表（包括 41）的概率之和，为 1.000 0。右侧概率则为所有第 1 行第 1 列单元格的实际频数 ≥99 的所有四格表的概率之和，其 <0.000 1。表概率即为当第 1 行第 1 列单元格的实际频数等于 41 时四格表的概率，其 <0.000 1。双侧概率则以本四格表出现的概率为 P_a，而将 $P \leq P_a$ 的所有四格表的概率相加所得，本例为 <0.000 1，结论与 χ^2 检验一致。

二、连续性校正公式

当 $1 \leq T < 5$，且 $n \geq 40$ 时，需选用连续性校正公式计算的结果，如下例。

例 8-2 将病情相似的 64 例消化性溃疡患者随机分为两组，分别用 A 药与 B 药两种药物治疗，1 个月后评价其疗效，结果见表 8-2（详细数据集见二维码内 prg8_2.sas7bdat）。问两种药物治疗消化性溃疡的有效率有无差别？

表 8-2 两种药物治疗消化性溃疡 1 个月后疗效

序号	分组	疗效	序号	分组	疗效
1	A 药	有效	33	A 药	有效
2	B 药	无效	34	B 药	无效
3	B 药	有效	35	A 药	有效
4	B 药	无效	36	A 药	有效
5	A 药	无效	37	A 药	有效
⋮	⋮	⋮	⋮	⋮	⋮
29	B 药	无效	61	B 药	无效
30	A 药	有效	62	B 药	有效
31	A 药	有效	63	B 药	有效
32	B 药	有效	64	A 药	有效

程序 8-2

```
data prg8_2;
    input id group eff @@;
datalines;
1 1 1
2 1 1
3 1 1
......
62 2 1
63 2 1
64 2 1
;
proc freq;
    tables group*eff/chisq expected norow nocol nopercent;
run;
```

程序说明：数据集 prg8_2 中有 3 个变量，变量 *id* 表示序号；变量 *group* 表示组别，1 代表 A 药，2 代表 B 药；变量 *eff* 表示疗效，1 代表有效，2 代表无效。在 freq 过程的 tables 语句中增加了 norow nocol nopercent 三个选项，表示将在列联表中不输出行百分比、列百分比和总百分比。

运行结果：

Table of group by eff

group	eff		
Frequency			
Expected	1	2	Total
1	31	1	32
	28.5	3.5	
2	26	6	32
	28.5	3.5	
Total	57	7	64

Statistics for Table of group by eff

Statistic	DF	Value	Prob
Chi-Square	1	4.0100	0.0452
Likelihood Ratio Chi-Square	1	4.4016	0.0359
Continuity Adj. Chi-Square	1	2.5664	0.1092
Mantel-Haenszel Chi-Square	1	3.9474	0.0469
Phi Coefficient		0.2503	
Contingency Coefficient		0.2428	
Cramer's V		0.2503	

WARNING: 50% of the cells have expected counts less than 5. Chi-Square may not be a valid test.

Fisher's Exact Test

Cell (1,1) Frequency (F)	31
Left-sided Pr <= F	0.9946
Right-sided Pr >= F	0.0521
Table Probability (P)	0.0467
Two-sided Pr <= P	0.1042

Sample Size = 64

结果说明：从列联表中可以看出，有2个单元格的理论频数 T=3.5，1≤T<5，且 $n=64>40$，所以该选用连续性校正的 χ^2 检验结果，即 $\chi^2=2.566\ 4$，$P=0.109\ 2>0.05$，说明尚不能认为两种药物治疗消化性溃疡的有效率不等。

三、配对四格表资料的 χ^2 检验

配对四格表资料用于判断行列变量的一致性，所以在处理时与普通的四格表资料略有不同，现举例说明。

例 8-3 某研究共采集 50 份咽拭子标本，把每份标本分别接种在甲、乙两种流脑培养基上，观察两种培养基上流脑菌生长情况，结果见表 8-3（详细数据集见二维码内 prg8_3.sas7bdat）。问甲、乙两种培养基的阳性生长情况是否相同？

表 8-3 两种流脑菌培养基的培养结果

序号	甲培养基	乙培养基	序号	甲培养基	乙培养基
1	+	+	26	−	−
2	+	+	27	−	−
⋮	⋮	⋮	⋮	⋮	⋮
23	+	−	48	−	−
24	+	−	49	−	−
25	−	+	50	−	−

程序 8-3

```
data prg8_3;
    input id A B @@;
datalines;
```

```
1 1 1
2 1 1
3 1 1
......
48 2 2
49 2 2
50 2 2
;
proc freq;
    tables A*B/agree;
run;
```

程序说明：数据集 prg8_3 中有 3 个变量,变量 id 表示序号,变量 A 表示甲培养基的培养结果(1 代表阳性,2 代表阴性),变量 B 表示乙培养基的培养结果(1 代表阳性,2 代表阴性)。在 tables 语句中使用了 agree 选项,表示将在结果中输出 McNemar 检验和一致性检验的结果。

运行结果:

（第一部分）

Statistics for Table of A by B

McNemar's Test

Statistic (S)	6.4000
DF	1
Pr>S	0.0114

（第二部分）

Simple Kappa Coefficient

Kappa	0.5942
ASE	0.1085
95% Lower Conf Limit	0.3815
95% Upper Conf Limit	0.8068
	Sample Size = 50

结果说明:

第一部分是 McNemar 检验的统计量、自由度和 P 值,本例为 χ^2=6.400 0,P=0.011 4<0.05,说明两种培养基的阳性率的差异有统计学意义,甲培养基的阳性率高于乙培养基。

第二部分是一致性检验的 Kappa 值、渐近标准误和 95% 置信区间,本例 Kappa 值为 0.594 2,其 95% 置信区间为(0.381 5,0.806 8)。根据经验,Kappa ≥ 0.75 表明两者一致性较好,0.4 ≤ Kappa<0.75 表明一致性一般,Kappa<0.4 则表明一致性较差。

四、Fisher 确切概率法

当四格表任一格子理论频数 $T<1$,或 $n<40$ 时,需选用连续性校正公式计算的结果,如下例。

例 8-4　为研究某种药物治疗缺血性脑卒中的临床价值,随机选取 38 例患者分别给予药物治疗和常规治疗,两组的治疗效果见表 8-4（详细数据集见二维码内 prg8_4.sas7bdat）。问两种疗法的总体有效率是否不同?

表 8-4　两种疗法治疗缺血性脑卒中的治疗情况

序号	治疗方法	治疗效果	序号	治疗方法	治疗效果
1	药物治疗	有效	20	药物治疗	有效
2	常规治疗	有效	21	常规治疗	无效
3	常规治疗	无效	22	常规治疗	无效
4	药物治疗	有效	23	药物治疗	有效
⋮	⋮	⋮	⋮	⋮	⋮
17	常规治疗	有效	36	药物治疗	有效
18	药物治疗	无效	37	常规治疗	无效
19	常规治疗	无效	38	药物治疗	有效

程序 8-4

```
data prg8_4;
    input id group eff @@;
datalines;
1 1 1
2 1 1
3 1 1
......
362 1
372 1
382 1
;
proc freq;
    tables group*eff/exact;
run;
```

程序说明：数据集 prg8_4 中有 3 个变量,变量 id 表示序号;变量 group 表示组别,1 代表药物治疗,2 代表常规治疗;变量 eff 表示疗效,1 代表有效,2 代表无效。在 freq 过程的 tables 语句中增加了 exact 选项,表示输出 Fisher 确切概率检验的结果。

运行结果：

Table of group by eff

group	eff		
Frequency Expected	1	2	Total
1	17 94.44	1 5.56	18
2	19 95.00	1 5.00	20
Total	36	2	38

Statistics for Table of group by eff

Statistic	DF	Value	Prob
Chi-Square	1	0.0059	0.9390
Likelihood Ratio Chi-Square	1	0.0059	0.9390
Continuity Adj. Chi-Square	1	0.0000	1.0000
Mantel-Haenszel Chi-Square	1	0.0057	0.9398
Phi Coefficient		−0.0124	
Contingency Coefficient		0.0124	
Cramer's V		−0.0124	

WARNING: 50% of the cells have expected counts less than 5. Chi-Square may not be a valid test.

Fisher's Exact Test

Cell (1,1) Frequency (F)	17
Left-sided Pr <= F	0.7297
Right-sided Pr >= F	0.7824
Table Probability (P)	0.5121
Two-sided Pr <= P	1.0000

Sample Size = 38

结果说明：本例 $n=38<40$，所以该选用 Fisher 确切概率检验结果，即 $P=1.000\ 0>0.05$，说明尚不能认为两种疗法的总体有效率不同。

第二节 R×C 表资料的 χ^2 检验

行 × 列表资料根据行变量和列变量的类型，可以分成 3 种类型：双向无序列联表资料、单向有序列联表资料和双向有序列联表资料。对于这三种类型的资料可用 SAS 提供的 CMH 统计量（Cochran-Mantel-Haenszel Statisitic）进行分析，其包括 3 个统计量即：①Nonzero Correlation：行变量和列变量为非零相关，可用于双向有序的资料；②Row Mean Scores Differ：行均数得分差值，可用于列变量为有序变量的资料；③General Association：行、列变量为一般关联，可用于双向无序的资料。

一、双向无序资料

双向无序资料的行变量和列变量都是名义变量，如职业、血型、疾病的类型等，这种变量的各水平间无内在的有序关联。分析这种资料，目的在于检验两变量的关系是否独立。

例 8-5 测得某地 5 801 人的 ABO 血型和

MN 血型结果如表 8-5,问两种血型系统之间是否有关联?

表 8-5 测得某地 5 801 人的血型结果

ABO 血型	MN 血型			合计
	M	N	MN	
O	431	490	902	1 823
A	388	410	800	1 598
B	495	587	950	2 032
AB	137	179	32	348
合计	1 451	1 666	2 684	5 801

程序 8-5

```
data prg8_5;
  input r c f @@;
```

```
datalines;
1  1  431  1  2  490  1  3  902
2  1  388  2  2  410  2  3  800
3  1  495  3  2  587  3  3  950
4  1  137  4  2  179  4  3  32
;
proc freq;
  weight f;
  tables r*c/cmh norow nocol nopercent;
run;
```

程序说明:在 freq 过程中,用 weight 语句定义 f 变量为列联表中的实际频数。在处理行 × 列表资料时,tables 语句后面的选项可以不用 chisq,直接用 cmh,同时用 norow nocol nopercent 选项表示不输出百分比结果。

运行结果:

Table of r by c

r	c			
Frequency	1	2	3	Total
1	431	490	902	1823
2	388	410	800	1598
3	495	587	950	2032
4	137	179	32	348
Total	1451	1666	2684	5801

Summary Statistics for r by c

Cochran-Mantel-Haenszel Statistics (Based on Table Scores)

Statistic	Alternative Hypothesis	DF	Value	Prob
1	Nonzero Correlation	1	51.3356	<.0001
2	Row Mean Scores Differ	3	148.8630	<.0001
3	General Association	6	213.1248	<.0001

Total Sample Size = 5801

结果说明:如上所述,本例为双向无序资料,故应选择第三行的结果,即其统计量 $\chi^2_{CMH}=213.124\,8$,$P<0.000\,1$,可以认为该地的 ABO 血型系统和 MN 血型系统是有关联的。

二、单向有序资料

单向有序资料表示行变量是名义变量,列变量是有序变量,如疗效分为治愈、显效、好转、无效等。SAS 对列变量为有序变量的资料,将列变量的各水平依次进行评分,再比较行变量的各水平间的平均得分的差别是否有统计学意义。对行变量为有序变量的资料则按双向有序资料进行处理。

例 8-6 表 8-6 中的数据为某地城市和农村高血压患者严重程度情况,试比较该地城市和农村高血压患者高血压严重程度是否有差别。

表8-6 4 694例高血压患者高血压严重程度数据

地区	轻度	中度	较重度	严重	合计
城市	2 211	949	296	71	3 527
农村	670	330	115	52	1 167
合计	2 881	1 279	411	123	4 694

程序 8-6

```
data prg8_6;
  do r=1 to 2;
    do c=1 to 4;
      input f @@;
      output;
    end;
  end;
datalines;
```

```
2211  949  296  71  670  330  115  52
;
proc freq;
  tables r*c/cmh nopercent nocol;
  weight f;
run;
```

程序说明:本例用do-end语句来创建数据集,得到的数据集与用程序8-5形式创建的数据集是一样的。在数据集 prg8_5 中,r 为地区,1代表城市,2为农村。如果该变量只有2个水平,则无论是否有序,都当作无序变量。c 代表高血压的严重程度,1~4表示逐渐加重,该变量为有序变量,在 tables 语句中 "*" 的后面,表示为列变量。

运行结果:

Table of r by c

r	c				
Frequency Row Pct	1	2	3	4	Total
1	2211	949	296	71	3527
	62.69	26.91	8.39	2.01	
2	670	330	115	52	1167
	57.41	28.28	9.85	4.46	
Total	2881	1279	411	123	4694

Summary Statistics for r by c

Cochran-Mantel-Haenszel Statistics (Based on Table Scores)

Statistic	Alternative Hypothesis	DF	Value	Prob
1	Nonzero Correlation	1	20.3626	<.0001
2	Row Mean Scores Differ	1	20.3626	<.0001
3	General Association	3	26.6849	<.0001

Total Sample Size = 4694

结果说明:本例为单向有序资料,故应选择第2行的结果,$\chi^2_{CMH}=20.362\,6$,$P<0.000\,1$,说明城市和农村高血压患者的高血压严重程度的差异有统计学意义,从行百分比的数值可以看出,城市的高血压严重程度低于农村。

三、双向有序资料

双向有序资料表示行变量和列变量都是有序

变量,SAS 在处理这种资料时,对行变量和列变量分别依次进行评分,然后检验这两个变量之间是否有相关关系。

例 8-7 某研究者欲研究年龄与冠状动脉粥样硬化等级之间的关系,将 278 例尸解资料整理成表 8-7,问年龄与冠状动脉粥样硬化等级之间是否存在线性相关关系?

表 8-7　年龄与冠状动脉粥样硬化的关系

年龄 / 岁	冠状动脉粥样硬化等级				合计
	−	+	++	+++	
20~	70	22	4	2	98
30~	27	24	9	3	63
40~	16	23	13	7	59
≥50	9	20	15	14	58
合计	122	89	41	26	278

程序 8-7

```
data prg8_7;
  do r=1 to 4;
    do c=1 to 4;
```

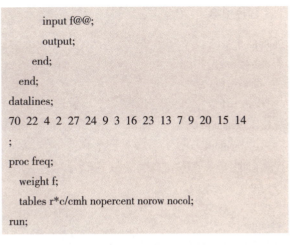

```
    input f@@;
      output;
    end;
  end;
datalines;
70 22 4 2 27 24 9 3 16 23 13 7 9 20 15 14
;
proc freq;
  weight f;
  tables r*c/cmh nopercent norow nocol;
run;
```

程序说明：内容与上述两个相似，不再赘述。

运行结果：

Table of r by c

r	c				
Frequency		1	2	3	4	Total
	1	70	22	4	2	98
	2	27	24	9	3	63
	3	16	23	13	7	59
	4	9	20	15	14	58
Total		122	89	41	26	278

Summary Statistics for r by c

Cochran-Mantel-Haenszel Statistics (Based on Table Scores)

Statistic	Alternative Hypothesis	DF	Value	Prob
1	Nonzero Correlation	1	63.3895	<.0001
2	Row Mean Scores Differ	3	63.4505	<.0001
3	General Association	9	71.1755	<.0001

Total Sample Size = 278

结果说明：本例为双向有序资料，此时应选择第 1 行的结果，χ^2_{CMH}=63.389 5，所对应的 $P<0.000\,1$，说明年龄和冠状动脉粥样硬化有相关关系。

四、分层资料

CMH 统计量也可用于多层行 × 列表资料的卡方检验，即按一个或多个因素分层后，研究行变量和列变量间的联系。可通过控制分层变量的影响后，检验研究行变量和列变量的关系。以表 8-8 的数据为例加以说明。

表 8-8　男性及女性使用别嘌呤醇引发皮疹比较

性别	组别	使用	未使用
男	病例组	5	36
	对照组	33	645
女	病例组	10	58
	对照组	19	518

程序 8-8

```
data prg8_8;
  do c=1 to 2;
    do sex=1 to 2;
      do r=1 to 2;
        input f@@;
        output;
      end;
    end;
  end;
datalines;
5 33 10 19 36 645 58 518
;
proc freq;
    weight f;
    tables sex*r*c/cmh nopercent norow nocol;
run;
```

程序说明：如果分层资料有 n 层，则应该在数据集中应该有 $n+2$ 个变量分别表示 n 个层次变量、行变量和列变量，本例按性别分层，则应该有 3 个变量，sex 为性别变量，1 表示男性，2 表示女性；r 为行变量，表示组别，1 表示病例组，2 表示对照组；c 为列变量，表示是否使用别嘌呤醇，1 为使用，2 为未使用。在 freq 过程的 tables 语句后面，分层变量位于行变量和列变量的左侧。

运行结果：

（第一部分）

Table 1 of r by c

Controlling for sex=1

r Frequency	c 1	2	Total
1	5	36	41
2	33	645	678
Total	38	681	719

Table 2 of r by c

Controlling for sex=2

r Frequency	c 1	2	Total
1	10	58	68
2	19	518	537
Total	29	576	605

（第二部分）

Summary Statistics for r by c

Controlling for sex

Cochran-Mantel-Haenszel Statistics (Based on Table Scores)

Statistic	Alternative Hypothesis	DF	Value	Prob
1	Nonzero Correlation	1	19.5130	<.0001
2	Row Mean Scores Differ	1	19.5130	<.0001
3	General Association	1	19.5130	<.0001

（第三部分）

Common Odds Ratio and Relative Risks

Statistic	Method	Value	95% Confidence Limits	
Odds Ratio	Mantel-Haenszel	3.7560	2.0158	6.9983
	Logit	3.7775	2.0114	7.0941
Relative Risk (Column 1)	Mantel-Haenszel	3.3831	1.9403	5.8987
	Logit	3.3953	1.9390	5.9452
Relative Risk (Column 2)	Mantel-Haenszel	0.8992	0.8336	0.9700
	Logit	0.9007	0.8351	0.9713

（第四部分）

Breslow-Day Test for
Homogeneity of the Odds Ratios

Chi-Square	0.7029
DF	1
Pr>ChiSq	0.4018

Total Sample Size = 1324

结果说明：整个结果共分三个部分。

第一部分输出的是输出两张列联表，分别是"sex=1"和"sex=2"时的二维列联表。

第二部分输出在控制分层变量 *sex* 后总的检验 Cochran-Mantel-Haenszel 的统计结果，由于行变量和列变量都只有两个，可以看作双向无序资料，三种结果是一致的，结果为：$\chi^2_{CMH}=19.513\,0$，所对应的 $P<0.000\,1$，说明控制了性别因素后，使用别嘌呤醇与发生药物性皮疹是有关系的。

第三部分是一些相对数统计量的比值，第一个是病例对照（优比），即病例–对照研究中的优势比（又称比值比，*OR*），有两个统计结果，一个是用 Mantel-Haenszel 方法计算的值，另一个是用 Logit 方法计算的值，在病例–对照研究中，优势比是非常重要的指标，本例说明使用别嘌呤醇发生药物性皮疹的危险性是不使用该药危险性的 4 倍（3.756 0 或 3.777 5）。后面两个是 *OR* 的 95% 置信区间，本例为（2.015 8，6.998 3）或（2.011 4，7.094 1），其结论与 CMH 结论相同。下面两个都是队列研究所用的统计指标（相对危险度，*RR*），区别在于分别将第 1 列或第 2 列作为发病情况。

第四部分为对优势比进行 Breslow-Day 齐性检验，本例 $\chi^2=0.702\,9$，$P=0.401\,8>0.05$，说明优势比有统计学意义。

第三节　freq 过程常用选项和语句

一、freq 过程的基本格式

proc freq < 选项 >;
　by 变量名 1< 变量名 2> ……;
　output　<out=SAS-dataset> < 关键词 >;
　tables 表格定义项 < 选项 >;
　test< 关键词 >
　weight 变量名;
run;

二、tables 语句的常用选项

1. 在 tables 语句后面加上 riskdiff 选项，可以针对四格表计算第一行、第二行的有效率及有效率的差值，包括风险（有效率）、渐近标准误差（依据近似正态分布计算得到的有效率标准误）、渐近的 95% 置信限（依据近似正态分布计算得到的

有效率95% 置信区间）、精确的95% 置信限（依据二项分布计算得到的有效率95% 置信区间）。

2. 在 tables 语句后面加上 relrisk 选项，可以针对四格表计算有关相对风险的统计量。包括当研究资料为病例对照研究时的 *OR* 及其95% 置信区间，研究资料为队列研究时的 *RR* 及其95% 置信区间。

配套文件数据集

（郭晓晶　石武祥）

第九章 二项分布、Poisson 分布和 负二项分布

第一节 二 项 分 布

在 SAS 中，与二项分布有关的函数为 probbnml (p,n,r)，函数中 p 为某事件的发生概率，n 为样本含量，r 为阳性事件的例数，该函数可以计算出发生阳性事件的例数从 0 到 r 的累计概率。利用该函数可以对服从二项分布的数据进行概率计算和假设检验。

一、阳性事件发生的概率

例 9-1　某种医学技能测试的通过率为 0.80。今有 10 例学生参加测试，试分别计算这 10 例学生中有 6、7、8 人获得通过的概率。

本例 $\pi=0.8$，$n=10$，计算 $r=6$、7、8 的概率可用程序 9-1 完成。

程序 9-1

```
data prg9_1;
  do r=6 to 8;
    p1=probbnml(0.8,10,r);
    p2=probbnml(0.8,10,r-1);
    p=p1-p2;
    output;
  end;
proc print;
  var r p;
run;
```

程序说明：由于 probbnml 函数是计算累积概率，所以计算某个 r 的概率时，需将 r 的函数值减去 $r-1$ 的函数值。

运行结果：

Obs	r	p
1	6	0.08808
2	7	0.20133
3	8	0.30199

结果说明：10 人中有 6、7、8 个人通过的概率分别为 8.808%、20.133% 和 30.199%。

二、总体率的区间估计（正态近似法）

根据数理统计学的中心极限定理可得，当 n 较大、π 不接近 0 也不接近 1 时，二项分布 $B(n,\pi)$ 近似正态分布 $N[n\pi, n\pi(1-\pi)]$，相应的样本率 p 的分布也近似正态分布 $N(\pi, \sigma_p^2)$。为此，当 n 较大、p 和 $1-p$ 均不太小，如 np 和 $n(1-p)$ 均 >5 时，可利用样本率 p 的分布近似正态分布来估计总体率的 $1-\alpha$ 置信区间。

例 9-2　在一项光动力疗法治疗伴有完全梗阻或不完全梗阻的原发性晚期食管癌的单臂临床试验中，采用治疗 28d 基于目标肿瘤病灶缩小 ≥50% 为判定标准的客观缓解作为主要有效性评价指标。试验共入组受试者 100 例，有 45 例患者治疗 28d 获得客观缓解，试据此估计该光动力疗法客观缓解率的 95% 置信区间。

本例 $p=0.45$，$np=45$，$n(1-p)=55$ 均 >5，可用程序 9-2 完成。

程序 9-2

```
data prg9_2;
  n=100;
  p=0.45;
  sp=sqrt(p*(1-p)/n);
  u=probit(0.975);
  usp=u*sp;
  lclm=p-usp;
  uclm=p+usp;
proc print;
  var n p sp lclm uclm;
run;
```

程序说明：数据集中 n 为观察的患者人数，p 为样本率，sp 为率的标准误，u 为置信水准为 0.05 时标准正态分布的双侧界值，lclm 为 95% 置信区间的下限，uclm 为 95% 置信区间的上限。

运行结果：

Obs	n	p	sp	lclm	uclm
1	100	0.45	0.049749	0.35249	0.54751

结果说明：光动力疗法客观缓解率的 95% 置信区间为（35.25%，54.75%）。

三、样本率与总体率的比较（直接法）

例 9-3 已知输卵管结扎的育龄妇女实施壶腹部 - 壶腹部吻合术后的受孕率为 0.55。今对 10 例输卵管结扎的育龄妇女实施峡部 - 峡部吻合术，结果有 9 人受孕。问实施峡部 - 峡部吻合术妇女的受孕率是否高于壶腹部 - 壶腹部吻合术的受孕率？

本例 $\pi=0.55$，$n=10$，$r=9$，可用程序 9-3 完成。

程序 9-3

```
data prg9_3;
  d = probbnml(0.55,10,8);
  p = 1-d;
run;
proc print;
  var p;
run;
```

程序说明：本例为单侧检验，首先用函数计算发生例数 ≤8 的累计概率 d，再计算 $1-d$ 就是发生例数 ≥9 的概率。

运行结果为：

OBS	P
1	0.023257

结果说明：由于 $P=0.023\,257<0.05$，说明样本率与总体率的差别有统计学意义，可认为行峡部 - 峡部吻合术的受孕率要高于壶腹部 - 壶腹部吻合术。

例 9-4 已知某高校临床医学专业一年级女生 100m 短跑的达标率为 0.70。现在该校一年级的预防医学专业中随机测试了 10 例女生，有 9 人达标。问该校这两个专业一年级女生 100m 短跑的达标率是否不同？

本例 $\pi=0.70$，$n=10$，$r=9$，可用程序 9-4 完成。

程序 9-4

```
data prg9_4;
  p01=probbnml(0.7,10,9);
  p02=probbnml(0.7,10,8);
  p0=p01-p02;
  do i=0 to 10;
    p11=probbnml(0.7,10,i);
    p12=probbnml(0.7,10,i-1);
    p1=p11-p12;
    if i=0 then p1=p11;
    if p1<=p0 then output;
  end;
run;
proc means sum;
  var p1;
run;
```

程序说明：首先用函数计算发生例数 ≤9 的累计概率 $p01$，以及发生例数 ≤8 的累计概率 $p02$，$p0$ 就是发生例数 =9 的概率，由于本例是双侧检验，还需要分别计算发生例数 $=i$（$i=0$，1，…，10）的概率，考虑比发生例数 =9 更背离无效假设（即两个专业达标率相同）的事件，即满足 $p1 \leqslant p0$，计算这些事件的概率之和，所得即为无效假设成立的概率。

运行结果为：

Analysis Variable: p1
Sum
0.2995767

结果说明：由于 $P=0.299\,576\,7>0.05$，说明尚不能认为两个样本率的差别有统计学意义，即不能认为两个专业一年级女生 100m 短跑的达标率不同。

四、样本率与总体率的比较（正态近似法）

根据二项分布的性质，当 n 较大、p 和 $1-p$ 均不太小，如 np 和 $n(1-p)$ 均 >5 时，可用正态分布来近似。下例介绍用正态近似法完成样本率和总体率的比较。

例 9-5 已知某疾病采用常规治疗的治愈率约为 45%。现随机抽取 180 例该疾病患者改用新的治疗方法进行治疗，治愈 117 人。问新治疗方法是否比常规治疗方法的效果好？

本例 $\pi=0.45$，$n=180$，$x=117$，可用程序 9-5 完成。

程序 9-5

```
data prg9_5;
  n = 180;
  x = 117;
  pai = 0.45;
  p = x/n;
  u = (p-pai)/sqrt(pai*(1-pai)/n);
  pro = (1-probnorm(abs(u)))*2;
run;
proc print;
  var u pro;
run;
```

程序说明：数据集中 n 为样本例数，x 为治愈例数，pai 为总体率，p 为样本率，u 为检验统计量，pro 为 u 所对应的概率值。这里用到了标准正态函数 probnorm，该函数的用法在大样本资料两个样本均数的比较时已经介绍过了，不再复述。

运行结果：

OBS	u	pro
1	5.39360	6.906E-8

结果说明：u 检验的检验统计量的值为 5.393 60，所对应的 P 值为 6.906×10^{-8}，远远 <0.05，说明样本率和总体率之间的差异有统计学意义，可以认为新治疗方法比常规疗法的效果好。

五、两个样本率比较的 u 检验

两样本率的比较，目的在于对相应的两总体率进行统计推断。可利用样本率的分布近似正态分布，以及两个独立的正态变量之差也服从正态分布的性质，采用正态近似法对两总体率做出统计推断。现以例 9-6 加以说明。

例 9-6　为研究某职业人群颈椎病发病的性别差异，今随机抽查了该职业人群男性 120 人和女性 110 人。发现男性中有 36 人患有颈椎病，女性中有 22 人患有颈椎病。试作统计推断。

程序 9-6

```
data prg9_6;
  n1 = 120;
  n2 = 110;
  x1 = 36;
  x2 = 22;
```

```
  p1 = x1/n1;
  p2 = x2/n2;
  pc = (x1+x2)/(n1+n2);
  sp = sqrt(pc*(1-pc)*(1/n1+1/n2));
  u = (p1-p2)/sp;
  p = (1-probnorm(abs(u)))*2;
  format u p 8.4;
run;
proc print;
  var pc sp u p;
run;
```

程序说明：数据集中 $n1$ 和 $n2$ 分别为男性和女性的调查人数，$x1$ 和 $x2$ 分别为患病人数，pc 为总发病率，$p1$ 和 $p2$ 表示男性和女性各自的发病率，sp 为合并标准误，u 为统计量，p 为 u 所对应的概率值。

运行结果：

Obs	pc	sp	u	p
1	0.25217	0.057323	1.7445	0.0811

结果说明：由于本例检验统计量 $u=1.744\ 5$，$P=0.081\ 1>0.05$，说明两个样本率的差别无统计学意义，所以尚不能认为该职业人群颈椎病的发病有性别差异。

第二节　Poisson 分布

SAS 提供的 poisson(λ, n) 函数是 Poisson 分布的概率函数，其中 λ 为总体均数，n 为已知的发生情况，该函数根据可 λ 和 n 计算得到来自 Poisson 分布的随机变量 $\leq n$ 的概率。利用该函数可对服从 Poisson 分布的数据进行分析。

一、样本均数与总体均数比较（直接法）

例 9-7　一般人群先天性心脏病的发病率约为 8‰，某研究者为探讨母亲吸烟是否会增大其子女的先天性心脏病的发病危险。现对一群 20~25 岁有吸烟嗜好的孕妇进行了生育观察，在她们生育的 120 例子女中，经筛查有 4 人患先天性心脏病。试作统计推断。

程序 9-7

```
data prg9_7;
  n = 120;
  pai = 0.008;
```

```
    x = 4;
    lam = n*pai;
    p = 1-poisson(lam,x-1);
run;
proc print;
    var p;
run;
```

程序说明：数据集中的变量 n 表示样本的例数，变量 pai 为已知的总体率，变量 x 为实际发生例数，变量 lam 为根据样本例数和已知发生率计算得到的理论发生例数，由于需计算发生例数 ≥4 的概率，所以用 poisson 函数可得到 ≤3 的累计概率，再用 1 减去该累计概率就能得到所求的概率。

运行结果：

OBS	P
1	0.016633

结果说明：本例 P=0.016 633<0.05，说明样本与总体的差别有统计学意义，可以认为母亲吸烟会增大其子女的先天性心脏病的发病危险。

二、样本均数与总体均数比较（正态近似法）

根据 Poisson 分布的性质，当 λ≥20 时，可用正态分布来近似。下例介绍用正态近似法完成样本均数和总体均数的比较。

例 9-8　有研究表明，一般人群精神发育不全的发生率约为 3‰，现调查了有亲缘血统婚配关系的后代 25 000 人，发现 123 人精神发育不全，问有亲缘血统婚配关系的后代其精神发育不全的发生率是否要高于一般人群？

本例 π=0.003，n=25 000，x=123，可用程序 9-8 完成。

程序 9-8

```
data prg9_8;
    n = 25000;
    x = 123;
    pai = 0.003;
    lam = n*pi;
    u = (x-lam)/sqrt(lam);
    p = 1-probnorm(abs(u));
run;
```

```
proc print;
    var lam u p;
run;
```

程序说明：数据集中的 n 为样本例数，x 为发生例数，pai 为总体率，lam 为根据样本例数和总体率计算得到的理论发生例数，u 为检验统计量，p 为 u 所对应的概率值。

运行结果：

Obs	lam	u	p
1	75	5.54256	1.4904E-8

结果说明：u 检验的检验统计量的值为 5.542 56，所对应的 P 值为 $1.490\,4 \times 10^{-8}$，远远 <0.05，说明样本率和总体率之间的差异有统计学意义，可认为有亲缘血统婚配关系的后代其精神发育不全的发生率高于一般人群。

三、两个样本均数比较（两个样本观察单位相同）

例 9-9　某卫生检疫机构对两种纯净水各抽验了 1ml 水样，分别培养出大肠杆菌 4 个和 7 个，试比较这两种纯净水中平均每毫升所含大肠杆菌数有无差异？

本例用 Poisson 分布的性质进行两个样本均数的比较，采用正态近似法，此时两样本观察单位相同。

程序 9-9

```
data prg9_9;
    x1 = 4;
    x2 = 7;
    u = (abs(x1-x2)-1)/sqrt(x1+x2);
    p = (1-probnorm(u))*2;
run;
proc print;
    var u p;
run;
```

程序说明：数据集中 $x1$ 和 $x2$ 为两个样本均数，u 为检验统计量，由于所得的样本均数均 <20，故在计 u 值时采用校正公式，p 为 u 值所对应的概率。

运行结果：

OBS	u	p
1	0.60302	0.54649

结果说明：本例 u 检验的统计量 $u=0.603\,02$，$P=0.546\,49>0.05$，说明两个样本均数的差异无统计学意义，尚不能认为这两种纯净水中平均每毫升所含大肠杆菌数有差异。

四、两个样本均数比较（两个样本观察单位不同）

例 9-10　某研究者为了分析一种罕见的非传染性疾病发病的地域差异，对甲地区连续观察了四年，发现有 32 人发病；对乙地区连续观察了三年，发现有 12 人发病。假定甲、乙两地区在观察期内的人口构成相同，人口基数相近且基本不变，试作统计推断。

本例疾病的发病人数服从 Poisson 分布，但两个样本观察单位不同，对甲地区连续观察了四年（$n1=4$），而对乙地区只连续观察了三年（$n2=3$），故用程序 9-10 完成。

程序 9-10

```
data prg9_10;
   x1 = 32;
   x2 = 12;
   n1 = 4;
   n2 = 3;
   u = (x1/n1-x2/n2)/sqrt(x1/n1**2+x2/n2**2);
   p = (1-probnorm(abs(u)))*2;
run;
proc print;
   var u p;
run;
```

程序说明：数据集中的 $x1$ 和 $x2$ 为样本发生例数，$n1$ 和 $n2$ 为观察年数，u 和 p 分别为 u 检验中的检验统计量和概率。

运行结果：

OBS	u	p
1	2.19089	0.02846

结果说明：本例 u 检验的 $u=2.190\,89$，$P=0.028\,46<0.05$，说明甲乙两地该种疾病发生的总体均数之间的差异有统计学意义，可以认为该种疾病的发病存在地域性差异。

第三节　负二项分布中的参数估计

负二项分布（negative binomial distribution）是一种离散型分布，常用于描述生物的群聚性，在毒理学的显性致死试验或致癌试验中也都有应用。二项分布中的 n 是固定的，当 n 不固定，并用 $x+k$ 来替换 n 后，所得到的在 $x+k$ 次试验中得到此种结果恰为 k 次的概率，这时的概率函数就是负二项分布，所以 k 是负二项分布中的一个重要的参数。计算参数 k 的常用方法有动差法、频数法、零频数法、最大似然法等。这里介绍相对较为简单的动差法，见例 9-11。

例 9-11　在研究某种毒物的致死作用时，对 60 只小白鼠进行了显性致死试验，得到数据资料见表 9-1。若该样本计数服从负二项分布，试估计其参数 μ 和 k。

程序 9-11

```
data prg9_11;
   input x f @@;
datalines;
0 30 1 14 2 8 3 4 4 2 5 0 6 2
;
run;
proc univariate;
   var x;
   freq f;
   output out = mv2 mean = mu var = v;
run;
data k;
   set mv2;
   k = mu**2/(v-mu);
proc print;
   var mu k;
run;
```

表 9-1　不同胚胎死亡数的雌鼠数分布情况

胚胎死亡数	0	1	2	3	4	5	6	合计
观察雌鼠数	30	14	8	4	2	0	2	60

程序说明：数据集中的 x 和 f 分别表示胚胎死亡数和雌鼠数，首先通过 univariate 过程计算均数和方差，并将该两项指标输出到 mv2 数据集中，再用数据集 k 调用 mv2 的内容，用专用公式计算 k 的值。

运行结果：

OBS	mu	k
1	1.03333	1.03333

结果说明：univariate 过程的输出结果不再叙述，最后输出的两个参数分别为 $\mu=1.033\,33$，$k=1.033\,33$。

第四节　拟合优度检验

医学研究中常需推断某现象的频数分布是否服从某一理论分布，如正态性检验就是推断某资料是否服从正态分布的一种检验方法，而且只适用于正态分布。而要推断资料是否服从二项分布、Poisson 分布或负二项分布等则需用到 χ^2 检验。因为 Pearson χ^2 值能反映实际频数和理论频数的吻合程度，所以 χ^2 检验可用于推断频数分布的拟合优度（Goodness of fit）。现以例 9–12 为例，说明如何用 SAS 程序进行 Poisson 分布的拟合优度检验。

例 9-12　观察某克山病区克山病患者的空间分布情况。调查者将该地区划分为 279 个取样单位，统计各取样单位历年累计病例数，资料见表 9–2。问此资料是否服从 Poisson 分布？

表 9-2　某克山病区克山病患者的空间分布情况

取样单位内病例数	观察频数
0	26
1	51
2	75
3	63
4	38
5	17
6	5
7	3
≥8	1
合计	279

程序 9-12

```
data prg9_12;
  input x f @@;
  t = x*f;
datalines;
0 26 1 51 2 75 3 63 4 38 5 17 6 5 7 3 8 1
;
run;
proc means sum noprint;
  var t f;
  output out = b sum = sumt sumf;
run;
data c;
  set b;
  do x = 0 to 8;
    lamda = sumt/sumf;
    output;
  end;
run;
data d;
  merge prg9_12 c;
  by x;
run;
data e;
  set d;
  if x = 0 then p = poisson(lamda,0);
  if x>0 and x<8 then p = poisson(lamda,x)- poisson(lamda,x-1);
  if x = 8 then p = 1-poisson(lamda,x-1);
  retain chisq o p 0;
  t1 = sumf*p;
  chisq = ((f-t1)**2)/t1;
run;
proc means sum noprint;
  var chisq;
  output out = f sum = sumchi;
run;
data g;
  set f;
  p_chi = 1-probchi(sumchi,8);
run;
proc print;
  var sumchi p_chi;
run;
```

程序说明：首先建立数据集 prg9_12，其中拥有两个变量 x 和 f，变量 x 表示取样单位内的病例数，变量 f 为发生病例数的频数。另外产生一个变量 t，该变量表示取样单位内的总发病人数。

然后对该数据集用 means 过程计算总发病人数和总人数，并将这两个统计量输出到数据集 b 中。

创建数据集 c，调用数据集 b，计算总发病率（lamda），并用 do-end 语句产生 x 变量，该变量的值从 0 到 8，所以此时数据集 c 中有四个变量：总发病人数（sumt）、总人数（sumf）、总发病率（lamda）和 x（单位病例数），观测数有 9 例，这 9 例观测变量 x 的值从 0 到 8，其他变量值都相同。

将数据集 prg9_12 和 c 以 x 为关键变量进行合并，产生数据集 d。

再建数据集 e，调用数据集 d，根据数据集 d 的变量 x 的数值产生每个 x 值的 Poisson 的概率值（P）。然后通过 Poisson 的概率值计算每个单位病例数的理论发病人数（t1），从而计算出各单位病例数所对应的 χ^2 值（chisq）。

用 means 过程计算 χ^2 值的总和（sumchi），并将结果输出到数据集 f。

另建立数据集 g，调用数据集 f，根据 χ^2 值的合计，用 probchi 函数计算出该 χ^2 值所对应的 P 值（p_chi），最后将结果输出到 Output 窗口。

运行结果：

OBS	sumchi	P
1	2.49494	0.96197

结果说明：本例 $\chi^2 = 2.494\,94$，$P = 0.961\,97 > 0.05$，说明该克山病区克山病患者的空间分布服从 Poisson 分布。

第五节　Poisson 回归和负二项回归

Poisson 回归主要用于单位时间，单位面积，单位空间内某事件发生数的影响因素分析。对于以人群为基础的稀有疾病如肿瘤或卫生事件等资料，宜用 Poisson 回归分析。

例 9-13　某研究者为检查某冶炼厂的砷暴露与因呼吸道疾病死亡之间的关系，对该厂 1978—2009 年的职工进行了回顾性队列研究，结果见表 9-3。请对该资料进行分析。

程序 9-13

```
data   prg9_13;
  input agegr$  arsenic  personyrs  n @@;
    arsenic1 = (arsenic = '1');
    agegr2 = (agegr = '50-59');
    agegr3 = (agegr = '60-69');
    agegr4 = (agegr = '>=70');
    ln = log(personyrs);
datalines;
    40-49    0    38336.7    14
    40-49    1    11026.1    7
    50-59    0    31019.1    38
    50-59    1    10792.1    42
    60-69    0    17495.5    58
    60-69    1    6897.9     59
    >=70     0    6842.4     41
    >=70     1    2580.9     17
;
run;
proc   genmod;
model n = arsenic1 agegr2-agegr4/link = log
dist = poisson offset = ln lrci scale = deviance;
run;
```

表 9-3　某冶炼厂 1978—2009 年职工因呼吸道疾病死亡情况

年龄/岁（agegr）	死亡数（n）		观察人年数（personyrs）	
	无砷暴露（arsenic=0）	有砷暴露（arsenic=1）	无砷暴露（arsenic=0）	有砷暴露（arsenic=1）
40~49	14	7	38 336.7	11 026.1
50~59	38	42	31 019.1	10 792.1
60~69	58	59	17 495.5	6 897.9
≥70	41	17	6 842.4	2 580.9

程序说明：建数据库，各变量含义见表 9-3；*arsenic*1 和 *agegr*2~*agegr*4 分别为 arsenic 和 age 的哑变量，对照组分别是 arsenic=0，agegr1='40-49'；ln=log（personyrs）表示对观察单位（personyrs）起自然对数。用"proc genmod;"调用 genmod 过程。model 语句中先放置结局变量，等号右边放入解释变量。"dist=poisson"假设资料为 Poisson 分布，"offset=ln"表示观察单位的自然对数是结局变量计数时的分母，"link=log"指定连接函数为对数函数，"lrci"表示输出参数估计值的置信区间。

运行结果：

（第一部分）

Model Information

DataSet	WORK.PRGY_1
Distribution	Poisson
Link Function	Log
DependentVariable	n
OffsetVariable	ln

Number of Observations Read　8

Number of Observations Used　8

（第二部分）

Criteria For Assessing Goodness Of Fit

Criterion	DF	Value	Value/DF
Deviance	3	9.9303	3.3101
Scaled Deviance	3	3.0000	1.0000
Pearson Chi-Square	3	9.6924	3.2308
Scaled Pearson X2	3	2.9281	0.9760
Log Likelihood		223.9551	
Full Log Likelihood		−25.6710	
AIC (smaller is better)		61.3419	
AICC (smaller is better)		91.3419	
BIC (smaller is better)		61.7391	

（第三部分）

Analysis Of Maximum Likelihood Parameter Estimates

Parameter	DF	Estimate	Standard Error	Likelihood Ratio 95% Confidence Limits		Chi-Square	Pr>ChiSq
Intercept	1	−8.0086	0.4063	−8.9168	−7.2980	388.46	<.0001
arsenic1	1	0.8109	0.2202	0.3747	1.2412	13.56	0.0002
agegr2	1	1.4702	0.4462	0.6558	2.4360	10.86	0.0010
agegr3	1	2.3661	0.4315	1.5898	3.3106	30.07	<.0001
agegr4	1	2.6238	0.4636	1.7639	3.6148	32.03	<.0001
Scale	0	1.8194	0.0000	1.8194	1.8194		

NOTE: The scale parameter was estimated by the square root of DEVIANCE/DOF.

结果说明：第一部分描述各种设定，即假定资料分布（Poisson）、Link Function（Log）、Outcome（n）以及 Offset 变量，最后是读入的观察值数，以及解释变量分组说明。

第二部分提供拟合优度检验结果，这些统计量有助于与其他 model 比较时，以挑选最适合的 model。该表显示 Scaled deviance 为 3、DF 为 3，所对应的 χ^2 统计量查表得 P=0.76，说明该 model 拟合较好。

第三部分是参数估计结果，提供了回归系数、标准误、置信区间、χ^2 值以及 P 值。本例说明砷暴露组因呼吸道疾病死亡的风险是非暴露组的

2.25 倍（$P<0.05$）；随年龄增加，因呼吸道疾病死亡风险越来越大。

Poisson 分布特性之一是它的平均数等于方差。在某些情况下会发生方差大于平均数，就是所谓的 over dispersion，表示 Poisson 回归不适合该资料，宜选用负二项回归分析。

例 9-14 某学者为了检查居住地类型与蚊虫幼虫滋生的关系，对 299 个不同居住地的家庭进行调查，结果见表 9-4。请对该资料进行分析。

表 9-4 不同居住地家庭蚊虫幼虫滋生情况

| 受滋生的容器数（containers） | 不同居住地家庭数（f） | | | |
	农村（rural）	城市贫民区（slum）	城市（urban）	合计
0	136	38	67	241
1	23	8	5	36
2	10	2	0	12
3	5	0	0	5
4	2	0	0	2
5	1	0	0	1
6	1	0	0	1
11	1	0	0	1
合计	179	48	72	299

程序 9-14

```
data  prg9_14;
   Input  place$  outcome  f @@;
      place2=(place='slum');
```

```
      place3=(place='urban');
   datalines;
   rural    0    136
   rural    1    23
   rural    2    10
   rural    3    5
   rural    4    2
   rural    5    1
   rural    6    1
   rural    11   1
   slum     0    38
   slum     1    8
   slum     2    2
   urban    0    67
   urban    1    5
;
proc  genmod;
   freq f;
   model   outcome = place2-place3/link = log   DIST = nb
LRCI noscale;
run;
proc  genmod;
   freq f;
   model   outcome = place2-place3/link = log   DIST = nb
LRCI;
run;
```

程序说明：建立数据库，设置哑变量。model 语句中 "dist=nb" 假设资料为负二项分布，"noscale" 表示检验 overdispersion 的 lagrange 乘子统计量将被计算，其他选项同 Poisson 回归。

运行结果：

（第一部分）

Lagrange Multiplier Statistics

Parameter	Chi-Square	Pr>ChiSq
Dispersion	17.3553	<.0001

（第二部分）

Criteria For Assessing Goodness Of Fit

Criterion	DF	Value	Value/DF
Deviance	296	156.3723	0.5283
Scaled Deviance	296	156.3723	0.5283
Pearson Chi-Square	296	297.7752	1.0060
Scaled Pearson X2	296	297.7752	1.0060

Log Likelihood		−156.6124
Full Log Likelihood		−209.1141
AIC (smaller is better)		426.2283
AICC (smaller is better)		426.3643
BIC (smaller is better)		441.0300

（第三部分）

Analysis Of Maximum Likelihood Parameter Estimates

Parameter	DF	Estimate	Standard Error	Likelihood Ratio 95% Confidence Limits		Chi-Square	Pr>ChiSq
Intercept	1	−0.7100	0.1731	−1.0489	−0.3603	16.82	<.0001
place2	1	−0.6762	0.4274	−1.5338	0.1692	2.50	0.1136
place3	1	−1.9572	0.5256	−3.0991	−0.9946	13.87	0.0002
Dispersion	1	3.3304	0.8477	1.9757	5.4061		

NOTE: The negative binomial dispersion parameter was estimated by maximum likelihood.

结果说明：结果分为三部分。

第一部分输出 Lagrange 乘子统计量的结果。结果显示该资料存在 Overdispersion 现象。因此，不设置"noscale"选项，即不固定离散参数，采用最大似然法估计。

第二部分显示拟合优度检验结果。结果显示 Scaled deviance 为 156.3723，Pearson Chi-Square 为 297.7752，DF 为 296，所对应的 χ^2 统计量查表得到 $P>0.1$，即该 model 拟合较好。

第三部分是参数估计结果。本例说明，城市和城市贫民区家庭滋生蚊虫幼虫机会都低于农村家庭，但是只有城市家庭与农村家庭的差异有统计学意义。

（王彤 陈琪）

第十章　非参数统计方法

非参数统计方法不是对原始变量值进行处理,而是将原始变量值进行转换,再对转换后的数据进行处理,因而无需像参数统计方法那样考虑原始变量值的分布情况,如是否满足正态性和方差齐性等,它几乎可对任何类型的资料进行处理。这里主要介绍将原始变量值进行秩转换后的非参数统计方法,通常采用 npar1way 过程,另外 univariate 和 freq 过程也可以对秩转换的变量进行处理。

第一节　配对资料的比较

前面介绍了配对设计资料的两样本均数比较的 t 检验,该类型的资料如不满足正态性的要求,则可以用非参数方法中的符号秩和检验、符号检验等方法检验。univariate 过程既可用于配对样本差值的中位数和 0 的比较,也可用于单个样本中位数和总体中位数的比较。下面以例 10-1、例 10-2 为例说明。

例 10-1　对 12 份血清分别用原方法(检测时间 20min)和新方法(检测时间 10min)测谷丙转氨酶含量,结果见表 10-1。问两法所得结果有无差别?

表 10-1　12 份血清用原法和新法测血清谷丙转氨酶（nmol·S⁻¹·L⁻¹）的比较

编号	1	2	3	4	5	6
原法	60	142	195	80	242	220
新法	76	152	243	82	240	220
编号	7	8	9	10	11	12
原法	190	25	198	38	236	95
新法	205	38	243	44	190	100

nmol·S⁻¹·L⁻¹:改良穆氏法单位

程序 10-1

```
data prg10_1;
  input x1 x2 @@;
  d = x1-x2;
datalines;
 60   76 142 152 195 243 80 82 242 240 220 220
190 205  25  38 198 243 38 44 236 190  95 100
;
run;
proc univariate data = prg10_1;
  var d;
run;
```

程序说明:该数据集的创建过程与配对设计资料两样本均数比较的 t 检验相同。

运行结果:

Tests for Location: Mu0=0				
Test		Statistic		p Value
Student's t	t	−1.3598	Pr>|t|	0.2011
Sign	M	−3.5	Pr >= |M|	0.0654
Signed Rank	S	−21.5	Pr >= |S|	0.0566

结果说明:运行结果分为五部分,即矩、基本统计测度、位置检验、分位数、极值观测。其中需重点考察的为第三部分(位置检验),符号检验和符号秩检验的结果。本例符号秩检验的结果,统计量 S 为 −21.5,对应的 P 值为 0.056 6>0.05,说明两种方法检测谷丙转氨酶的结果差别无统计学意义。符号检验的结果,统计量 M 为 −3.5,所对应的 P 值为 0.065 4,结论同上。

例 10-2　已知某地正常人尿氟含量的中位数为 45.30μmol/L。今在该地某厂随机抽取 12 例工人,测得尿氟含量分别为 44.21,45.30,46.39,49.47,51.05,53.16,53.26,54.37,57.16,67.37,71.05,87.37μmol/L。问该厂工人的尿氟含量是否高于当地正常人的尿氟含量?

程序 10-2

```
data prg10_2;
   input x1 @@;
datalines;
44.21    45.30    46.39    49.47    51.05    53.16
53.26    54.37    57.16    67.37    71.05    87.37
;
run;
proc univariate data = prg10_2 mu0 = 45.30;
   var x1;
run;
```

程序说明：变量 $x1$ 为 12 例工人的尿氟含量。proc univariate 语句后的 mu0=45.30 用来指定 univariate 过程对样本进行分布位置的假设检验时的位置参数（即本例中的总体中位数），以便进行样本均数和指定值之间的假设检验。

运行结果：

Tests for Location: Mu0=45.3			
Test	Statistic		p Value
Student's t	t	3.110474	Pr>|t| 0.0099

Sign	M	4.5	Pr >= |M|	0.0117
Signed Rank	S	31.5	Pr >= |S|	0.0029

结果说明：结果形式和程序 10-1 的结果形式相同，需考察的为第三部分（位置检验）结果。本例符号秩检验的结果，统计量 S 为 31.5，对应的双侧 P 值为 0.002 9，单侧 P 值为 0.001 4 $P<0.05$，说明该厂工人的尿氟含量高于当地正常人的尿氟含量。

第二节 成组资料的比较

现以例 10-3 为例，说明成组设计资料两样本比较的 Wilcoxon 秩和检验。

例 10-3 对 10 例肺癌患者和 12 例硅沉着病 0 期工人用 X 线检查测量肺门横径右侧距（RD 值），结果见表 10-2。问肺癌患者的 RD 值是否高于硅沉着病 0 期工人的 RD 值？

表 10-2 肺癌患者和硅沉着病 0 期工人的 RD 值比较　　　　　　　　单位：cm

编号	1	2	3	4	5	6	7	8	9	10	11	12
肺癌患者	2.78	3.23	4.20	4.87	5.12	6.21	7.18	8.05	8.56	9.60		
硅沉着病 0 期工人	3.23	3.50	4.04	4.15	4.28	4.34	4.47	4.64	4.75	4.82	4.95	5.10

程序 10-3

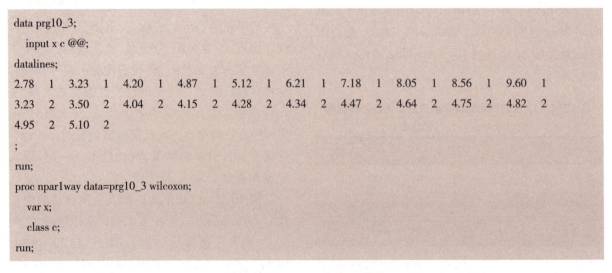

```
data prg10_3;
   input x c @@;
datalines;
2.78  1  3.23  1  4.20  1  4.87  1  5.12  1  6.21  1  7.18  1  8.05  1  8.56  1  9.60  1
3.23  2  3.50  2  4.04  2  4.15  2  4.28  2  4.34  2  4.47  2  4.64  2  4.75  2  4.82  2
4.95  2  5.10  2
;
run;
proc npar1way data=prg10_3 wilcoxon;
   var x;
   class c;
run;
```

程序说明：该资料编制成的数据集格式和成组资料两样本均数比较的 t 检验相同，非参数统计方法可用 npar1way 过程，本例是做 Wilcoxon 秩和检验，可加上选项 wilcoxon。

运行结果：

（第一部分）

Wilcoxon Scores (Rank Sums) for Variable x

Classified by Variable c

c	N	Sum of Scores	Expected Under H0	Std Dev Under H0	Mean Score
1	10	141.50	115.0	15.161469	14.150000
2	12	111.50	138.0	15.161469	9.291667

Average scores were used for ties.

（第二部分）

Wilcoxon Two-Sample Test

Statistic	141.5000

Normal Approximation

Z	1.7149
One-Sided Pr> Z	0.0432
Two-Sided Pr>|Z|	0.0864

t Approximation

One-Sided Pr> Z	0.0505
Two-Sided Pr>|Z|	0.1011

Z includes a continuity correction of 0.5.

（第三部分）

Kruskal-Wallis Test

Chi-Square	3.0550
DF	1
Pr>Chi-Square	0.0805

结果说明：整个结果可分为三个部分。

第一部分给出了原始变量值进行秩转换后的秩得分值的一些简单描述性统计量，包括组别（c）、例数（N）、秩得分的和（Sum of Scores）、在假设检验条件下的期望值（Expected Under H_0）和标准差（Std Dev Under H_0），以及平均秩得分（Mean Score）。

第二部分为 Wilcoxon 两样本检验正态近似法的结果，涉及的统计量有较小样本的秩和（Statistic）、正态近似法检验的 u 值（Z）和检验统计量所对应的 P 值（One-Sided Pr>Z，Two-Sided Pr>|Z|）。本例为单侧检验，Statistic 为 141.500 0，Z=1.714 9，单侧 P 值为 0.043 2 $P<0.05$，可以认为肺癌患者的 RD 值高于硅沉着病 0 期工人的 RD 值。

第三部分为 Kruskal-Wallis 检验的结果，该检验对两组样本和多组样本都适用，本例 χ^2=3.055 0，双侧 P 值为 0.080 5，则单侧 P 值为 0.040 3 $P<0.05$，结论同上。

第三节　两组等级资料的比较

当两个样本的变量值是等级数据时，也可以用 npar1way 过程进行检验。以例 10-4 为例说明。

例 10-4　某医院用中草药治疗两种不同类型小儿肺炎的疗效见表 10-3，问：该药对两种类型肺炎患者的疗效是否不同？

表 10-3　某医院用中草药治疗两种
不同类型小儿肺炎的疗效比较

疗效	不同类型肺炎患病人数	
	病毒性肺炎	细菌性肺炎
控制	65	42
显效	18	6
有效	30	23
无效	13	11

程序 10-4

```
data prg10_4;
   input c g f @@;
datalines;
1 1 65 1 2 18 1 3 30 1 4 13 2 1 42 2 2 6 2 3 23 2 4 11
;
run;
proc npar1way data=prg10_4 wilcoxon;
   freq f;
   var g;
   class c;
run;
```

程序说明：在数据集 prg10_4 中有三个变量，其中变量 c 表示分组变量，变量 g 为等级变量，变量 f 为每组中某个等级出现的频数。npar1way 过程将对等级变量的变量值进行评分，再按分组变量进行检验。

运行结果：

（第一部分）

Wilcoxon Scores (Rank Sums) for Variable g

Classified by Variable c

c	N	Sum of Scores	Expected Under H0	Std Dev Under H0	Mean Score
1	126	12955.50	13167.0	389.776482	102.821429
2	82	8780.50	8569.0	389.776482	107.079268

Average scores were used for ties.

（第二部分）

Wilcoxon Two-Sample Test

Statistic	8780.5000

Normal Approximation

Z	0.5413
One-Sided Pr> Z	0.2941
Two-Sided Pr>|Z|	0.5883

t Approximation

One-Sided Pr> Z	0.2944
Two-Sided Pr>|Z|	0.5889

Z includes a continuity correction of 0.5.

（第三部分）

Kruskal-Wallis Test

Chi-Square	0.2944
DF	1
Pr>Chi-Square	0.5874

结果说明：结果形式和程序 10-3 的结果形式一样，本例正态近似法的检验结果为：Statistic= 8 780.500 0，$Z=0.541\ 3$，$P=0.588\ 3>0.05$，Kruskal-Wallis 法的检验结果为：$\chi^2=0.294\ 4$，$P=0.587\ 4>0.05$，两种方法都说明尚不能认为该医院用中草药治疗两种不同类型小儿肺炎的疗效有差别。

第四节 完全随机设计 资料的比较

完全随机设计资料多组样本比较的非参数统计方法计算过程在 SAS 中和两组比较的方法是相同的，但要使用 Kruskal-Wallis 检验的结果。Kruskal-Wallis 检验用于推断计量资料或等级资料的多个独立样本所来自的多个总体分布是否有差别。

例 10-5 比较小白鼠接种三种不同菌型伤寒杆菌 9D、11C 和 DSC$_1$ 后存活天数，结果见表 10-4。问小白鼠接种三种不同菌型伤寒杆菌的存活天数有无差别？

表 10-4 小白鼠接种三种不同菌型伤寒杆菌的存活天数比较

编号	1	2	3	4	5	6	7	8	9	10	11
9D	2	2	2	3	4	4	4	5	7	7	
11C	5	5	6	6	6	7	8	10	12		
DSC$_1$	3	5	6	6	6	7	7	9	10	11	11

程序 10-5

```
data prg10_5;
    input x c @@;
datalines;
2 1 2 1 2 1 3 1 4 1 4 1 4 1  5 1  7 1  7 1
5 2 5 2 6 2 6 2 6 2 7 2 8 2 10 2 12 2
3 3 5 3 6 3 6 3 6 3 7 3 7 3  9 3 10 3 11 3 11 3
;
run;
proc npar1way data = prg10_5 wilcoxon;
    var x;
    class c;
run;
```

程序说明:数据集中的两个变量 x 和 c 分别表示小鼠存活天数和伤寒杆菌的菌型,1 为 9D 型,2 为 11C 型,3 为 DSC_1 型。

运行结果:

```
            Wilcoxon Scores (Rank Sums) for Variable x
                      Classified by Variable c
                 Sum of     Expected       Std Dev        Mean
  c    N        Scores     Under H0       Under H0       Score
  1   10          84.0       155.00      22.537325    8.400000
  2    9         169.0       139.50      21.908784   18.777778
  3   11         212.0       170.50      23.038835   19.272727
            Average scores were used for ties.


                      Kruskal-Wallis Test
             Chi-Square              9.9405
             DF                           2
             Pr>Chi-Square           0.0069
```

结果说明:结果形式和程序 10-5 的形式一样,本例 Kruskal-Wallis 检验结果为 $\chi^2=9.940\,5$,$P=0.006\,9<0.05$,表明小白鼠接种三种不同菌型伤寒杆菌的存活天数有差别。

下面以例 10-6 为例,说明频数表资料和等级资料的多个样本比较。

例 10-6 某医院用三种方案治疗急性无黄疸型病毒肝炎 254 例,观察结果见表 10-5,问:三种方案的疗效有无差别?

表 10-5　三种方案治疗急性无黄疸型病毒肝炎疗效比较

疗效	西药组患者数	中药组患者数	中西医结合组患者数
无效	49	45	15
好转	31	9	28
显效	5	22	11
痊愈	15	4	20

程序 10-6

```
data prg10_6;
   input c g f @@;
datalines;
1 1 49 1 2 31 1 3 5 1 4 15 2 1 45 2 2 9 2 3 22 2 4 4 3 1 15 3 2 28 3 3 11 3 4 20;
run;
proc npar1way data = prg10_6 wilcoxon;
   freq f;
   var g;
   class c;
run;
```

程序说明:数据集建立过程与程序 10-4 两组等级资料比较的过程类似,不同之处在于分组变量 c 由两组增加为三组。

运行结果:

```
            Wilcoxon Scores (Rank Sums) for Variable g
                      Classified by Variable c
                 Sum of        Expected        Std Dev          Mean
  c     N       Scores        Under H0        Under H0         Score
  1   100     11651.00        12750.0       541.140623    116.510000
  2    80      9029.50        10200.0       514.481063    112.868750
  3    74     11704.50         9435.0       503.270981    158.168919
            Average scores were used for ties.


                      Kruskal-Wallis Test
             Chi-Square              20.4576
             DF                            2
             Pr>Chi-Square          <0.0001
```

结果说明：结果形式和程序 10-5 的形式一样，但变量 c 有三个类别。本例 Kruskal-Wallis 检验结果为 $\chi^2=20.457\ 6$，$P<0.000\ 1$，表明三种方案治疗急性无黄疸型病毒肝炎疗效差别有统计学意义。

第五节　随机区组设计资料的比较

Friedman 检验可以用于推断随机区组设计的多个相关样本所来自的多个总体分布是否有差别。现以例 10-7 为例说明。

例 10-7　8 例受试对象在相同实验条件下分别接受 4 种不同频率声音的刺激，他们的反应率（%）资料见表 10-6。问 4 种频率声音刺激的反应率是否有差别？

表 10-6　8 例受试对象对 4 种不同频率声音刺激的反应率比较

单位：%

受试编号	频率 A	频率 B	频率 C	频率 D
1	8.4	9.6	9.8	11.7
2	11.6	12.7	11.8	12.0
3	9.4	9.1	10.4	9.8
4	9.8	8.7	9.9	12.0
5	8.3	8.0	8.6	8.6
6	8.6	9.8	9.6	10.6
7	8.9	9.0	10.6	11.4
8	7.8	8.2	8.5	10.8

程序 10-7

```
data prg10_8;
   input x a b @@;
datalines;
 8.4  1  1   9.6  2  1   9.8  3  1  11.7  4  1  11.6  1  2
12.7  2  2  11.8  3  2  12.0  4  2   9.4  1  3   9.1  2  3
10.4  3  3   9.8  4  3   9.8  1  4   8.7  2  4   9.9  3  4
12.0  4  4   8.3  1  5   8.0  2  5   8.6  3  5   8.6  4  5
 8.6  1  6   9.8  2  6   9.6  3  6  10.6  4  6   8.9  1  7
 9.0  2  7  10.6  3  7  11.4  4  7   7.8  1  8   8.2  2  8
 8.5  3  8  10.8  4  8
;
run;
proc freq data = prg10_8;
   tables b*a*x/scores = rank cmh2;
run;
```

程序说明：数据集包含三个变量，其中变量 x 为反应率，变量 a 为频率分组，变量 b 为受试者编号。Friedman 检验可用 freq 过程实现，在 tables 语句后面加上选项 scores=rank，表示按 Friedman 法编秩，而最后计算的统计量为 cmh 统计量的第二个结果，所以需加上选项 cmh2。

运行结果：

	Cochran-Mantel-Haenszel Statistics (Based on Rank Scores)			
Statistic	Alternative Hypothesis	DF	Value	Prob
1	Nonzero Correlation	1	15.0722	0.0001
2	Row Mean Scores Differ	3	15.1519	0.0017
	Total Sample Size = 32			

结果说明：输出结果中关键是 cmh 检验的结果，本例 cmh 统计量第二个结果的值为 15.151 9，所对应的 $P=0.001\ 7<0.05$，说明各个频率组反应率之间的差异有统计学意义。

第六节　npar1way 过程常用选项和语句

运用 npar1way 过程进行非参数检验时，可根据需求增加一些选项或语句，使得到的结果更加符合用户的要求。

一、npar1way 过程的基本格式

proc npar1way < 选项 >；
　by 变量名；
　class 变量名；
　freq 变量名；
　var 变量名；
run；

二、npar1way 过程的常用选项

anova 选项：针对原始数据集执行标准方差分析。

三、npar1way 过程的常用语句

by 语句：用于按照某个变量的不同取值，分别进行 npar1way 过程分析。
class 语句：指定一个且只能一个分类变量。
var 语句：命名要分析的变量。

（伍亚舟　赵艳芳）

第十一章 协方差分析

在方差分析中,当存在一个影响处理效应,而且难以进行人为控制的因素时,该因素被称为协变量。协方差分析可以消除协变量对处理效应的影响,将不同处理的处理效应真正地显现出来。它是一种将直线回归分析和方差分析结合起来的统计方法,其目的是把与变量 Y 有直线关系的变量 X 化成相等后,再检验各组 Y 的修正均数间的差别有无统计学意义。协方差分析根据研究设计的类型可分为完全随机设计资料的协方差分析和随机区组设计资料的协方差分析。该类分析可通过 SAS 系统提供的 glm 过程来完成。

第一节 完全随机设计 资料的协方差分析

完全随机设计是指处理组和对照组的受试对象是完全随机分配的。现以例 11-1 为例,说明完全随机设计资料的协方差分析。

例 11-1 为研究在降血压药物氢氯噻嗪之外增加卡托普利或者硝苯地平能否进一步提高降血压的效果,选择收治 30 例高血压患者,并采用随机对照试验,分为 3 种治疗组,第一组为氢氯噻嗪降压组,第二组为氢氯噻嗪联合卡托普利降压组,第三组为氢氯噻嗪联合硝苯地平降压组,每组 10 例患者,治疗 1 周,主要有效性指标为收缩压。测得每例患者入组前(x)和治疗 1 周后(y)的收缩压(mmHg)见表 11-1,试分析 3 种治疗降收缩压效果是否不同。

程序 11-1

```
data prg11_1;
  input x y c;
cards;
133    139    1
129    134    1
152    136    1
......
188    149    3
158    133    3
167    128    3
```

表 11-1　三组患者治疗前后的收缩压　　　　　　　　　　单位:mmHg

	第一组		第二组		第三组	
	$x1$	$y1$	$x2$	$y2$	$x3$	$y3$
1	133	139	147	137	163	132
2	129	134	129	120	168	143
3	152	136	158	141	170	153
4	161	151	164	137	160	145
5	154	147	134	140	196	154
6	141	137	155	144	160	138
7	156	149	151	134	188	157
8	160	145	141	123	188	149
9	165	155	153	142	158	133
10	154	133	140	130	167	128

```
;
proc glm;
    class c;
    model y=x c;
run;
```

程序说明：数据集 prg11_1 中有三个变量，其中变量 c 为分组变量，1 代表第一组（氢氯噻嗪降

压组），2 代表第二组（氢氯噻嗪联合卡托普利降压组），3 代表第三组（氢氯噻嗪联合硝苯地平降压组）；变量 x 为协变量，表示入组前收缩压；变量 y 为分析变量，表示 1 周后的收缩压，也是试验效应变量。在 glm 过程中，将变量 c 指定为分组变量，然后用"model y=x c；"语句定义模型（数据集详见二维码内 prg11_1.sas7bdat）。

运行结果：

Class Level Information

Class	Levels	Values
c	3	1 2 3

Number of Observations Read　30
Number of Observations Used　30

Source	DF	Sum of Squares	Mean Square	F Value	Pr>F
Model	3	1443.265615	481.088538	11.78	<.0001
Error	26	1061.534385	40.828246		
Corrected Total	29	2504.800000			

R-Square	Coeff Var	Root MSE	y Mean
0.576200	4.557559	6.389698	140.2000

Source	DF	Type I SS	Mean Square	F Value	Pr>F
x	1	1057.985182	1057.985182	25.91	<.0001
c	2	385.280433	192.640216	4.72	0.0179

Source	DF	Type III SS	Mean Square	F Value	Pr>F
x	1	1004.065615	1004.065615	24.59	<.0001
c	2	385.280433	192.640216	4.72	0.0179

结果说明：模型方差分析的 $F=11.78$，$P<0.000\,1$，说明模型有统计学意义。分组变量的方差分析表中，变量 c 的 $F=4.72$，$P=0.017\,9$，说明调整协变量后不同组别之间的差异有统计学意义。

如需进行不同组别之间的两两比较，可加上"lsmeans c/tdiff；"语句进行修正均数的描述和比较。

运行结果：

（第一部分）

Least Squares Means

c	y LSMEAN	LSMEAN Number
1	145.559227	1
2	139.386801	2
3	135.653972	3

（第二部分）

Least Squares Means for Effect c
t for H0: LSMean(i)=LSMean(j)/Pr>|t|

Dependent Variable: y

i/j	1	2	3
1		2.145926	2.784614
		0.0414	0.0099
2	−2.14593		0.992288
	0.0414		0.3302
3	−2.78461	−0.99229	
	0.0099	0.3302	

NOTE: To ensure overall protection level, only probabilities associated with pre-planned comparisons should be used.

结果说明：整个结果多了最小平方均数的内容，共分为两部分。

第一部分为修正均数的情况，y LSMEAN 即修正均数的值，LSMEAN Number 表示修正均数所对应的组别。

第二部分为不同组别修正均数两两比较的结果，采用 t for H0：LSMean（i）=LSMean（j）/Pr>|t| 表示采用 t 检验法对不同组别的修正均数进行两两比较，并输出 t 值和 P 值。每两组比较的结果位于行和列的交汇处，如第一组和第二组的比较结果为：$t=2.145\ 926$，$P=0.041\ 4$，说明第一组和第二组降收缩压的差别有统计学意义，氢氯噻嗪降压组高于氢氯噻嗪联合卡托普利降压组。依此类推，可分别分析其他各组两两比较的结果，最后可得到如下结论：治疗 1 周后，氢氯噻嗪降压组的收缩压最高，氢氯噻嗪联合卡托普利降压组次之，氢氯噻嗪联合硝苯地平降压组最低。

第二节　随机区组设计资料的协方差分析

处理组和对照组的受试对象按区组匹配的设计是随机区组设计。以例 11-2 为例，说明如何用 glm 过程完成协方差分析。

例 11-2　某医学院为了研究三种不同教学模式对学生某门课程学习成绩的影响，老师按随机区组设计将入学考试成绩相近的 30 例学生分成 10 个区组，再将每个区组的 3 名学生随机分入三组不同的教学模式组，第一组为单纯讲授课本，第二组为多媒体教学，第三组为课本授课加小组讨论，学期末对学生进行测验获得成绩。但在实验设计时未对学生课后每天的复习时间（h/d）加以限制。三组学生的课后学习时间（x）和成绩（y）的原始资料见表 11-2，现欲推断三组教学模式中学生该门课程的期末成绩总体均数是否有差别，同时要扣除课后复习时间的影响。

程序 11-2

```
data prg11_2;
   input x y a b @@;
cards;
1    79    1    1
2    90    1    2
4    91    1    3
……
2    74    3    8
2    79    3    9
1    76    3    10
;
proc glm;
   class a b;
   model y=x a b;
run;
```

表 11-2　三组学生的课后复习时间（h/d）和期末成绩（min）

区组	A组		B组		C组	
	$x1$	$y1$	$x2$	$y2$	$x3$	$y3$
1	1	79	0	79	0	83
2	2	90	2	76	1	80
3	4	91	3	89	1	76
4	1	66	0	72	1	79
5	1	75	1	68	1	80
6	1	78	1	79	1	80
7	4	89	5	92	5	85
8	3	93	1	78	2	74
9	1	82	1	77	2	79
10	5	92	3	81	1	76

程序说明：数据集 prg11_2 中，变量 a 表示处理组别，1 为单纯讲授课本，2 为多媒体教学，3 为课本授课加小组讨论；变量 b 表示区组；变量 x 为协变量；变量 y 为分析变量。glm 过程指定 a 和 b 为分组变量，用 model 语句定义分析的模型（数据集详见二维码内 prg11_2.sas7bdat）。

运行结果：

Class Level Information

Class	Levels	Values
a	3	1 2 3
b	10	1 2 3 4 5 6 7 8 9 10

Number of Observations Read	30
Number of Observations Used	30

Dependent Variable: y

Source	DF	Sum of Squares	Mean Square	F Value	Pr>F
Model	12	932.991437	77.749286	2.81	0.0255
Error	17	470.208563	27.659327		
Corrected Total	29	1403.200000			

R-Square	Coeff Var	Root MSE	y Mean
0.664903	6.525079	5.259214	80.60000

Source	DF	Type I SS	Mean Square	F Value	Pr>F
x	1	700.4259740	700.4259740	25.32	0.0001
a	2	31.8241083	15.9120542	0.58	0.5731
b	9	200.7413549	22.3045950	0.81	0.6168

Source	DF	Type III SS	Mean Square	F Value	Pr>F
x	1	182.2581040	182.2581040	6.59	0.0200
a	2	23.1185978	11.5592989	0.42	0.6650
b	9	200.7413549	22.3045950	0.81	0.6168

结果说明：本例模型方差分析的结果 $F=2.81$，$P=0.025\ 5$，说明模型有统计学意义，处理组变量 a 的方差分析结果 $F=0.42$，$P=0.665\ 0$，说明处理组之间的差别无统计学意义，即扣除课后学习时间的影响后，尚不能认为不同教学模式组学生的学习成绩有差异。区组因素 b 的方差分析结果 $F=0.81$，$P=0.616\ 8$，说明区组之间的差异无统计学意义，即尚不能认为不同学生考试成绩之间有差异。

配套文件数据集

（王　陵　谭旭辉　赵艳芳）

第十二章 logistic 回归分析和对数线性模型

logistic 回归是一种当应变量是分类资料（或等级资料）时，研究应变量与一些影响因素之间关系的回归分析方法。根据设计的类型可分为两种回归模型，一种是适用于配对设计资料的条件 logistic 回归，另一种是用于成组设计资料的非条件 logistic 回归。logistic 回归还可以根据应变量的类型分为二分类 logistic 回归、有序 logistic 回归和多分类 logistic 回归。SAS 提供的 logistic、catmod 和 phreg 等过程都可以完成 logistic 回归分析。

第一节 二分类 logistic 回归

例 12-1 表 12-1 是一个研究吸烟、饮酒与食管癌关系的病例 - 对照研究资料，试作 logistic 回归分析。

表 12-1 吸烟、饮酒与食管癌关系的病例 - 对照研究资料

吸烟	饮酒	观察例数	阳性数	阴性数
否	否	199	63	136
否	是	170	63	107
是	否	101	44	57
是	是	416	265	151

程序 12-1

```
data prg12_1;
  input y x1 x2 f@@;
```

```
datalines;
1   0   0   63
1   0   1   63
1   1   0   44
1   1   1   265
0   0   0   136
0   0   1   107
0   1   0   57
0   1   1   151
;
run;
proc logistic data = prg12_1 descending;
  freq f;
  model y = x1 x2/lackfit rsquare;
run;
```

程序说明：数据集中的变量 y 为应变量，即食管癌的发病情况，1 代表病例，0 代表对照；变量 x1 为吸烟情况，1 代表吸烟，0 代表不吸烟；变量 x2 为饮酒情况，1 代表饮酒，0 代表不饮酒；变量 f 是频数变量。采用 logistic 过程进行 logistic 回归分析，其中，采用 freq 语句定义频数变量，本例为 f；采用 model 语句定义模型；模型后的参数 lackfit 表示进行 Hosmer 和 Lemeshow 拟合优度检验；参数 rsquare 表示输出模型的广义决定系数和最大调整决定系数。

运行结果：

（第一部分）

The LOGISTIC Procedure

Model Information

Data Set	WORK.PRG12_1
Response Variable	y
Number of Response Levels	2

Frequency Variable	f
Model	binary logit
Optimization Technique	Fisher's scoring

Number of Observations Read	8
Number of Observations Used	8
Sum of Frequencies Read	886
Sum of Frequencies Used	886

（第二部分）

Response Profile

Ordered Value	y	Total Frequency
1	1	435
2	0	451

Probability modeled is y=1.

（第三部分）

Model Convergence Status

Convergence criterion (GCONV=1E-8) satisfied.

（第四部分）

Model Fit Statistics

Criterion	Intercept Only	Intercept and Covariates
AIC	1229.968	1165.422
SC	1234.755	1179.782
-2 Log L	1227.968	1159.422

R-Square　0.0744　**Max-rescaled R-Square**　0.0993

（第五部分）

Testing Global Null Hypothesis: BETA=0

Test	Chi-Square	DF	Pr>ChiSq
Likelihood Ratio	68.5457	2	<.0001
Score	67.0712	2	<.0001
Wald	64.2784	2	<.0001

（第六部分）

Analysis of Maximum Likelihood Estimates

Parameter	DF	Estimate	Standard Error	Wald Chi-Square	Pr>ChiSq
Intercept	1	−0.9099	0.1358	44.8699	<.0001
x1	1	0.8856	0.1500	34.8625	<.0001
x2	1	0.5261	0.1572	11.2069	0.0008

（第七部分）

Odds Ratio Estimates

Effect	Point Estimate	95% Wald Confidence Limits	
x1	2.424	1.807	3.253
x2	1.692	1.244	2.303

（第八部分）

Association of Predicted Probabilities and Observed Responses

Percent Concordant	50.3	Somers'D	0.302
Percent Discordant	20.2	Gamma	0.428
Percent Tied	29.5	Tau-a	0.151
Pairs	196185	c	0.651

（第九部分）

Partition for the Hosmer and Lemeshow Test

Group	Total	y = 1 Observed	y = 1 Expected	y = 0 Observed	y = 0 Expected
1	199	63	57.12	136	141.88
2	170	63	68.88	107	101.12
3	101	44	49.88	57	51.12
4	416	265	259.12	151	156.88

Hosmer and Lemeshow Goodness-of-Fit Test

Chi-Square	DF	Pr>ChiSq
3.4218	2	0.1807

结果说明：可将整个结果分为九个部分。

第一部分是数据集 prg12_1 的信息（数据集详见二维码内 prg12_1.sas7bdat），包括：

Data Set：work.prg12_1，数据集的名称，本例为临时数据集，数据集名为 prg12_1；

Response Variable：y，反应变量为 y；

Response Levels：2，反应变量的水平数为 2，即 0 和 1；

Frequency Variable：f，频数变量为 f；

Model：binary logit，模型为二元 logit 函数；

Optimization Technique：Fisher's scoring，最优化技术采用 Fisher's scoring 方法；

Number of Observations Read 8，读取了 8 个观测值；

Number of Observations Used 8，使用了 8 个观测值；

Sum of Frequencies Read 886，读取的频数合计为 886；

Sum of Frequencies Used 886，使用的频数合计为 886。

第二部分是反应变量的水平排序情况，SAS 默认以变量数值从小到大进行排序，则数值 0 排在 1 的前面。加上 descending 选项可变成从大到小排序。本例应变量取值为 1 的频数为 435 例，取值为 0 的频数为 451。Probability modeled is y =1 表示本次 logistic 回归分析以应变量取值为 1 时的概率来构建模型。

第三部分是模型收敛的情况，给出了收敛准则（gconv=1E-8），以及是否满足。现在结果显示模型收敛。

第四部分是模型拟合的统计量，包含只有截距的模型以及所拟合模型的赤池信息量准则（Akaike information criterion，AIC）、施瓦兹准则（Schwarz criterion，SC）和负 2 倍对数似然估计值（-2 res log likelihood，-2 LOG L）三种统计量，以及广义决定系数（R-Square）和最大调整决定系数（Max-rescaled R-Square）。AIC 和 SC 统计量的值越小说明模型拟合得越好。这里所拟合模型的 AIC 统计量和 SC 统计量的值均小于只有截距的模型的相应统计量的值，说明含有自变量的模型较仅含有常数项的要好；但模型的最大调整决定系数为 0.099 3，说明模型拟合效果并不好，可能有其他危险因素未包括到模型中。

第五部分是检验全局无效假设：$\beta=0$，反映了模型是否成立。检验结果：似然比（Likelihood Ratio）的 χ^2 值为 68.546，Score 的 χ^2 值为 67.071，Wald 的 χ^2 值为 64.278，所对应的 P 值均远 <0.05，可以认为该模型是成立的。

第六部分对模型参数用极大似然估计法分析的结果，输出的内容包括常数项、变量 $x1$ 和 $x2$ 的自由度（DF）、回归系数（Estimate）、标准误（Standard Error）、Wald χ^2 值（Wald Chi-Square）。本例 $\beta_0=-0.909\,9$，$\beta_1=0.885\,6$，$\beta_2=0.526\,1$，由此可输出方程：

$$\frac{P}{1-P}=e^{-0.909\,9+0.885\,6x1+0.526\,1x2}$$

或 $\ln\dfrac{P}{1-P}=-0.909\,9+0.885\,6x1+0.526\,1x2$

并且经 Wald χ^2 检验，P 分别 <0.000 1、0.000 8，说明两个自变量对食管癌发病均有影响。

第七部分是自变量 OR 的估计值，包括点估计（Point Estimate）和区间估计，SAS 默认计算 95% Wald 置信区间（95% Wald Confidence Limits）。两个自变量的 OR 点估计值都 >1，且 95% 置信区间均不包含 1，说明吸烟和饮酒引起食道癌的危险性较大，吸烟的危险性是不吸烟的 2.424 倍，饮酒的危险性是不饮酒的 1.692 倍。

第八部分输出的是预测概率和观测应变量之间的关联性，包括预测的符合情况、不同响应的个数对和四种秩相关统计量：Somers'D、Gamma、Tau-a 和 c。这些统计量都估计了模型的预测能力。其中，c 是模型预测的每个受试对象的患病概率与其实际患病情况所绘制的 ROC 曲线下的面积，其值越大则模型的预测能力越好。

第九部分是 Hosmer 和 Lemeshow 拟合优度检验的结果，首先给出了进行 Hosmer 和 Lemeshow 拟合优度检验的中间结果，包括分层（Group）、总例数（Total），并分别给出了病例组（$y=1$）和对照组（$y=0$）的观测数（Observed）和期望数（Expected）。接着给出了检验的主要结果，包括卡方值（Chi-Square）、P 值（Pr>ChiSq）。本例 $\chi^2=3.421\,8$，$P=0.180\,7<0.20$。说明在 $\alpha=0.20$ 检验水准上模型拟合不够理想，可能有其他危险因素未包括到模型中。

第二节　多个自变量的二分类 logistic 回归

例 12-2　为了探讨冠心病发生的有关危险因素，对 26 例冠心病患者和 28 例正常对照者进行病例 - 对照研究，各因素的说明及资料见表 12-2 和表 12-3，试用 logistic 逐步回归分析方法筛选危险因素（$\alpha_入=0.10$，$\alpha_出=0.15$）。

表 12-2　冠心病 8 个可能的危险因素与赋值

因素	变量名	赋值说明
年龄 / 岁	$x1$	<45=1，45~=2，55~=3，65~=4
高血压史	$x2$	无 =0，有 =1
高血压家族史	$x3$	无 =0，有 =1
吸烟	$x4$	不吸 =0，吸 =1
高血脂史	$x5$	无 =0，有 =1
动物脂肪摄入	$x6$	低 =0，高 =1
体重指数（BMI）/（kg/m²）	$x7$	<24=1，24~=2，26~=3
A 型性格	$x8$	否 =0，是 =1
冠心病	y	对照 =0，病例 =1

表 12-3　冠心病危险因素病例 - 对照研究资料

序号	$x1$	$x2$	$x3$	$x4$	$x5$	$x6$	$x7$	$x8$	y
1	3	1	0	1	0	0	1	1	0
2	2	0	1	1	0	0	1	0	0
⋮	⋮	⋮	⋮	⋮	⋮	⋮	⋮	⋮	⋮
53	2	1	0	1	0	1	1	1	1
54	3	1	1	0	0	3	1	1	1

程序 12-2

```
data prg12_2;
    input x1-x8 y @@;
datalines;
3 1 0 1 0 0 0 1 1 0
2 0 1 1 0 0 0 1 0 0
......
2 1 0 1 0 0 1 1 1
3 1 1 0 1 0 3 1 1
;
```

```
run;
proc logistic data = prg12_2 descending;
    model y = x1-x8/selection = stepwise  sle = 0.1 sls = 0.15 stb;
run;
```

程序说明：程序结构和程序 12-1 接近，只是自变量增加到 8 个，而且在 model 语句后面增加了逐步筛选的选项 selection=stepwise，同时定义了入选和剔除标准。本例，入选标准为 0.10（sle=0.1），剔除标准为 0.15（sls=0.15）。stb 选项表示输出标准化回归系数。

（第一部分）

The LOGISTIC Procedure

Model Information

Data Set	WORK.PRG12_2
Response Variable	y
Number of Response Levels	2
Model	binary logit
Optimization Technique	Fisher's scoring

Number of Observations Read	54
Number of Observations Used	54

（第二部分）

Response Profile

Ordered Value	y	Total Frequency
1	1	26
2	0	28

Probability modeled is y=1.

（第三部分）

Stepwise Selection Procedure

Step   0. Intercept entered:

Model Convergence Status

Convergence criterion (GCONV=1E-8) satisfied.

-2 Log L = 74.786

Residual Chi-Square Test

Chi-Square	DF	Pr > ChiSq
25.4181	8	0.0013

Step　1. Effect x6 entered:

Model Convergence Status

Convergence criterion (GCONV=1E-8) satisfied.

Model Fit Statistics

Criterion	Intercept Only	Intercept and Covariates
AIC	76.786	67.467
SC	78.775	71.445
-2 Log L	74.786	63.467

Testing Global Null Hypothesis: BETA=0

Test	Chi-Square	DF	Pr > ChiSq
Likelihood Ratio	11.3186	1	0.0008
Score	10.1174	1	0.0015
Wald	6.6570	1	0.0099

Residual Chi-Square Test

Chi-Square	DF	Pr > ChiSq
18.0210	7	0.0119

Note: No effects for the model in Step 1 are removed.

Step　2. Effect x5 entered:

Model Convergence Status

Convergence criterion (GCONV=1E-8) satisfied.

Model Fit Statistics

Criterion	Intercept Only	Intercept and Covariates
AIC	76.786	61.480
SC	78.775	67.447
-2 Log L	74.786	55.480

Testing Global Null Hypothesis: BETA=0

Test	Chi-Square	DF	Pr > ChiSq
Likelihood Ratio	19.3055	2	<.0001
Score	16.4702	2	0.0003
Wald	12.2010	2	0.0022

Residual Chi-Square Test

Chi-Square	DF	Pr > ChiSq
12.6157	6	0.0496

Note: No effects for the model in Step 2 are removed.

Step 3. Effect x8 entered:

Model Convergence Status

Convergence criterion (GCONV=1E-8) satisfied.

Model Fit Statistics

Criterion	Intercept Only	Intercept and Covariates
AIC	76.786	58.402
SC	78.775	66.358
-2 Log L	74.786	50.402

Testing Global Null Hypothesis: BETA=0

Test	Chi-Square	DF	Pr > ChiSq
Likelihood Ratio	24.3835	3	<.0001
Score	20.3833	3	0.0001
Wald	13.8847	3	0.0031

Residual Chi-Square Test

Chi-Square	DF	Pr > ChiSq
7.9650	5	0.1582

Note: No effects for the model in Step 3 are removed.

Step 4. Effect x1 entered:

Model Convergence Status

Convergence criterion (GCONV=1E-8) satisfied.

Model Fit Statistics

Criterion	Intercept Only	Intercept and Covariates
AIC	76.786	56.224
SC	78.775	66.169
-2 Log L	74.786	46.224

Testing Global Null Hypothesis: BETA=0

Test	Chi-Square	DF	Pr > ChiSq
Likelihood Ratio	28.5613	4	<.0001
Score	23.1563	4	0.0001
Wald	14.2827	4	0.0064

Residual Chi-Square Test

Chi-Square	DF	Pr > ChiSq
3.9490	4	0.4129

Note: No effects for the model in Step 4 are removed.

Note: No (additional) effects met the 0.1 significance level for entry into the model.

（第四部分）

Summary of Stepwise Selection

Step	Effect Entered	Removed	DF	Number In	Score Chi-Square	Wald Chi-Square	Pr > ChiSq
1	x6		1	1	10.1174		0.0015
2	x5		1	2	7.8749		0.0050
3	x8		1	3	4.9956		0.0254
4	x1		1	4	4.1370		0.0420

（第五部分）

Analysis of Maximum Likelihood Estimates

Parameter	DF	Estimate	Standard Error	Wald Chi-Square	Pr > ChiSq	Standardized Estimate
Intercept	1	−4.7050	1.5433	9.2950	0.0023	
x1	1	0.9239	0.4766	3.7583	0.0525	0.4009
x5	1	1.4959	0.7439	4.0440	0.0443	0.4058
x6	1	3.1355	1.2489	6.3031	0.0121	0.7028
x8	1	1.9471	0.8466	5.2893	0.0215	0.5233

Odds Ratio Estimates

Effect	Point Estimate	95% Wald Confidence Limits	
x1	2.519	0.990	6.411
x5	4.464	1.039	19.181
x6	23.000	1.989	265.945
x8	7.008	1.333	36.834

（第六部分）

Association of Predicted Probabilities and Observed Responses

Percent Concordant	87.1	Somers'D	0.766
Percent Discordant	10.4	Gamma	0.786
Percent Tied	2.5	Tau-a	0.390
Pairs	728	c	0.883

结果说明：整个结果共包括六个部分。

第一和第二部分的结构和上例相同，不再复述（数据集详见二维码内 prg12_2.sas7bdat）。

第三部分为筛选变量的过程，共进行了 5 步，其中第一步为 step 0，选入的是常数项。然后 4 步分别选入了 $x6$、$x5$、$x8$ 和 $x1$。

第四部分为对逐步筛选过程的总结。包括每一步纳入的自变量、自由度、方程中自变量的个数，以及假设检验的结果。

第五部分为最终模型的参数估计结果，由此可得到方程：

$$\frac{P}{1-P} = e^{-4.705\,0+0.923\,9x1+1.495\,9x5+3.135\,5x6+1.947\,1x8}$$

或 $\ln\dfrac{P}{1-P} = -4.705\,0+0.923\,9x1+1.495\,9x5+3.135\,5x6+1.947\,1x8$

从 OR 值的点估计来看，年龄越大、患过高血脂、摄入动物脂肪含量较高和 A 型性格的人患冠心病的危险性较大。从标准化回归系数来看,摄入动物脂肪含量较高者患冠心病的危险性最大,其他依次是 A 型性格、有高血脂史和年龄。

第六部分为预测概率和观测应变量之间的关联性。

第三节 1∶M 配对资料的条件二分类 logistic 回归

例 12-3 采用 1∶2 配对的病例 - 对照设计,研究影响喉癌发病的危险因素的资料。对于这种类型的资料可调用 SAS 提供的 phreg 过程,该过程主要是分析生存资料,一般需要生存时间变量,由于病例的生存时间小于对照的生存时间,所以可虚拟一个时间变量,赋值时定义对照的生存时间比病例的生存时间长即可。

例 12-3 研究某北方城市喉癌发病的危险因素,用 1∶2 配对的病例 - 对照研究方法进行调查。现选取了 6 个可能的危险因素并记录 25 对数据,各因素的赋值说明见表 12-4,资料列于表 12-5,试作条件 logistic 逐步回归分析($\alpha_{入}$ = 0.10, $\alpha_{出}$ =0.15)。

表 12-4 喉癌的危险因素与赋值说明

因素	变量名	赋值说明
咽炎	$x1$	无 =1,偶尔 =2,经常 =3
吸烟量（支 /d）	$x2$	0=1, 1~=2, 5~=3, 10~=4, 20~=5
声嘶史	$x3$	无 =1,偶尔 =2,经常 =3
摄食新鲜蔬菜	$x4$	少 =1,经常 =2,每天 =3
摄食水果	$x5$	很少 =1,少量 =2,经常 =3
癌症家族史	$x6$	无 =0,有 =1
是否患喉癌	y	病例 =1,对照 =0

表 12-5 喉癌 1∶2 配对病例 - 对照研究资料

配对组号	应变量	危险因素					
i	y	$x1$	$x2$	$x3$	$x4$	$x5$	$x6$
1	1	3	5	1	1	1	0
	0	1	1	1	3	3	0
	0	1	1	1	3	3	0
2	1	1	3	1	1	3	0
	0	1	1	1	3	3	0
	0	1	2	1	3	2	0
⋮	⋮	⋮	⋮	⋮	⋮	⋮	⋮
24	1	1	2	2	3	2	1
	0	1	1	1	3	2	0
	0	1	1	2	3	2	0
25	1	1	4	1	1	1	1
	0	1	1	1	3	2	0
	0	1	1	1	3	3	0

程序 12-3

```
data prg12_3;
   input i y x1-x6 @@;
   t = 2-y;
datalines;
```

```
1 1 3 5 1 1 1 0
1 0 1 1 1 3 3 0
1 0 1 1 1 3 3 0
......
25 1 1 4 1 1 1 1
```

```
25  0  1  1  1  3  2  0
25  0  1  1  1  3  3  0
;
run;
proc phreg data = prg12_3;
    model t*y(0) = x1-x6
    /selection = stepwise
    sle = 0.1 sls = 0.15
    ties = discrete;
    strata i;
run;
```

程序说明：该数据集中 i 为配对的组号；y 为患者情况：1 为病例，0 为对照；$x1～x6$ 为可能影响喉癌发病的危险因素,分别为：咽炎、吸烟量（支/d）、声嘶史、摄食新鲜蔬菜、摄食水果、癌症家族史。变量 t 是虚设的时间变量,本例,对照组的值比病例组的值大 1。在 phreg 过程的 model 语句中,必须有时间变量和删失变量,在此用 t 代表时间变量,以对照的值为删失变量,即 $t*y(0)$。同时使用逐步法筛选变量,selection=stepwise,sle=0.10 和 sls=0.15 分别为筛选变量的入选和剔除标准。ties=discrete 指定对失效时间中同秩情况的处理方法是用离散 logistic 模型代替比例风险模型。phreg 过程的具体用法可参考第十三章。

运行结果：

（第一部分）

The PHREG Procedure

Model Information

Data Set	WORK.PRG12_3
Dependent Variable	t
Censoring Variable	y
Censoring Value(s)	0
Ties Handling	DISCRETE

Number of Observations Read	75
Number of Observations Used	75

（第二部分）

Summary of the Number of Event and Censored Values

Stratum	i	Total	Event	Censored	Percent Censored
1	1	3	1	2	66.67
2	2	3	1	2	66.67
3	3	3	1	2	66.67
4	4	3	1	2	66.67
5	5	3	1	2	66.67
6	6	3	1	2	66.67
7	7	3	1	2	66.67
8	8	3	1	2	66.67
9	9	3	1	2	66.67
10	10	3	1	2	66.67
11	11	3	1	2	66.67
12	12	3	1	2	66.67
13	13	3	1	2	66.67
14	14	3	1	2	66.67

15	15	3	1	2	66.67
16	16	3	1	2	66.67
17	17	3	1	2	66.67
18	18	3	1	2	66.67
19	19	3	1	2	66.67
20	20	3	1	2	66.67
21	21	3	1	2	66.67
22	22	3	1	2	66.67
23	23	3	1	2	66.67
24	24	3	1	2	66.67
25	25	3	1	2	66.67
Total		75	25	50	66.67

（第三部分）

Step 1. Effect x2 is entered. The model contains the following effects:

x2

Convergence Status

Convergence criterion (GCONV=1E-8) satisfied.

Model Fit Statistics

Criterion	Without Covariates	With Covariates
-2 LOG L	54.931	39.023
AIC	54.931	41.023
SBC	54.931	42.242

Testing Global Null Hypothesis: BETA=0

Test	Chi-Square	DF	Pr > ChiSq
Likelihood Ratio	15.9075	1	<.0001
Score	15.1348	1	0.0001
Wald	9.8896	1	0.0017

Step 2. Effect x3 is entered. The model contains the following effects:

x2 x3

Convergence Status

Convergence criterion (GCONV=1E-8) satisfied.

Model Fit Statistics

Criterion	Without Covariates	With Covariates
-2 LOG L	54.931	27.741
AIC	54.931	31.741
SBC	54.931	34.179

Testing Global Null Hypothesis: BETA=0

Test	Chi-Square	DF	Pr > ChiSq
Likelihood Ratio	27.1891	2	<.0001
Score	21.6090	2	<.0001
Wald	10.7639	2	0.0046

Step 3. Effect x6 is entered. The model contains the following effects:

x2 x3 x6

Convergence Status

Convergence criterion (GCONV=1E-8) satisfied.

Model Fit Statistics

Criterion	Without Covariates	With Covariates
-2 LOG L	54.931	22.641
AIC	54.931	28.641
SBC	54.931	32.297

Testing Global Null Hypothesis: BETA=0

Test	Chi-Square	DF	Pr > ChiSq
Likelihood Ratio	32.2899	3	<.0001
Score	26.0688	3	<.0001
Wald	10.9576	3	0.0120

Step 4. Effect x4 is entered. The model contains the following effects:

x2 x3 x4 x6

Convergence Status

Convergence criterion (GCONV=1E-8) satisfied.

Model Fit Statistics

Criterion	Without Covariates	With Covariates
-2 LOG L	54.931	16.112
AIC	54.931	24.112
SBC	54.931	28.987

Testing Global Null Hypothesis: BETA=0

Test	Chi-Square	DF	Pr > ChiSq
Likelihood Ratio	38.8187	4	<.0001

Score	28.3973	4	<.0001
Wald	8.9625	4	0.0620

Step 5. Effect x1 is entered. The model contains the following effects:

x1 x2 x3 x4 x6

Convergence Status

Convergence criterion (GCONV=1E-8) satisfied.

Model Fit Statistics

Criterion	Without Covariates	With Covariates
-2 LOG L	54.931	12.901
AIC	54.931	22.901
SBC	54.931	28.996

Testing Global Null Hypothesis: BETA=0

Test	Chi-Square	DF	Pr > ChiSq
Likelihood Ratio	42.0292	5	<.0001
Score	29.0690	5	<.0001
Wald	7.7818	5	0.1687

Step 6. Effect x1 is removed. The model contains the following effects:

x2 x3 x4 x6

Convergence Status

Convergence criterion (GCONV=1E-8) satisfied.

Model Fit Statistics

Criterion	Without Covariates	With Covariates
-2 LOG L	54.931	16.112
AIC	54.931	24.112
SBC	54.931	28.987

Testing Global Null Hypothesis: BETA=0

Test	Chi-Square	DF	Pr > ChiSq
Likelihood Ratio	38.8187	4	<.0001
Score	28.3973	4	<.0001
Wald	8.9625	4	0.0620

Note: Model building terminates because the effect to be entered is the effect that was removed in the last step.

（第四部分）

Analysis of Maximum Likelihood Estimates

Parameter	DF	Parameter Estimate	Standard Error	Chi-Square	Pr > ChiSq	Hazard Ratio
x2	1	1.48690	0.55064	7.2916	0.0069	4.423
x3	1	1.91662	0.94434	4.1192	0.0424	6.798
x4	1	-3.76400	1.82508	4.2534	0.0392	0.023
x6	1	3.63204	1.86568	3.7899	0.0516	37.790

（第五部分）

Summary of Stepwise Selection

Step	Effect Entered	Effect Removed	DF	Number In	Score Chi-Square	Wald Chi-Square	Pr > ChiSq
1	x2		1	1	15.1348		0.0001
2	x3		1	2	11.2238		0.0008
3	x6		1	3	4.7753		0.0289
4	x4		1	4	4.0904		0.0431
5	x1		1	5	2.7462		0.0975
6		x1	1	4		0.9080	0.3406

结果说明：结果分为五个部分。

第一部分为调用数据集的信息：

Data Set：WORK.PRG12_3，调用的是临时数据集 prg12_3（数据集详见二维码内 prg12_3.sas7bdat）；

Dependent Variable：t，应变量是虚拟的时间变量 t；

Censoring Variable：y，删失变量是 y；

Censoring Value（s）：0，删失值为 0；

Ties Handling：DISCRETE，失效时间中同秩情况的处理方法是 discrete，表示用 logistic 模型替代比例风险模型。

第二部分为每层的事件观测值和删失观测值的数目概括表。

第三部分为逐步筛选自变量的过程（step1~step6），输出了每个过程筛选的自变量，以及对模型是否收敛、拟合程度，以及是否有统计学意义进行检验的结果。

第四部分是对筛选出来的变量进行参数估计的结果。从回归系数的估计值来看，吸烟量、声嘶史、摄食新鲜蔬菜和癌症家族史对患喉癌有影响，其中摄食新鲜蔬菜的回归系数是负值，说明该因素起保护作用，其值越大患病风险越小；其他因素的回归系数均为正数，说明这些因素是危险因素，其值越大说明患病风险越大，其中，癌症家族史的危险性最大，声嘶史次之，吸烟量最小。从危险比（Hazard Ratio）的估计值来看，吸烟量越多、有声嘶史、摄食新鲜蔬菜越少、有癌症家族史的人群患喉癌的危险性较大。

第五部分是筛选过程的总结。本例共进行了六步筛选，前五步筛选出入选的变量依次为吸烟量、声嘶史、癌症家族史、摄食新鲜蔬菜和咽炎，其 Pr> Chi-Square 的值均小于入选标准 0.10，第六步剔除了一个变量——咽炎，因为 Pr>Chi-Square 的值大于剔除标准 0.15。

综合上述筛选过程，说明每天吸烟量越多，声音嘶哑发生次数越多，有癌症家族史的人群患喉癌的危险性越大，而摄食新鲜蔬菜越多，患喉癌的危险性越小。

第四节　有序 logistic 回归

例 12-4　为了研究胃癌及癌前病变核仁组织变化情况，分析核仁组成区嗜银蛋白（AgNoR）染色颗粒数量及大小在胃炎、不典型增生和胃癌中的变化规律以及临床的诊断意义，$x1$ 为颗粒数（1= 较少，2= 中等，3= 较多），$x2$ 为颗粒大小（1= 小，2= 中，3= 大），检测了 129 例患者（表 12-6）。将胃炎、不典型增生和胃癌看作是胃癌的三个进展期，采用有序 logistic 模型进行分析。

表 12-6　三种胃疾病组织 AgNoR 染色颗粒检测结果

分层 g	颗粒数 $x1$	颗粒大小 $x2$	例数 n_g	胃炎 r_{g1}	不典型增生 r_{g1}	癌变 r_{g3}
1	1	1	9	9	0	0
2	1	2	19	18	1	0
3	1	3	23	15	8	0
4	2	1	3	0	3	0
5	2	2	19	2	15	2
6	2	3	18	0	14	4
7	3	1	1	0	1	0
8	3	2	14	0	2	12
9	3	3	23	0	0	23

程序 12-4

```
data prg12_4;
   input x1 x2 y f @@;
datalines;
1 1 1 9
1 2 1 18
1 2 2 1
1 3 1 15
1 3 2 8
2 1 2 3
2 2 1 2
2 2 2 15
2 2 3 2
2 3 2 14
2 3 3 4
3 1 2 1
3 2 2 2
3 2 3 12
3 3 3 23
;
run;
proc logistic data=prg12_4 descending;
   freq f;
   model y=x1 x2;
run;
```

程序说明：数据集 prg12_4 中的变量 y 为应变量，即胃部疾病分类，1 代表胃炎，2 代表不典型增生，3 代表癌变；变量 $x1$ 为颗粒数；变量 $x2$ 为颗粒大小。变量 f 是频数变量，在 logistic 过程中需用 freq 语句进行定义，用 model 语句定义模型。

运行结果：有序 logistic 回归关于模型描述和检验部分的结果与二分类的结果非常相似，此处不再赘述。现列出与有序 logistic 回归相关的主要结果。

（第一部分）

Score Test for the Proportional Odds Assumption

Chi-Square	DF	Pr > ChiSq
0.3651	2	0.8331

（第二部分）

Analysis of Maximum Likelihood Estimates

Parameter		DF	Estimate	Standard Error	Wald Chi-Square	Pr > ChiSq
Intercept	3	1	−16.7152	2.6406	40.0705	<.0001
Intercept	2	1	−11.1840	1.9810	31.8735	<.0001
x1		1	5.0421	0.6967	52.3746	<.0001
x2		1	1.8338	0.5162	12.6189	0.0004

（第三部分）

Odds Ratio Estimates

Effect	Point Estimate	95% Wald Confidence Limits	
x1	154.794	39.511	606.447
x2	6.257	2.275	17.210

结果说明：该结果主要包括三部分内容。

第一部分为平行性假设检验的结果。本例，Pr>ChiSq 对应的 P=0.833 1>0.10，说明满足平行性假设，该资料适合进行有序 logistic 回归分析。

第二部分为模型参数估计的结果。本例 β_{02}=−11.184 0，β_{03}=−16.715 2，β_1=5.042 1，β_2=1.833 8，经 Wald χ^2 检验，$x1$ 和 $x2$ 的 P 值分别为 <0.000 1、0.000 4，说明颗粒数和颗粒大小对胃部疾病有区分作用，两个回归方程分别为：

$$\ln\left(\frac{P_{癌变}}{P_{不典型增生}-P_{胃炎}}\right)=-16.715\ 2+5.042\ 1x1+1.833\ 8x2$$

$$\ln\left(\frac{P_{癌变}+P_{不典型增生}}{P_{胃炎}}\right)=-11.184\ 0+5.042\ 1x1+1.833\ 8x2$$

第三部分为自变量对应的 OR 值估计结果。两个自变量的 OR 点估计值分别为 154.794 和 6.257，且 95% 置信区间均不包含 1，说明颗粒数和颗粒大小对胃部疾病有区分作用，其 OR 值均 >1，说明颗粒数越多、颗粒大小越大，越倾向于胃部恶性病变。

第五节　多分类 logistic 回归

在例 12−4 中，将胃炎、不典型增生和胃癌视作无序多分类反应变量，采用无序 logistic 模型进行分析。

程序 12-5

```
proc logistic data = prg12_4;
    freq f;
    model y(ref = '1') = x1 x2/link = glogit;
run;
```

程序说明：数据集 prg12_4（数据集详见二维码内 prg12_4.sas7bdat）中的变量 y 为应变量，即胃部疾病分类，1 代表胃炎，2 代表不典型增生，3 代表癌变；变量 $x1$ 为颗粒数；变量 $x2$ 为颗粒大小。变量 f 是频数变量，在 logistic 过程中需用 freq 语句进行定义。用 model 语句定义模型，其中 ref='1' 选项表示以胃炎为对照，分别分析颗粒数和颗粒大小对不典型增生和癌变的影响；link=glogit 选项表示拟合多分类 logistic 回归模型。

运行结果：多分类 logistic 回归关于模型描述和检验部分的结果与二分类的结果相似，此处不再赘述。现列出多分类 logistic 回归相关的主要结果。

（第一部分）

Type 3 Analysis of Effects

Effect	DF	Wald Chi-Square	Pr > ChiSq
x1	2	45.5512	<.0001
x2	2	12.0890	0.0024

（第二部分）

Analysis of Maximum Likelihood Estimates

Parameter	y	DF	Estimate	Standard Error	Wald Chi-Square	Pr > ChiSq
Intercept	2	1	−11.3575	2.8730	15.6276	<.0001
Intercept	3	1	−27.5627	4.8404	32.4247	<.0001

x1	2	1	5.2905	1.1174	22.4152	<.0001
x1	3	1	10.0117	1.4900	45.1462	<.0001
x2	2	1	1.7762	0.7026	6.3905	0.0115
x2	3	1	3.7139	1.0739	11.9610	0.0005

（第三部分）

Odds Ratio Estimates

Effect	y	Point Estimate	95% Wald Confidence Limits	
x1	2	198.443	22.206	>999.999
x1	3	>999.999	>999.999	>999.999
x2	2	5.907	1.490	23.412
x2	3	41.014	4.999	336.513

结果说明：结果主要有三部分内容。

第一部分是通过 Wald χ^2 检验考察自变量对应变量是否有影响。本例，自变量 x1 和 x2 的 Wald χ^2 值分别为 45.551 2 和 12.089 0，对应的 P 值均 <0.05，说明颗粒数和颗粒大小对胃部疾病有区分作用。

第二部分是当应变量分别取水平 2（y=2）和水平 3（y=3）时最大似然估计的分析结果。本例，应变量取水平 2 时，β_0=-11.357 5，β_1=5.290 5，β_2=1.776 2，并且经 Wald χ^2 检验，x1 和 x2 的 P 值分别为 <0.000 1 和 0.011 5；当应变量取水平 3 时，β_0=-27.562 7，β_1=10.011 7，β_2=3.713 9，并且经 Wald χ^2 检验，x1 和 x2 的 P 值分别为 <0.000 1 和 0.000 5。x1 和 x2 对三种胃病的区分作用显著，两个回归方程分别为：

$$\ln\left(\frac{P_{不典型增生}}{P_{胃炎}}\right) = -11.357\ 5 + 5.290\ 5x1 + 1.776\ 2x2$$

$$\ln\left(\frac{P_{癌变}}{P_{胃炎}}\right) = -27.562\ 7 + 10.011\ 7x1 + 3.713\ 9x2$$

第三部分为自变量的 OR 值估计结果。当应变量取水平 2 时，两个自变量的 OR 点估计值分别为 198.443 和 5.907，且 95% 置信区间均不包含 1，由于 x1（颗粒数）的 OR>1，说明颗粒数越多越倾向于不典型增生。由于 x2（颗粒大小）的 OR<1，说明颗粒越大越倾向于不典型增生。当应变量取水平 3 时，两个自变量的 OR 点估计值分别 >999.999 和 41.014，且 95% 置信区间均不包含 1，由于 x1（颗粒数）的 OR>1，说明颗粒数越多

越倾向于癌变。由于 x2（颗粒大小）的 OR<1，说明颗粒越大越倾向于癌变。

第六节　logistic 过程常用选项和语句

运用 logistic 过程进行分析时，可根据需求增加一些选项或语句，使得到的结果更符合用户的要求。

一、logistic 过程的基本格式

proc logistic < 选项 >；
　　class 变量名 < 选项 >；
　　freq 变量名；
　　model 变量名=变量名 < 变量名2> ⋯⋯/< 选项 >；
　　weight 变量名 /< 选项 >
run；

二、logistic 过程的常用选项

1. include= 选项　进行逐步 logistic 回归时，如需强制纳入一些具有专业意义的自变量，可在 model 语句后面加上 include= 选项，表示在模型中，指定 model 语句中给出的前几个自变量需强制进入模型。include=0 为默认，表示不强制纳入任何自变量。

2. ctable= 选项　用 logistic 回归进行诊断时，如需输出敏感性、特异性、假阳性率和假阴性

率等,可以在 model 语句后面加上 ctable 选项,输出分类表。该选项仅适用于应变量为二分类的情况。

3. maxiter= 选项　指定模型估计的最大迭代次数,默认为 25 次。如果在所规定的迭代次数内模型未收敛,系统将显示最后一步迭代所生成的结果。

三、logistic 过程的常用语句

1. class 语句　当自变量为多分类变量时,需要对该变量赋哑变量,可采用 class 语句定义需赋哑变量的自变量。例如,class x1（param=ref ref= ）可以完成对 X_1 设置哑变量的过程,ref= 选项规定对照的水平,如定义 first 表示以第一个水平作为对照,last 表示以最后一个水平作为对照,也可以用 ref= "n",n 为该自变量取值的任意一个水平,如 ref= "2" 表示以 x1 的水平 2 作为对照。

2. weight 语句　用来指定作为权重的变量。同 freq 语句不同的是,weight 语句中的变量允许为非整数型数据,但不允许为负数、零或者缺失值。

第七节　对数线性模型

对数线性模型是用于离散型数据或整理成列联表格式的计数资料的统计分析工具;它是把列联表资料的网格频数的对数表示为各变量及其交互效应的线性模型,然后运用类似方差分析的基本思想检验各变量及其交互效应的作用大小。

例 12-5　采用病例对照研究探讨母亲文化程度对 5 岁以下儿童生长发育迟缓的影响,共调查病例（发育迟缓儿童）173 例,对照（发育正常儿童）173 例,调查了母亲文化程度,见表 12-7,分析母亲文化程度与儿童生长发育迟缓的关系。

表 12-7　母亲文化程度与儿童生长发育迟缓关系的病例对照研究频数表

母亲文化程度（x）	发育迟缓（y）		合计
	是（$y=1$）	否（$y=2$）	
初中及以下（$x=1$）	86	81	167
高中（$x=2$）	38	43	81
大学及以上（$x=3$）	49	49	98
合计	173	173	346

程序 12-6

```
data prg12_5;
   input x y count;
cards;
1 1 86
1 2 81
2 1 38
2 2 43
3 1 49
3 2 49
;
proc genmod data=prg12_5 order=data;;
   class x y/param=ref;
   model count = x y x*y/link=log dist= poi;
run;
```

程序说明:建立数据库,变量 *count* 表示频数,其他变量含义见表 12-7。用 "proc genmod" 调用 genmod 过程,class 语句定义分组变量,"param=ref" 定义变量最后一个水平为参照组。语句 model 定义模型,以 count 为应变量,x、y 以及两者的交互项为自变量（饱和模型）,定义连接函数为对数（log）以及内部概率分布为泊松分布。

运行结果:

（第一部分）

Criteria For Assessing Goodness Of Fit

Criterion	DF	Value	Value/DF
Deviance	0	0.0000	.
Scaled Deviance	0	0.0000	.
Pearson Chi-Square	.	0.0000	.
Scaled Pearson X2	.	0.0000	.
Log Likelihood		1074.3825	
Full Log Likelihood		–17.5388	

	AIC (smaller is better)				47.0775		
	AICC (smaller is better)				.		
	BIC (smaller is better)				45.8281		

（第二部分）

Analysis Of Maximum Likelihood Parameter Estimates

Parameter		DF	Estimate	Standard Error	Wald 95% Confidence Limits		Wald Chi-Square	Pr > ChiSq
Intercept		1	3.8918	0.1429	3.6118	4.1718	742.17	<.0001
x	1	1	0.5026	0.1810	0.1479	0.8573	7.71	0.0055
x	2	1	−0.1306	0.2090	−0.5402	0.2789	0.39	0.5319
y	1	1	0.0000	0.2020	−0.3960	0.3960	0.00	1.0000
x*y	1 1	1	0.0599	0.2545	−0.4390	0.5588	0.06	0.8140
x*y	2 1	1	−0.1236	0.3006	−0.7129	0.4656	0.17	0.6810
Scale		0	1.0000	0.0000	1.0000	1.0000		

结果说明：结果分为两部分。

第一部分提供拟合优度检验结果，这些统计量有助于与其他 model 比较时，以挑选最适合的 model。由于本例是饱和模型，没有剩余的自由度，并且模型完全拟合，故无法计算拟合优度。

第二部分显示参数估计值及假设检验结果。参数估计时将每个变量的最后一水平作为参照，其他各水平通过与其相比来分析效应大小。文化程度 x 为 1 时参数估计为 0.502 6（P=0.005 5），说明本次调查中文化程度为初中的母亲数量多于大学及以上的母亲数量。文化程度 x 与发育迟缓 y 的交互作用均为没有统计学意义，说明尚不能认为母亲文化程度与儿童发育迟缓之间有联系。

配套文件数据集

（刘云霞　蒋红卫　秦婴逸）

第十三章 生存分析

医学研究中,除了研究具有完全信息的数据外,常常还需要对一些不具备完整信息的数据进行分析。这类资料的特性使得其统计分析方法有别于普通数据的处理,例如截尾数据的存在很大程度上限制了普通统计分析方法的应用。另外该类资料的分布与常见的数据分布有较大的差别,它的分布种类较多而且难以确定,而有些则呈不规则分布,此时普通统计方法难以进行处理。而生存分析无论采用参数法还是非参数法都能较好地解决这些问题,因而得到普遍的重视和应用。SAS 所提供的生存分析的过程包括 lifetest、lifereg 和 phreg。

第一节 生存率的计算

生存率是描述生存时间资料的常用指标,生存分析中对生存率的计算通常有两种方法:寿命表法和乘积极限法(Kaplan-Meier 法),均可用 lifetest 过程进行估计。

一、乘积极限法

例 13-1 有人研究了甲种手术方法治疗肾上腺肿瘤患者 23 例的生存情况,定义从手术后到患者死亡的时间为生存时间,得到的生存时间(月)如下:1, 3, 5(3), 6(3), 7, 8, 10(2), 14$^+$, 17, 19$^+$, 20$^+$, 22$^+$, 26$^+$, 31$^+$, 34, 34$^+$, 44, 59。其中有"+"者是截尾数据,表示患者仍生存或失访,括号内为重复死亡数。试计算其生存率与标准误。

程序 13-1

```
data prg13_1;
    input t c @@;
datalines;
 1 1  3 1  5 1  5 1  5 1  6 1  6 1  6 1  7 1
 8 1 10 1 10 1 14 0 17 1 19 0 20 0 22 0 26 0
31 0 34 1 34 0 44 1 59 1
;
run;
proc lifetest;
    time t*c(0);
run;
```

程序说明:数据集 prg13_1 中有两个变量,变量 t 表示生存时间,变量 c 表示截尾情况,0 代表截尾数据,1 代表完全数据。在 lifetest 过程中,可以用 method 选项来指定计算生存率的方法,pl 为乘积极限法,life 为寿命表法,本例为缺省状态,系统默认是 pl。time 语句要求指定时间变量和截尾变量,两者用"*"相连,"*"前为时间变量,后为截尾变量,括号中定义截尾变量的变量值,本例为 0。

运行结果:

（第一部分）

The LIFETEST Procedure

Product-Limit Survival Estimates

t	Survival	Failure	Survival Standard Error	Number Failed	Number Left
0.0000	1.0000	0	0	0	23
1.0000	0.9565	0.0435	0.0425	1	22
3.0000	0.9130	0.0870	0.0588	2	21

t		Survival	Failure	Survival Standard Error	Number Failed	Number Left
5.0000		.	.	.	3	20
5.0000		.	.	.	4	19
5.0000		0.7826	0.2174	0.0860	5	18
6.0000		.	.	.	6	17
6.0000		.	.	.	7	16
6.0000		0.6522	0.3478	0.0993	8	15
7.0000		0.6087	0.3913	0.1018	9	14
8.0000		0.5652	0.4348	0.1034	10	13
10.0000		.	.	.	11	12
10.0000		0.4783	0.5217	0.1042	12	11
14.0000	*	.	.	.	12	10
17.0000		0.4304	0.5696	0.1041	13	9
19.0000	*	.	.	.	13	8
20.0000	*	.	.	.	13	7
22.0000	*	.	.	.	13	6
26.0000	*	.	.	.	13	5
31.0000	*	.	.	.	13	4
34.0000		0.3228	0.6772	0.1216	14	3
34.0000	*	.	.	.	14	2
44.0000		0.1614	0.8386	0.1293	15	1
59.0000		0	1.0000	.	16	0

Note: The marked survival times are censored observations.

（第二部分）

Summary Statistics for Time Variable t

Quartile Estimates

Percent	Point Estimate	Transform	95% Confidence Interval [Lower	Upper)
75	44.0000	LOGLOG	17.0000	59.0000
50	10.0000	LOGLOG	6.0000	44.0000
25	6.0000	LOGLOG	1.0000	8.0000

Mean	Standard Error
24.2277	4.9915

（第三部分）

Summary of the Number of Censored and Uncensored Values

Total	Failed	Censored	Percent Censored
23	16	7	30.43

结果说明：整个结果可分为三个部分。

第一部分输出的结果是用乘积极限法估计的各时间点的生存率（Survival）和死亡率（Failure），生存率的标准误（Survival Standard Error）、死亡例数（Number Failed）和生存例数（Number Left）。t 列中带有 * 号的表示该数据为截尾观测值。

第二部分为时间变量的一些描述性统计量，包括第75%、50%和25%分位数以及各自的95%置信区间，其中第50%分位数所对应的数值即中位生存期，本例为10，其95%置信区间为（6，44）。同时输出有均数（Mean）24.2277和标准误（Standard Error）4.9915。由于存在截尾数据，所以均数的估计存在着偏差。

第三部分列出了完整数据（Failed）和截尾数据（Censored）的例数，以及截尾数据占全部数据的百分比（Percent Censored）。本例完整数据16例，截尾数据7例，截尾数据所占比例为30.43%。

二、寿命表法

对于样本量较大的分组生存数据可按寿命表法计算生存率。

例 13-2 某研究者收集了男性心绞痛患者2 418例有关信息，将随访的有关资料整理后列于表13-1，其中生存时间是以年计算的，试用寿命表法计算其生存率及标准误。

表 13-1 2 418 例男性心绞痛患者的生存情况

生存时间区间 / 年	死亡人数	截尾人数
0~	456	0
1~	226	39
2~	152	22
3~	171	23
4~	135	24
5~	125	107
6~	83	133
7~	74	102
8~	51	68
9~	42	64
10~	43	45
11~	34	53

续表

生存时间区间 / 年	死亡人数	截尾人数
12~	18	33
13~	9	27
14~	6	33
15~	0	20

程序 13-2

```
data prg13_2;
  do c = 0 to 1;
    do i = 1 to 16;
      input t f @@;
      output;
    end;
  end;
datalines;
0 456 1 226  2 152  3 171  4 135  5 125  6  83  7  74
8  51 9  42 10  43 11  34 12  18 13  9 14  6 15   0
0   0 1  39  2  22  3  23  4  24  5 107  6 133  7 102
8  68 9  64 10  45 11  53 12  33 13  27 14  33 15  20
;
run;
proc lifetest method=life width=1;
  time t*c(1);
  freq f;
run;
```

程序说明：数据集prg13_2中变量t为时间变量，表示生存时间区间的下限，变量f为频数变量，表示某个生存时间区间内死亡例数或截尾例数，变量c为截尾变量，0为完整数据，1为截尾数据，lifetest过程中method=life表示用寿命表法计算生存率，width=1表示计算生存率时，规定时间区间为1，time $t*c(1)$表示以变量t为时间变量，c为截尾变量，定义截尾变量值为1，freq f表示变量f为频数变量。

（第一部分）

Life Table Survival Estimates

Interval		Number Failed	Number Censored	Effective Sample Size	Conditional Probability of Failure	Conditional Probability Standard Error	Survival	Failure	Survival Standard Error	Median Residual Lifetime	Median Standard Error
[Lower,	Upper)										
0	1	456	0	2418.0	0.1886	0.00796	1.0000	0	0	5.3313	0.1749

1	2	226	39	1942.5	0.1163	0.00728	0.8114	0.1886	0.00796	6.2499	0.2001
2	3	152	22	1686.0	0.0902	0.00698	0.7170	0.2830	0.00918	6.3432	0.2361
3	4	171	23	1511.5	0.1131	0.00815	0.6524	0.3476	0.00973	6.2262	0.2361
4	5	135	24	1317.0	0.1025	0.00836	0.5786	0.4214	0.0101	6.2185	0.1853
5	6	125	107	1116.5	0.1120	0.00944	0.5193	0.4807	0.0103	5.9077	0.1806
6	7	83	133	871.5	0.0952	0.00994	0.4611	0.5389	0.0104	5.5962	0.1855
7	8	74	102	671.0	0.1103	0.0121	0.4172	0.5828	0.0105	5.1671	0.2713
8	9	51	68	512.0	0.0996	0.0132	0.3712	0.6288	0.0106	4.9421	0.2763
9	10	42	64	395.0	0.1063	0.0155	0.3342	0.6658	0.0107	4.8258	0.4141
10	11	43	45	298.5	0.1441	0.0203	0.2987	0.7013	0.0109	4.6163	0.3743
11	12	34	53	206.5	0.1646	0.0258	0.2557	0.7443	0.0111	.	.
12	13	18	33	129.5	0.1390	0.0304	0.2136	0.7864	0.0114	.	.
13	14	9	27	81.5	0.1104	0.0347	0.1839	0.8161	0.0118	.	.
14	15	6	33	42.5	0.1412	0.0534	0.1636	0.8364	0.0123	.	.
15	16	0	20	10.0	0	0	0.1405	0.8595	0.0137	.	.
16	.	0	0	0.0	0	0	0.1405	0.8595	0.0137	.	.

（第二部分）

Interval		Evaluated at the Midpoint of the Interval				
				PDF		Hazard
				Standard		Standard
[Lower,	Upper)		PDF	Error	Hazard	Error
0	1		0.1886	0.00796	0.208219	0.009698
1	2		0.0944	0.00598	0.123531	0.008201
2	3		0.0646	0.00507	0.09441	0.007649
3	4		0.0738	0.00543	0.119916	0.009154
4	5		0.0593	0.00495	0.108043	0.009285
5	6		0.0581	0.00503	0.118596	0.010589
6	7		0.0439	0.00469	0.1	0.010963
7	8		0.0460	0.00518	0.116719	0.013545
8	9		0.0370	0.00502	0.10483	0.014659
9	10		0.0355	0.00531	0.112299	0.017301
10	11		0.0430	0.00627	0.155235	0.023602
11	12		0.0421	0.00685	0.17942	0.030646
12	13		0.0297	0.00668	0.149378	0.03511
13	14		0.0203	0.00651	0.116883	0.038894
14	15		0.0231	0.00891	0.151899	0.061833
15	16		0	.	0	.
16			.	.	.	.

（第三部分）

Summary of the Number of Censored and Uncensored Values

			Percent
Total	Failed	Censored	Censored
2418	1625	793	32.80

Note: 2 observations with invalid time, censoring, or frequency values were deleted.

结果说明：整个结果可分为三个部分。

第一部分中 1~10 列分别表示时间区间（Interval）的下限（Lower）和上限（Upper）、死亡例数（Number Failed）、截尾例数（Number Censored）、期初观察人数（Effective Sample Size）、死亡条件概率（Conditional Probability of Failure）、死亡条件概率的标准误（Conditional Probability Standard Error）、生存率（Survival）、死亡率（Failure）、死亡率的标准误（Survival Standard Error）、剩余生存时间中位数估计值（Median Residual Lifetime）、生存时间中位数标准误（Median Standard Error）。

第二部分为各个时间区间中点的概率密度函数估计值（PDF）及其标准误（PDF Standard Error）和危险率估计值（Hazard）及其标准误（Hazard Standard Error）。

第三部分是对所有数据的小结，输出的内容包括总例数（Total）、死亡例数（Failed）、截尾例数（Censored）和截尾例数在所有数据中所占的百分比（Percent Censored）。

第二节 生存曲线比较的 log-rank 检验

用 lifetest 过程可以绘制生存曲线图，当有两条生存曲线时，还可以用 log-rank 检验比较两条曲线之间的差异有无统计学意义。

例 13-3 为了比较不同手术方法治疗肾上腺肿瘤的疗效，某研究者随机将 43 例患者分成两组，甲组 23 例、乙组 20 例。定义从手术后到患者死亡的时间为生存时间，得到的生存时间（月）如下，其中有 "+" 者是截尾数据，表示患者仍生存或失访，括号内为重复死亡数。问甲种手术方式后和乙种手术方式治疗后患者的生存率有无差别？

甲方法：1，3，5（3），6（3），7，8，10（2），14$^+$，17，19$^+$，20$^+$，22$^+$，26$^+$，31$^+$，34，34$^+$，44，59。

乙方法：1（2），2，3（2），4（3），6（2），8，9（2），10，11，12，13，14，15，17，18。

程序 13-3

```
data prg13_3;
   input t d g @@;
datalines;
 1 1 1   3 1 1   5 1 1   5 1 1   5 1 1   6 1 1   6 1 1
 6 1 1   7 1 1   8 1 1   10 1 1  10 1 1  14 0 1  17 1 1
19 0 1  20 0 1  22 0 1  26 0 1  31 0 1  34 1 1  34 0 1
44 1 1  59 1 1   1 1 2   1 1 2   2 1 2   3 1 2   3 1 2
 4 1 2   4 1 2   4 1 2   6 1 2   6 1 2   8 1 2   9 1 2
 9 1 2  10 1 2  11 1 2  12 1 2  13 1 2  15 1 2  17 1 2
18 1 2
;
run;
proc lifetest plots = (s);
   time t*d(0);
   strata g;
run;
```

程序说明：数据集 prg13_3 中有三个变量，变量 t 表示生存时间；变量 d 表示截尾情况，0 为截尾数据，1 为完整数据；变量 g 为分组变量，1 为甲方法，2 为乙方法。lifetest 过程中的 plots=（s）语句表示作生存曲线图。在 time 语句中，定义了时间变量 t 和截尾变量 d，并且定义截尾变量值为 0。用 strata 语句定义分组变量 g。

运行结果：

（第一部分）略

（第二部分）见图 13-1。

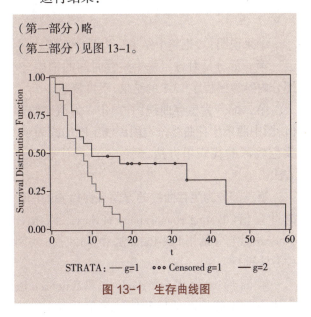

图 13-1 生存曲线图

（第三部分）

The LIFETEST Procedure

Testing Homogeneity of Survival Curves for t over Strata

Rank Statistics

g	Log-Rank	Wilcoxon
1	−7.8083	−181.00
2	7.8083	181.00

（第四部分）

Covariance Matrix for the Log-Rank Statistics

g	1	2
1	6.96486	−6.96486
2	−6.96486	6.96486

Covariance Matrix for the Wilcoxon Statistics

g	1	2
1	6429.33	−6429.33
2	−6429.33	6429.33

（第五部分）

Test of Equality over Strata

Test	Chi-Square	DF	Pr > Chi-Square
Log-Rank	8.7539	1	0.0031
Wilcoxon	5.0956	1	0.0240
-2Log(LR)	11.5160	1	0.0007

结果说明：可把整个结果分为五个部分。

第一部分是对各组每个生存时间的描述，该部分内容参照程序 13-1 的结果，不再赘述。

第二部分为生存曲线图，图中 o 为截尾数据值，图中两条生存曲线分别用深浅不同的线表示，颜色较深的代表甲方法，颜色较浅的代表乙组方法。

第三部分为生存曲线的方差齐性检验的检验统计量值（Testing Homogeneity of Survival Curves over Strata），分别用 Log-Rank 法和 Wilcoxon 法两种方法进行。

第四部分为用 Log-Rank 法和 Wilcoxon 法作协方差矩阵检验的检验统计量值（Covariance Matrix for the Log-Rank（Wilcoxon）Statistics）。

第五部分为两条生存曲线的比较结果，分别

用 Log-Rank、Wilcoxon 和 −2Log（LG）三种方法进行检验，较常用是前两种方法。本例 Log-Rank 的检验结果为 χ^2=8.753 9，P=0.003 1，说明两条生存曲线的差异有统计学意义。Wilcoxon 的检验结果为 χ^2=5.095 6，P=0.024 0，结论与 Log-Rank 的结论相同。−2Log（LG）检验的结果为 χ^2=11.516 0，P=0.000 7，结论也和 Log-Rank 的结论相同。

第三节　Cox 回归分析

当影响生存时间的因素不止一个时，则可用回归的方法判断因素对生存时间的依存关系。回归分析可用参数模型回归，此时需了解生存资料服从某种特定的分布，如指数分布、gamma 分布、logistic 分布、对数 logistic 分布、正态分布、对数正态分布和 weibull 分布等。完成参数模型可用 SAS 提供的 lifereg 过程。另外还可以用半参数模型回归，常用的是 Cox 回归模型。SAS 用于完成 Cox 回归分析的过程为 phreg。以例 13-4 为例说明如何用 phreg 过程完成 Cox 回归分析。

例 13-4　为探讨某恶性肿瘤的预后，收集了 63 例患者的生存时间、结局及影响因素。影响因素包括患者的治疗方式、肿瘤的浸润程度、组织学类型、是否有淋巴结转移及患者的性别、年龄，生存时间以月计算，收集的原始资料及变量的赋值情况见表 13-2 和表 13-3。试用 Cox 模型进行分析。

表 13-2　某恶性肿瘤的影响因素及量化值

变量	意义	变量赋值
$x1$	患者的年龄	（岁）
$x2$	性别	女 =0，男 =1
$x3$	组织学类型	低分化 =0，高分化 =1
$x4$	治疗方式	传统疗法 =0，新型疗法 =1
$x5$	淋巴节是否转移	否 =0，是 =1
$x6$	肿瘤的浸润程度	未突破浆膜层 =0，突破浆膜层 =1
t	患者的生存时间	（月）
y	患者的结局	删失 =0，死亡 =1

表 13-3　63 例某恶性肿瘤患者的生存时间及影响因素

No	x1	x2	x3	x4	x5	x6	t	y
1	54	0	0	1	1	0	52	0
2	57	0	1	0	0	0	51	0
3	58	0	0	0	1	1	35	1
⋮	⋮	⋮	⋮	⋮	⋮	⋮	⋮	⋮
61	45	1	0	1	1	0	108	0
62	38	0	1	0	0	0	24	1
63	62	0	0	0	1	0	16	1

程序 13-4

```
data prg13_4;
   input x1-x6 t y;
datalines;
54 0 0 1 1 0 52 0
57 0 1 0 0 0 51 0
58 0 0 1 1 35 1
......
38 0 1 0 0 0 24 1
62 0 0 0 1 0 16 1
;
run;
proc phreg;
   model t*y(0) = x1-x6/selection = stepwise sle = 0.05 sls
= 0.05;
   run;
```

程序说明: 数据集 prg13_4 中有 8 个变量, 其中 t 是生存时间变量, y 是截尾变量, 0 为截尾数据, 1 为完整数据, $x1 \sim x6$ 为影响生存时间的因素变量。在 phreg 过程中, 需在 model 语句中 "=" 前面定义生存时间变量和截尾变量及其截尾数据所对应的变量值, 在 "=" 后面则是影响因素变量, 选项 selection=stepwise 表示用逐步回归法进行变量筛选, sls=0.05, sle=0.05 表示入选和剔除标准均为 0.05 (数据集详见二维码内 prg13_4.sas7bdat)。

运行结果:

(第一部分)

The PHREG Procedure

Model Information

Data Set	WORK.PRG13_4
Dependent Variable	t
Censoring Variable	y
Censoring Value(s)	0
Ties Handling	BRESLOW
Number of Observations Read	63
Number of Observations Used	63

Summary of the Number of Event and Censored Values

Total	Event	Censored	Percent Censored
63	26	37	58.73

(第二部分)

Step 1. Effect x4 is entered. The model contains the following effects:

x4

Convergence Status

Convergence criterion (GCONV=1E-8) satisfied.

Model Fit Statistics

Criterion	Without Covariates	With Covariates
-2 LOG L	201.994	187.690
AIC	201.994	189.690
SBC	201.994	190.948

Testing Global Null Hypothesis: BETA=0

Test	Chi-Square	DF	Pr>ChiSq
Likelihood Ratio	14.3038	1	0.0002
Score	13.0399	1	0.0003
Wald	10.2634	1	0.0014

Step 2. Effect x5 is entered. The model contains the following effects:

x4 x5

Convergence Status

Convergence criterion (GCONV=1E-8) satisfied.

Model Fit Statistics

Criterion	Without Covariates	With Covariates
-2 LOG L	201.994	182.777
AIC	201.994	186.777
SBC	201.994	189.293

Testing Global Null Hypothesis: BETA=0

Test	Chi-Square	DF	Pr>ChiSq
Likelihood Ratio	19.2168	2	<.0001
Score	17.5941	2	0.0002
Wald	14.5770	2	0.0007

Note: No (additional) effects met the 0.05 level for entry into the model.

（第三部分）

Analysis of Maximum Likelihood Estimates

Parameter	DF	Parameter Estimate	Standard Error	Chi-Square	Pr>ChiSq	Hazard Ratio
x4	1	−1.76128	0.54785	10.3356	0.0013	0.172
x5	1	0.93133	0.44455	4.3890	0.0362	2.538

（第四部分）

	Effect			Number	Score	Wald	
Step	Entered	Removed	DF	In	Chi-Square	Chi-Square	Pr>ChiSq
1	x4		1	1	13.0399		0.0003
2	x5		1	2	4.7039		0.0301

Summary of Stepwise Selection

结果说明：可将整个结果分为四个部分。

第一部分是对数据集信息的简单描述：

Data Set：WORK.PRG15_4，调用的是临时数据集 prg15_4；

Dependent Variable：t，应变量是时间变量 t；

Censoring Variable：y，截尾变量是 y；

Censoring Value（s）：1，截尾数据定义的数值是 1；

Ties Handling：BRESLOW，时间结点处理方法是 BRESLOW 法。

同时对数据例数进行小结，分别列出了完整数据和截尾数据的例数，以及截尾数据所占百分比。本例完整数据例数为 26，截尾数据例数为 37，截尾数据所占的百分比为 58.73%。

第二部分是用逐步回归法进行变量筛选的结果，本例共进行了两步，第一步筛选出变量 $x4$，第二步筛选出变量 $x5$。

第三部分为最大似然估计的结果，分别输出了各项因素回归系数的自由度（DF）、估计值（Parameter Estimate）、标准误（Standard Error）、Wald χ^2 检验的值（Wald Chi-Square）、该值所对应的 P 值和相对危险度（Risk Ratio）。本例 $x4$ 的回归系数分别为 -1.761 28，相对危险度为 0.172，说明传统治疗方法与新方法相比，危险性较大，$x5$ 的回归系数为 0.931 33，相对危险度为 2.538，说明淋巴结转移与淋巴结不转移相比，转移患者的危险性较大。

配套文件数据集

（刘　祥　韩耀风　秦婴逸）

第十四章 多元统计分析

第一节 判 别 分 析

判别分析是已知样本中每个个体所属的类别（如不同类型的疾病），通过对一些与类别有关的变量（即观测的指标）进行分析，建立判别函数，然后用该函数对新样本进行分析，判断新样本中每个个体归入哪一类别的统计方法。SAS 中的 discrim 过程可以实现判别分析。如果变量较多，则可以通过筛选的方法将贡献大的变量挑选出来，然后只根据这些指标确定判别函数。筛选变量可用 stepdisc 过程完成。

一、Bayes 准则下的判别分析

例 14-1 声带息肉、声带结节临床常见，其确诊需要通过喉镜检查，患者不适感明显。某研究者想通过噪音测试这种无创检查办法来鉴别诊断声带息肉和声带结节，随机选取了 32 例已确诊的声带息肉患者和 23 例已确诊的声带结节患者，同时选取了年龄、性别、文化程度相匹配的 45 位正常健康体检者为对照，分别通过声音测试获取最长发声时间 $x1$（MPT）、最小声压级 $x2$（dB）、声音的基频 $x3$（Jitter），并通过量表对每个人的噪音进行了评价，获取噪音指数 $x4$（VHI）。基于这些测试数据（表 14-1，具体数据集见二维码 prg14_1.sas7bdat），研究者能否区分声带正常、声带结节和声带息肉？

表 14-1 4 个指标的观测数据与判别结果（训练集）*

编号	$x1$	$x2$	$x3$	$x4$	分类
1	16	0.88	51	0	1
2	16	0.62	53	2	1
⋮	⋮	⋮	⋮	⋮	⋮

续表

编号	$x1$	$x2$	$x3$	$x4$	分类
41	11	1.48	58	29	2
42	10	0.92	54	20	2
⋮	⋮	⋮	⋮	⋮	⋮
84	4	0.54	58	105	3
85	17	0.85	49	39	3

* 从 100 例患者中随机选取 85 例作为训练集

程序 14-1

```
data prg14_1;
  input g x1-x4;
cards;
   1      16      0.88      51      0
   1      16      0.62      53      2
......
   2      11      1.48      58      29
   2      10      0.92      54      20
......
   3      4       0.54      58      105
   3      17      0.85      49      39
;
proc discrim;
  class g;
  var x1-x4;
run;
```

程序说明：数据集中 g 是分类变量，分别用 1、2 和 3 三个数值代表声带正常、声带结节和声带息肉；$x1$~$x4$ 都是指标变量。调用 discrim 过程，用 "class g;" 语句定义类别变量，用 "var x1-x4;" 语句定义指标变量（数据集详见二维码内 prg14_1.sas7bdat）。

（第一部分）

Class Level Information

g	Variable Name	Frequency	Weight	Proportion	Prior Probability
1	_1	40	40.0000	0.470588	0.333333
2	_2	27	27.0000	0.317647	0.333333
3	_3	18	18.0000	0.211765	0.333333

（第二部分）

Generalized Squared Distance to g

From g	1	2	3
1	0	11.33478	12.52640
2	11.33478	0	1.24137
3	12.52640	1.24137	0

Linear Discriminant Function for g

Variable	1	2	3
Constant	−213.55724	−239.12413	−223.42096
x1	1.40340	0.88752	0.74704
x2	5.68754	8.17443	6.31139
x3	7.53806	8.06985	7.84255
x4	−0.10830	0.00589	0.01693

（第三部分）

Number of Observations and Percent Classified into g

From g	1	2	3	Total
1	39	1	0	40
	97.50	2.50	0.00	100.00
2	0	17	10	27
	0.00	62.96	37.04	100.00
3	1	5	12	18
	5.56	27.78	66.67	100.00
Total	40	23	22	85
	47.06	27.06	25.88	100.00
Priors	0.33333	0.33333	0.33333	

Error Count Estimates for g

	1	2	3	Total
Rate	0.0250	0.3704	0.3333	0.2429
Priors	0.3333	0.3333	0.3333	

结果说明：由于 discrim 过程输出的结果较多，本节所列的仅仅是部分重要结果。

第一部分描述分类变量的信息，包括每种类别的频数（Frequency）、权重（Weight）、所占百分比（Proportion）以及先验概率（Prior Probability）。

第二部分是每个指标变量的判别系数，由此可得到判别函数，本例为：

$$y1 = -213.557\,24 + 1.403\,40x1 + 5.687\,54x2 + 7.538\,06x3 - 0.108\,30x4$$

$$y2 = -239.124\,13 + 0.887\,52x1 + 8.174\,43x2 + 8.069\,85x3 + 0.005\,89x4$$

$$y3 = -223.420\,96 + 0.747\,04x1 + 6.311\,39x2 + 7.842\,55x3 + 0.016\,93x4$$

根据上述的判别函数可将每个个体的四个指

标代入函数进行计算,得到三个函数值,函数值中最大的值对应的类别即为该个体所属类别。

第三部分是将原数据集中的个体值代入上述判别函数,判断出该个体的类别,再与该个体的原始分类进行比较,从而得到判断正确和判断错误的个数及错判率。本例,原 1 类中有 1 例被错判成 2 类,错判率为 2.50%;原 2 类中有 10 例被错判成 3 类,错判率为 37.04%;原 3 类中有 1 例被错判成 1 类,有 5 例被错判成 2 类,错判率为 33.33%。所有分类的平均错判率为 24.29%。

二、逐步判别分析

判别函数中的变量对判别效果的作用大小不一样。因此,可以将作用大的变量留在判别函数中,而忽略一些作用非常小的变量,以提高判别的效率,有利于新样本的归类。判别分析也可以像多元回归一样,在确定判别函数前,通过一定的方法,先将作用大的变量筛选出来,再建立判别函数,这就是逐步判别分析。可以用 stepdisc 过程筛选出作用大的变量,再用 discrim 过程建立判别函数。仍以例 14-1 为例,说明逐步判别的步骤。

程序 14-2

```
proc stepdisc data= prg14_1 slentry= 0.1 slstay= 0.15;
    class g;
    var x1-x4;
run;
```

程序说明:用 stepdisc 过程同样需要将分组变量和分析变量分别进行定义。在进行逐步判别时,可用 method= 选项定义选入和剔除变量的方法,默认是逐步法(method=stepwise),slentry=0.10 定义变量入选标准为 0.10,slstay=0.15 定义变量剔除标准为 0.15。

(第一部分)

The Method for Selecting Variables is STEPWISE

Total Sample Size	85	Variable (s) in the Analysis	4
Class Levels	3	Variable (s) Will Be Included	0
		Significance Level to Enter	0.1
		Significance Level to Stay	0.15

Class Level Information

g	Variable Name	Frequency	Weight	Proportion
1	_1	40	40.0000	0.470588
2	_2	27	27.0000	0.317647
3	_3	18	18.0000	0.211765

(第二部分)

Stepwise Selection: Step 1

Statistics for Entry, DF= 2, 82

Variable	R-Square	F Value	Pr>F	Tolerance
x1	0.5653	53.32	<.0001	1.0000
x2	0.1057	4.85	0.0102	1.0000
x3	0.3639	23.45	<.0001	1.0000
x4	0.5558	51.29	<.0001	1.0000

Variable x1 will be entered.

Variable (s) That Have Been Entered

x1

Multivariate Statistics

Statistic	Value	F Value	Num DF	Den DF	Pr>F
Wilks' Lambda	0.434706	53.32	2	82	<.0001
Pillai's Trace	0.565294	53.32	2	82	<.0001
Average Squared Canonical Correlation	0.282647				

Stepwise Selection: Step 2

Statistics for Removal, DF=2, 82

Variable	R-Square	F Value	Pr>F
x1	0.5653	53.32	<.0001

No variables can be removed.

Statistics for Entry, DF= 2, 81

Variable	Partial R-Square	F Value	Pr>F	Tolerance
x2	0.1000	4.50	0.0140	0.9925
x3	0.2305	12.13	<.0001	0.8265
x4	0.3564	22.43	<.0001	0.6902

Variable x4 will be entered.

Variable (s) That Have Been Entered

x1	x4

Multivariate Statistics

Statistic	Value	F Value	Num DF	Den DF	Pr>F
Wilks' Lambda	0.279783	36.07	4	162	<.0001
Pillai's Trace	0.726347	23.38	4	164	<.0001
Average Squared Canonical Correlation	0.363173				

Stepwise Selection: Step 3

Statistics for Removal, DF= 2, 81

Variable	Partial R-Square	F Value	Pr>F
x1	0.3702	23.81	<.0001
x4	0.3564	22.43	<.0001

No variables can be removed.

Statistics for Entry, DF= 2, 80

Variable	Partial R-Square	F Value	Pr>F	Tolerance
x2	0.1059	4.74	0.0113	0.6883
x3	0.1439	6.72	0.0020	0.6123

Variable x3 will be entered.

Variable (s) That Have Been Entered

x1	x3	x4

Multivariate Statistics

Statistic	Value	F Value	Num DF	Den DF	Pr>F
Wilks' Lambda	0.239527	27.82	6	160	<.0001
Pillai's Trace	0.815808	18.60	6	162	<.0001
Average Squared Canonical Correlation	0.407904				

Stepwise Selection: Step 4

Statistics for Removal, DF= 2, 80

Variable	Partial R-Square	F Value	Pr>F
x1	0.3437	20.95	<.0001
x3	0.1439	6.72	0.0020
x4	0.2839	15.86	<.0001

No variables can be removed.

Statistics for Entry, DF= 2, 79

Variable	Partial R-Square	F Value	Pr>F	Tolerance
x2	0.0954	4.17	0.0190	0.6123

Variable x2 will be entered.

All variables have been entered.

Multivariate Statistics

Statistic	Value	F Value	Num DF	Den DF	Pr>F
Wilks' Lambda	0.216665	22.68	8	158	<.0001
Pillai's Trace	0.887025	15.94	8	160	<.0001
Average Squared Canonical Correlation	0.443512				

Stepwise Selection: Step 5

Statistics for Removal, DF= 2, 79

Variable	Partial R-Square	F Value	Pr>F
x1	0.3439	20.70	<.0001
x2	0.0954	4.17	0.0190
x3	0.1338	6.10	0.0034
x4	0.2892	16.07	<.0001

No variables can be removed.

No further steps are possible.

（第三部分）

Stepwise Selection Summary

Step	Number In	Entered	Removed	Partial R-Square	F Value	Pr>F	Wilks' Lambda	Pr < Lambda	Average Squared Canonical Correlation	Pr> ASCC
1	1	x1		0.5653	53.32	<.0001	0.43470591	<.0001	0.28264705	<.0001
2	2	x4		0.3564	22.43	<.0001	0.27978257	<.0001	0.36317346	<.0001
3	3	x3		0.1439	6.72	0.0020	0.23952665	<.0001	0.40790377	<.0001
4	4	x2		0.0954	4.17	0.0190	0.21666472	<.0001	0.44351233	<.0001

结果说明：

第一部分输出的是关于数据集和处理过程的信息，包括 85 例观测，4 个变量，分成 3 组，选择的统计方法是逐步法，入选变量标准为 slentry=0.10 和剔除标准为 slstay=0.15，分组列表。

第二部分是逐步判别的过程。第一步先输出了入选变量时的一些统计量，接着指示哪个变量被选入函数，然后列出多元方差分析的结果。当进行第二步筛选变量时，首先对第一步已经入选的变量进行是否剔除的判断，然后在剩余的变量中再选择入选变量，后面的过程与第一步相同，直到没有变量入选，没有变量剔除，则整个筛选过程结束。本例共进行了四步，第一步 $x1$ 入选，第二步 $x4$ 入选，第三步 $x3$ 入选，第四步 $x2$ 入选。到第五步时，已经没有变量能够剔除（No variables can be removed），指示逐步判别过程没有必要再进行下去（No further steps are possible）。

第三部分是对整个逐步判断过程的总结。本例，所有变量均入选。没必要再进行下一步的判别分析。

当筛选出来的变量少于观测的原始变量数时，需要再采用 discrim 过程作判别分析，同程序 14-1，将语句 "var x1-x4；" 中的变量改为筛选出来的变量。例如，通过逐步判别过程筛选出两个变量 $x1$、$x3$，则需根据这两个变量重新做判别分析，将程序 14-1 中的变量定义为 "var x1 x3；"。

第二节 聚 类 分 析

聚类分析和判别分析的不同在于，聚类分析在分析之前，并不知道样本中的个体具体有多少种类别，而是根据个体本身的特性进行归类，将特性相近的归在同一类别，差异较大的归在不同的类别。按分类目的，聚类分析可分为两类：指标聚类（R 型聚类）和样品聚类（Q 型聚类）两种。聚类算法分为系统聚类法、非系统聚类法，其中非系统聚类法包括 K- 均值聚类、两步聚类等。SAS 提供的聚类分析过程有：cluster、fastclus、varclus 和 tree 过程。其中 cluster 和 fastclus 是样品聚类常用的过程，varclus 是指标聚类常用的过程，tree 是聚类过程的辅助过程，主要用于产生聚类图。

一、样品聚类

例 14-2 2017 年度我国 31 个省（自治区、直辖市）医疗卫生服务相关统计数据见表 14-2，7 个观察指标说明见表 14-3。试用系统聚类法对表中 31 个地区进行聚类分析。

表 14-2 2017 年度我国各地区医疗卫生服务相关统计数据

地区	$x1$	$x2$	$x3$	$x4$	$x5$	$x6$	$x7$
北京	5.56	0.09	10.35	82.44	10.08	11.33	15.10
天津	4.39	0.08	7.80	78.10	10.06	6.48	10.20
河北	5.25	0.15	5.75	83.72	8.79	5.66	15.60
⋮	⋮	⋮	⋮	⋮	⋮	⋮	⋮
青海	6.41	0.18	4.26	70.64	8.98	6.98	16.30
宁夏	5.84	0.13	5.88	80.81	8.91	7.29	17.20
新疆	6.85	0.14	4.60	85.01	8.47	7.12	22.40

表 14-3 7 个观察指标说明

指标	符号	计量单位
每千人口拥有医疗卫生机构床位数	$x1$	张 / 千人
急诊病死率	$x2$	%
居民平均就诊次数	$x3$	次
病床使用率	$x4$	%
出院者平均住院日	$x5$	天
每千人口拥有卫生技术人员数	$x6$	人 / 千人
居民年住院率	$x7$	%

程序 14-3

```
data prg14_2;
    input region $ x1-x7;
cards;
北京      5.56    0.09    10.35   82.44   10.08   11.33   15.10
天津      4.39    0.08    7.80    78.10   10.06   6.48    10.20
…
宁夏      5.84    0.13    5.88    80.81   8.91    7.29    17.20
新疆      6.85    0.14    4.60    85.01   8.47    7.12    22.40
;
proc cluster method=Ward standard;
    var x1-x7;
    id region;
run;
proc tree;
    id region;
run;
```

程序说明：数据集 prg14_2 中有 8 变量，region 为对象（个体）的 ID，本例为地区名称，$x1\sim x7$ 为表 14-3 所列的观察指标，共 31 个观测。cluster 过程中选项 method=ward 表示对 31 个观测，用 Ward 离差平方和法（又称 Ward 最小方差法）进行样品聚类，mothed= 后面还可以指定样品聚类所用的其他方法，如类平均法、类中心法、全链接法、两步法等。standard 表示对观测值进行标准化。"var x1-x7;" 语句指定聚类所依据的变量，本例为数据集中所有的变量。"id region;" 语句定义对象（个体）的标识为 region。tree 过程表示输出聚类图（数据集详见二维码内 prg14_2.sas7bdat）。

结果输出：

（第一部分）

Eigenvalues of the Correlation Matrix

	Eigenvalue	Difference	Proportion	Cumulative
1	2.14223957	0.21625546	0.3060	0.3060
2	1.92598411	0.27048303	0.2751	0.5812
3	1.65550108	0.94172727	0.2365	0.8177
4	0.71377382	0.30367544	0.1020	0.9196
5	0.41009838	0.28686492	0.0586	0.9782
6	0.12323345	0.09406387	0.0176	0.9958
7	0.02916958		0.0042	1.0000

The data have been standardized to mean 0 and variance 1

Root-Mean-Square Total-Sample Standard Deviation	1
Root-Mean-Square Distance Between Observations	3.741657

（第二部分）

Cluster History

Number of Clusters	Clusters	Joined	Freq	Semipartial R-Square	R-Square	Tie
30	安徽	江西	2	0.0016	.998	
29	福建	海南	2	0.0019	.996	
28	山东	宁夏	2	0.0020	.994	
27	河北	甘肃	2	0.0021	.992	
26	湖南	重庆	2	0.0026	.990	
25	江苏	河南	2	0.0032	.987	
24	内蒙古	吉林	2	0.0039	.983	
23	CL29	广东	3	0.0041	.979	
22	广西	云南	2	0.0044	.974	
21	湖北	四川	2	0.0057	.968	
20	上海	浙江	2	0.0068	.962	
19	CL30	CL22	4	0.0073	.954	
18	山西	CL24	3	0.0080	.946	
17	陕西	新疆	2	0.0082	.938	
16	CL26	贵州	3	0.0103	.928	
15	CL27	CL28	4	0.0108	.917	
14	CL16	CL17	5	0.0123	.905	
13	CL25	CL21	4	0.0161	.889	
12	CL18	辽宁	4	0.0187	.870	
11	CL12	青海	5	0.0209	.849	
10	天津	西藏	2	0.0230	.826	
9	CL10	CL23	5	0.0260	.800	
8	CL15	CL19	8	0.0297	.770	
7	北京	CL20	3	0.0377	.733	
6	CL13	CL14	9	0.0485	.684	
5	CL11	黑龙江	6	0.0603	.624	
4	CL9	CL8	13	0.0725	.551	
3	CL4	CL5	19	0.1677	.384	
2	CL7	CL6	12	0.1736	.210	
1	CL2	CL3	31	0.2101	.000	

（第三部分）见图14-1。

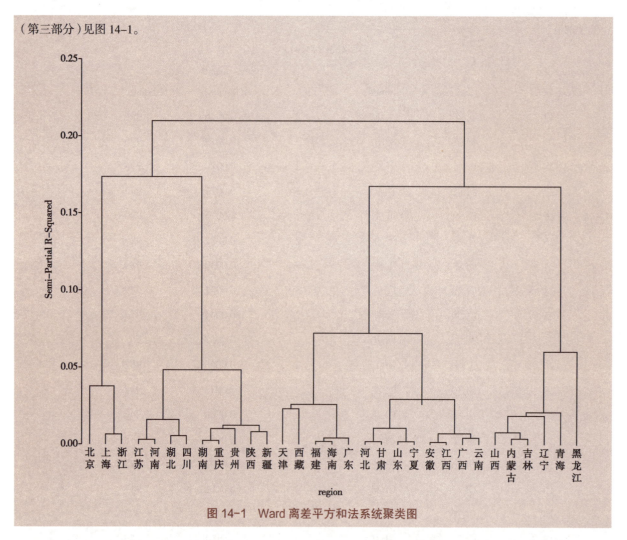

图 14-1　Ward 离差平方和法系统聚类图

结果说明：整个结果可分为三个部分。

第一部分输出了各指标相关阵的特征值分析，包括特征值（Eigenvalue）、差值（Difference）、百分比（Proportion）和累计百分比（Cumulative）。

第二部分为聚类的过程，首先将安徽和江西聚成一类，此时总类数为30；其次是福建和海南聚成一类，总类数为29；依次类推，最后所有地区聚成一类。

第三部分是输出的 Ward 离差平方和法系统聚类图。其纵轴为半偏 R^2，横轴为不同地区。图中由线条连接的观察单位为一类，以此直观呈现聚类的过程，不同的类别根据其相似性以线条相连，最终聚成一类。通常研究者可以根据半偏 R^2 选择不同的类别数。通过聚类图也可帮助我们对观察单位的特征进行判断。结合专业知识，本例将31个地区归为四类。其中，第一类：北京、上海、浙江；第二类：江苏、河南、湖北、四川、湖南、重庆、贵州、陕西、新疆；第三类：天津、西藏、福建、

海南、广东、河北、山东、甘肃、宁夏、安徽、江西、广西、云南；第四类：山西、内蒙古、吉林、青海、辽宁、黑龙江。分类结果表明我国31个省（自治区、直辖市）总体医疗卫生资源分配不均衡。北京、上海以及浙江3个地区的卫生医疗资源利用率较高，卫生服务条件在全国居于领先；中西部几个经济比较落后的省份卫生服务条件以及卫生资源不理想，其他地区医疗资源及服务条件尚可。

二、指标聚类

仍用例 14-2 的资料作指标聚类。
程序 14-4

```
proc varclus data=prg14_2 centroid;
    var x1-x7;
run;
```

程序说明：进行指标聚类用 varclus 过程，语句中的 centroid 选项表示采用重心分量聚类法，

指标间的相似度默认采用相关系数。

运行结果：

（第一部分）

2 Clusters		R-squared with		
		Own	Next	1-R**2
Cluster	Variable	Cluster	Closest	Ratio
Cluster 1	x3	0.7032	0.0890	0.3258
	x4	0.3840	0.0237	0.6310
	x5	0.3675	0.0370	0.6568
	x6	0.5518	0.0205	0.4576
Cluster 2	x1	0.8685	0.0094	0.1328
	x2	0.3228	0.0047	0.6804
	x7	0.5597	0.0155	0.4472

（第二部分）

3 Clusters		R-squared with		
		Own	Next	1-R**2
Cluster	Variable	Cluster	Closest	Ratio
Cluster 1	x2	0.6850	0.0579	0.3343
	x5	0.6850	0.0899	0.3461
Cluster 2	x1	0.8749	0.1181	0.1418
	x7	0.8749	0.0477	0.1313
Cluster 3	x3	0.8141	0.0419	0.1940
	x4	0.4826	0.1263	0.5922
	x6	0.5527	0.0552	0.4735

结果说明：上述结果只是指标聚类结果中较为重要的部分。

第一和第二部分分别是将所有指标聚成两类或三类时的结果，包括每一类中包含的变量（Variable）、该变量与所在类的类分量之间相关系数的平方（R-squared with Own Cluster），该变量与具有第二相关强度的另一类分量的相关系数的平方（R-squared with Next Closest）和1-R^2比率（1-R**2 Ratio），1-R^2比率等于（1-R-squared with Own Cluster）除以（1-R-squared with Next Closest）。

根据聚类过程，研究者可以结合专业知识选择合适的结果。本例的7个指标可聚成三类，其中急诊病死率（x2）、出院者平均住院日（x5）被聚成第一类；每千人口拥有医疗卫生机构床位数（x1）、居民年住院率（x7）被聚成第二类；居民平均就诊次数（x3）、病床使用率（x4）、每千人口拥有卫生技术人员数（x6）被聚成第三类。

第三节　主成分分析

主成分分析的目的是从多个原始变量中，通过线性组合，提炼出几个彼此独立的新变量，称为主成分，这些新变量能够包含原始变量所提供的绝大部分信息，从而代替原始变量说明问题，以达到降维的目的。SAS中用于主成分分析的过程为princomp。现以例14-3进行说明。

例14-3　为研究鹿茸的品质特征，某研究者检测了39批鹿茸商品中的天冬氨酸（Asp）、谷氨酸（Glu）、丝氨酸（Ser）、精氨酸（Arg）、甘氨酸（Gly）、苏氨酸（Thr）、脯氨酸（Pro）、丙氨酸（Ala）和缬氨酸（Val）共9种氨基酸含量，见表14-4。试利用主成分分析找出少数几个相互独立的主成分，以综合评价该批鹿茸的品质。

表 14-4　39 批鹿茸样品中氨基酸的含量测定结果　　　　单位：%

编号 (no)	Asp x1	Glu x2	Ser x3	Arg x4	Gly x5	Thr x6	Pro x7	Ala x8	Val x9
1	3.68	5.07	1.90	3.66	8.82	1.71	4.42	4.12	2.24
2	4.30	6.58	2.85	4.50	10.60	2.10	5.81	5.10	2.81
3	4.80	6.66	2.52	4.13	8.96	2.44	5.03	4.77	3.21
⋮	⋮	⋮	⋮	⋮	⋮	⋮	⋮	⋮	⋮
37	4.10	6.64	2.22	4.25	9.98	1.96	5.44	4.54	2.49
38	3.68	5.92	1.70	3.91	9.58	1.68	5.17	4.22	2.09
39	4.49	8.59	2.86	5.84	17.20	1.73	8.79	6.87	2.46

程序 14-5

```
data prg14_3;
   input no x1-x9;
cards;
1         3.68      5.07      1.90      3.66      8.82      1.71      4.42      4.12      2.24
2         4.30      6.58      2.85      4.50      10.60     2.10      5.81      5.10      2.81
……
38        3.68      5.92      1.70      3.91      9.58      1.68      5.17      4.22      2.09
39        4.49      8.59      2.86      5.84      17.20     1.73      8.79      6.87      2.46
;
proc princomp;
var x1-x9;
run;
```

程序说明：在数据集 prg14_3 中有 10 个变量，no 为样品编号，x1~x9 分别代表不同氨基酸含量的测定结果。用不带任何参数和选项的 princomp 过程进行主成分分析。用语句 "var x1-x9;" 定义用于分析的指标变量，本例为 x1~x9。

结果如下：

（第一部分）

The PRINCOMP Procedure

Observations	39
Variables	9

Simple Statistics

	x1	x2	x3	x4	x5	x6
Mean	4.359230769	7.069230769	2.500000000	4.578205128	11.04589744	2.025128205
StD	0.911523839	1.747552250	0.632293236	1.479138924	4.99738127	0.448617008

Simple Statistics

	x7	x8	x9
Mean	5.926410256	4.932307692	2.601538462
StD	2.431305137	1.584811896	0.531920742

（第二部分）

Correlation Matrix

	x1	x2	x3	x4	x5	x6	x7	x8	x9
x1	1.0000	0.9515	0.9696	0.8507	0.6825	0.7621	0.7175	0.7920	0.8342
x2	0.9515	1.0000	0.9666	0.9316	0.8061	0.5913	0.8353	0.8749	0.6679
x3	0.9696	0.9666	1.0000	0.8761	0.7235	0.6896	0.7553	0.8188	0.7693
x4	0.8507	0.9316	0.8761	1.0000	0.9585	0.3484	0.9708	0.9817	0.4322
x5	0.6825	0.8061	0.7235	0.9585	1.0000	0.0851	0.9969	0.9824	0.1891
x6	0.7621	0.5913	0.6896	0.3484	0.0851	1.0000	0.1372	0.2405	0.9401
x7	0.7175	0.8353	0.7553	0.9708	0.9969	0.1372	1.0000	0.9874	0.2363
x8	0.7920	0.8749	0.8188	0.9817	0.9824	0.2405	0.9874	1.0000	0.3608
x9	0.8342	0.6679	0.7693	0.4322	0.1891	0.9401	0.2363	0.3608	1.0000

（第三部分）

Eigenvalues of the Correlation Matrix

	Eigenvalue	Difference	Proportion	Cumulative
1	6.86709685	4.89861454	0.7630	0.7630
2	1.96848231	1.90140949	0.2187	0.9817
3	0.06707282	0.00519121	0.0075	0.9892
4	0.06188161	0.03809808	0.0069	0.9961
5	0.02378353	0.01725209	0.0026	0.9987
6	0.00653143	0.00347798	0.0007	0.9994
7	0.00305345	0.00119944	0.0003	0.9998
8	0.00185401	0.00161003	0.0002	1.0000
9	0.00024398		0.0000	1.0000

（第四部分）

Eigenvectors

	Prin1	Prin2	Prin3	Prin4	Prin5	Prin6	Prin7	Prin8	Prin9
x1	0.365701	0.194703	0.117713	−.032030	−0.308258	−0.680081	−0.483032	0.015143	−0.149629
x2	0.374376	0.035688	−0.628733	−0.074523	−0.552030	0.366609	−.016123	−0.135090	−0.007873
x3	0.368412	0.135964	−0.434808	−0.308409	0.736821	−0.080660	−0.104807	0.033872	−0.008295
x4	0.367176	−0.186202	−0.056061	0.212414	−0.029557	−0.398458	0.782297	0.062936	−0.081580
x5	0.327053	−0.364792	0.187206	0.098692	0.061638	0.002032	−0.142467	−0.387945	0.735238
x6	0.217624	0.570156	0.076494	0.736240	0.160766	0.212086	−0.039800	−0.085142	0.001077
x7	0.336499	−0.332731	0.145333	0.148394	0.004828	0.258584	−0.198132	0.791662	0.006513
x8	0.353778	−0.255108	0.395448	−0.105609	0.098411	0.300665	−0.042789	−0.414920	−0.606758
x9	0.250690	0.523182	0.424546	−0.517901	−0.130796	0.188582	0.283687	0.140624	0.249101

结果说明：整个结果可分为四个部分。

第一部分是关于数据集的信息。包括观测例数（Observations）和变量数（Variables），另外还有一些简单统计量（Simple Statistics），包括均数（Mean）和标准差（StD）。

第二部分输出的是用于聚类的 9 个变量的相关系数矩阵（Correlation Matrix）。

第三部分为上述相关系数矩阵的特征值（Eigenvalues of the Correlation Matrix），包括各个主成分的特征值（Eigenvalue）、相邻的两个主成分特征值的差值（Difference）、各个主成分的贡献率（Proportion）和主成分的累计贡献率（Cumulative）。

从特征值来看，第一、第二主成分的特征值均>1，其余主成分均<1，可以考虑保留前两个主成分，一般不考虑保留其余主成分。进一步考虑贡献率，第一主成分的贡献率为 0.763 0，说明第一主成分能提供原始变量综合信息的 76.30%；第二主成分的贡献率为 0.218 7，与第一主成分合并的累计贡献率达到 98.17%，说明前两个主成分能提供几乎全部原始变量的综合信息，其余主成分提供的信息很少，不到 2%。一般考虑保留几个主成分时，考察的指标首先是累计贡献率，当累计贡献率 >70%，可考虑保留；其次考虑特征值，>1 的可考虑保留。所以本例保留前两个主成分。

第四部分为特征值所对应的特征向量（Eigenvectors）。特征向量表示了主成分和原始变量之间的关系。特征向量中某个原始变量对应的绝对值越大，两者的关系就越密切。本例，第一主成分除了与苏氨酸 Thr（$x6$）、缬氨酸 Val（$x9$）关系较弱外，与其他各个原始变量的关系密切程度相当；第二主成分与苏氨酸 Thr（$x6$）、缬氨酸 Val（$x9$）的关系较密切。该两个主成分的表达式为：

$z1=0.365\,701x1+0.374\,376x2+0.368\,412x3+0.367\,176x4+0.327\,053x5+0.217\,624x6+0.336\,499x7+$

$0.353\ 778x8+0.250\ 69x9$

$z2=0.194\ 703x1+0.035\ 688x2+0.135\ 964x3-0.186\ 202x4-0.364\ 792x5+0.570\ 156x6-0.332\ 731x7-0.255\ 108x8+0.523\ 182x9$

princomp 除了显示上述的主要结果外,还可以输出主成分特征值的碎石图(Scree Plot)和贡献率与累计贡献率的方差解释图(Variance Explained),直观展示分析结果。另外,如有需要,还可以使用 out 和 outstat 语句将一些结果输出到数据集中供其他过程继续分析。

第四节 因 子 分 析

因子分析是从多个原始变量中提炼出有限的几个潜在变量,称为公因子,一个公因子可以解释至少两个原始变量的信息。因此,通过因子分析提炼出来的公因子可以分别解释由不同变量构成的不同特征。公因子与原始变量的关系可以通过线性组合来表达,在线性组合中,一个公因子中不同原始变量的系数称为因子载荷。如果最先得到的初始因子和原始变量的关系不清楚时,可通过因子的变换(即因子轴的旋转),使新的因子更具代表性。SAS 中的 FACTOR 过程可以实现因子分析。现以例 14-4 为例说明。

例 14-4 为研究孕早期妇女焦虑症状状况,某研究团队采用汉密顿焦虑量表(HAMA)对 76 例孕早期妇女进行了测试。测试内容包含 14 个指标:焦虑心境($x1$)、紧张($x2$)、害怕($x3$)、失眠($x4$)、认知功能($x5$)、抑郁心境($x6$)、肌肉系统($x7$)、感觉系统($x8$)、心血管系统症状($x9$)、呼吸系统症状($x10$)、胃肠道症状($x11$)、生殖泌尿系统症状($x12$)、植物神经系统症状($x13$)、会谈时行为表现($x14$)。每个指标有无症状、轻、中等、重、极重四个等级,并分别赋值 0~4 分,数据见表 14-5。现采用因子分析方法,探讨其综合评价指标体系。

表 14-5　76 例孕早期妇女焦虑症量表

No.	x1	x2	x3	x4	x5	x6	x7	x8	x9	x10	x11	x12	x13	x14
1	0	1	0	0	0	0	0	0	0	0	1	1	0	0
2	2	2	0	1	0	0	0	2	0	1	0	1	2	0
3	1	1	2	2	1	1	1	1	1	0	0	0	0	0
⋮	⋮	⋮	⋮	⋮	⋮	⋮	⋮	⋮	⋮	⋮	⋮	⋮	⋮	⋮
74	1	0	0	0	1	0	0	0	0	0	0	0	0	0
75	0	0	0	1	0	0	0	0	0	0	0	1	0	0
76	0	0	0	0	0	0	0	0	0	0	0	0	0	0

程序 14-6

```
data prg14_4;
   input x1-x14;
cards;
0   1   0   0   0   0   0   0   0   0   1   1   0   0
2   2   0   1   0   0   0   2   0   1   0   1   2   0
……
0   0   0   1   1   0   0   0   0   0   0   1   0   0
0   0   0   0   0   0   0   0   0   0   0   0   0   0
;
proc factor rotate=varimax n=4;
run;
```

程序说明：数据集中有 14 个变量，分别为汉密顿焦虑量表的某个指标。用 factor 过程作因子分析。选项"method="可指定提取初始公因子的主要方法，如果没有该选项，系统默认为主成分分析法（prin）；选项"rotate="可定义对因子载荷阵进行旋转的方法，本例采用方差最大法（varimax）正交旋转；选项"n="用于定义选取的公因子的数量，本例为 4。数据集详见二维码内 prg14_4.sas7bdat。

运行结果：

（第一部分）

The FACTOR Procedure

Initial Factor Method: Principal Components

Prior Communality Estimates: ONE

（第二部分）

Eigenvalues of the Correlation Matrix: Total= 14

Average= 1

	Eigenvalue	Difference	Proportion	Cumulative
1	6.91619391	5.56408771	0.4940	0.4940
2	1.35210620	0.26797230	0.0966	0.5906
3	1.08413389	0.21098275	0.0774	0.6680
4	0.87315115	0.16625504	0.0624	0.7304
5	0.70689611	0.10134746	0.0505	0.7809
6	0.60554865	0.08926453	0.0433	0.8241
7	0.51628412	0.03833236	0.0369	0.8610
8	0.47795176	0.04354578	0.0341	0.8952
9	0.43440598	0.12246625	0.0310	0.9262
10	0.31193973	0.05606985	0.0223	0.9485
11	0.25586988	0.06988166	0.0183	0.9667
12	0.18598822	0.03618093	0.0133	0.9800
13	0.14980729	0.02008418	0.0107	0.9907
14	0.12972311		0.0093	1.0000

4 factors will be retained by the NFACTOR criterion.

（第三部分）

Factor Pattern

	Factor1	Factor2	Factor3	Factor4
x1	0.68969	−0.45744	0.02372	−0.12909
x2	0.77639	−0.14609	−0.07025	−0.02020
x3	0.61774	−0.58587	−0.13533	0.02136
x4	0.66893	−0.32724	−0.09756	0.41402
x5	0.75455	−0.14360	0.10674	0.17310
x6	0.85640	−0.00158	0.06052	0.21341
x7	0.79363	0.10143	−0.11137	−0.00279
x8	0.80344	0.15061	−0.32353	−0.10908
x9	0.71443	0.42594	−0.34850	0.09555
x10	0.66919	0.51732	−0.33533	−0.04101
x11	0.53328	0.31888	0.45935	−0.04109
x12	0.52447	0.25571	0.59879	0.37735
x13	0.70277	−0.02911	0.29173	−0.40469
x14	0.64727	−0.02512	0.17356	−0.52738

（第四部分）

Variance Explained by Each Factor

Factor1	Factor2	Factor3	Factor4
6.9161939	1.3521062	1.0841339	0.8731511

（第五部分）

Final Communality Estimates: Total= 10.225585

x1	x2	x3	x4	x5	x6	x7	x8
0.70215370	0.62946271	0.74361458	0.73548068	0.63132971	0.78263627	0.65254805	0.78477087

x9	x10	x11	x12	x13	x14
0.82241131	0.82956527	0.59876207	0.84139082	0.74361302	0.72784606

（第六部分）

Orthogonal Transformation Matrix

	1	2	3	4
1	0.60341	0.56975	0.42674	0.35941
2	−0.71756	0.59481	−0.07763	0.35395
3	−0.13357	−0.56662	0.31355	0.75020
4	0.32120	0.02284	−0.84472	0.42750

（第七部分）

Rotated Factor Pattern

	Factor1	Factor2	Factor3	Factor4
x1	0.69977	0.10447	0.44632	0.04858
x2	0.57620	0.39480	0.33769	0.16600
x3	0.81808	0.08064	0.24862	−0.07774
x4	0.78446	0.25122	−0.06946	0.22840
x5	0.59969	0.28796	0.22039	0.37444
x6	0.57836	0.45758	0.20428	0.44387
x7	0.42008	0.57555	0.29824	0.23640
x8	0.38491	0.72817	0.32186	0.05273
x9	0.20269	0.86005	0.08183	0.18694
x10	0.06421	0.87805	0.17490	0.15452
x11	0.01841	0.23230	0.38155	0.63157
x12	0.17421	0.12025	0.07295	0.88953
x13	0.27599	0.20855	0.73548	0.28813
x14	0.21602	0.24345	0.77808	0.12850

（第八部分）

Variance Explained by Each Factor

Factor1	Factor2	Factor3	Factor4
3.3237997	3.0720350	1.9972403	1.8325101

（第九部分）

Final Communality Estimates: Total= 10.225585

x1	x2	x3	x4	x5	x6	x7	x8
0.70215370	0.62946271	0.74361458	0.73548068	0.63132971	0.78263627	0.65254805	0.78477087

x9	x10	x11	x12	x13	x14
0.82241131	0.82956527	0.59876207	0.84139082	0.74361302	0.72784606

结果说明：整个结果共分为九个部分。

第一部分显示了进行因子分析的主要设置：

Initial Factor Method：Principal Components，表示因子提取初始方法为主成分分析法；

Prior Communality Estimates：ONE，表示估计指标的初始公共度为1。

第二部分给出的是由相关系数矩阵计算出的全部特征值（Eigenvalue），总和为14，均数为1。相邻的两个特征值的差值（Difference）、每个因子的贡献率（Proportion）和累计贡献率（Cumulative）。若不定义保留因子数的最小特征值的界值（mineigen=），则系统默认为1。本例用选项"$n=4$"明确将保留4个因子（4 factors will be retained by the NFACTOR criterion），此时累计贡献率为73.04%。

第三部分输出的是因子模型或因子载荷阵（Factor Pattern）。可以看出，因子1（Factor1）在紧张（$x2$）、认知功能（$x5$）、抑郁心境（$x6$）、肌肉系统（$x7$）、感觉系统（$x8$）、心血管系统症状（$x9$）、植物神经系统症状（$x13$）上载荷较大；因子2（Factor2）在焦虑心境（$x1$）、害怕（$x3$）、呼吸系统症状（$x10$）上载荷较大；因子3（Factor3）在胃肠道症状（$x11$）、生殖泌尿系统症状（$x12$）上载荷较大；因子4（Factor4）在失眠（$x4$）、会谈时行为表现（$x14$）上载荷较大。

第四部分是每个因子所能解释的方差。本例，因子1所能解释的方差为6.916 193 9，因子2的方差为1.352 106 2，因子3的方差为1.084 133 9、因子4的方差为0.873 151 1。

第五部分输出的是每个变量对应的公因子方差情况。本例，共性方差总和（Total）为10.225 585，每个变量（$x1$~$x14$）所对应的公因子方差分别为：0.702 153 70、0.629 462 71、0.743 614 58、0.735 480 68、0.631 329 71、0.782 636 27、0.652 548 05、0.784 770 87、0.822 411 31、0.829 565 27、0.598 762 07、0.841 390 82、0.743 613 02、0.727 846 06。

第六部分输出的是正交变换阵。

第七部分至第九部分是经正交旋转后所得分析结果。指标含义同前述第三至第五部分，此处不再赘述。

若要输出抽样适度测定值（Kaiser-Meyer-Olkin measure of sampling adequacy，KMO）用于衡量变量间的相关性，可通过在 proc factor 语句后加上 msa 选项实现。

第五节　典型相关分析

典型相关分析主要用于研究两组变量之间的相互关系。当每组包括多个变量时，典型相关分析可以将每组变量当作一个整体进行考虑，来分析两组变量之间的关系。典型相关分析先把两组变量通过线性组合组成几个典型变量，再通过典型相关系数来描述每对典型变量的相关关系，可以计算多个不同的典型相关系数，每个典型相关系数从不同的角度描述两组变量之间的关系。典型相关分析可以通过 SAS 提供的 cancorr 过程来实现。现以例14-5为例说明。

例14-5　为了探讨心理状况与幸福感之间的相互关系，某高校对一年级新生的心理健康及主观幸福感状况进行了调查。现对674例学生的心理健康指标（抑郁评分、焦虑评分、压力状态评分）与主观幸福感指标（生活态度评分和情绪状态评分）进行典型相关分析。实测数据如表14-6。

表 14-6　某高校 674 例学生的心理健康指标与主观幸福感指标的实测值

编号	心理健康			主观幸福感	
	抑郁评分	焦虑评分	压力评分	生活态度评分	情绪状态评分
	$x1$	$x2$	$x3$	$y1$	$y2$
1	2	14	16	11	70
2	6	2	10	12	58
3	6	6	8	16	60
⋮	⋮	⋮	⋮	⋮	⋮
673	6	8	10	17	65
674	0	0	2	16	56

心理健康评分采用抑郁 - 焦虑 - 压力量表中文简版（DASS-21）；主观幸福感采用国际大学调查（ICS）- 主观幸福感量表，此处将主观幸福感总分按照两个模块计分，用于典型相关分析

程序 14-7

```
data prg14_5;
    input x1-x3 y1-y2;
datalines;
2       14      16      11      70
6       2       10      12      58
6       6       8       16      60
......
6       8       10      17      65
0       0       2       16      56
;
run;
```

```
proc cancorr;
    var x1-x3;
    with y1-y2;
run;
```

程序说明：数据集 prg14_5 中有五个变量，前三个变量是反映学生心理健康指标：$x1 \sim x3$ 分别代表抑郁评分、焦虑评分、压力状态评分；后 2 个变量是反映主观幸福感指标，$y1 \sim y2$ 分别代表生活态度评分和情绪状态评分。在 cancorr 过程中"var x1-x3;"语句定义心理健康指标为第一组变量，"with y1-y2;"语句定义主观幸福感指标为第二组变量（数据集详见二维码内 prg14_5.sas7bdat）。

运行结果：

（第一部分）

The CANCORR Procedure

Canonical Correlation Analysis

	Canonical Correlation	Adjusted Canonical Correlation	Approximate Standard Error	Squared Canonical Correlation
1	0.708750	0.707443	0.019184	0.502326
2	0.057776	0.045088	0.038418	0.003338

（第二部分）

Canonical Correlation	Adjusted Canonical Correlation	Approximate Standard Error	Squared Canonical Correlation	Eigenvalues of Inv (E)*H= CanRsq/(1-CanRsq)			
				Eigenvalue	Difference	Proportion	Cumulative
0.708750	0.707443	0.019184	0.502326	1.0093	1.0060	0.9967	0.9967
0.057776	0.045088	0.038418	0.003338	0.0033		0.0033	1.0000

Test of H0: The canonical correlations in the current row and all that follow are zero

	Likelihood Ratio	Approximate F Value	Num DF	Den DF	Pr>F
1	0.49601246	93.63	6	1338	<.0001
2	0.99666193	1.12	2	670	0.3262

（第三部分）

Multivariate Statistics and F Approximations

S=2　　M=0　　N=333.5

Statistic	Value	F Value	Num DF	Den DF	Pr>F
Wilks′ Lambda	0.49601246	93.63	6	1338	<.0001
Pillai′s Trace	0.50566434	75.57	6	1340	<.0001
Hotelling-Lawley Trace	1.01269781	112.83	6	890.22	<.0001
Roy′s Greatest Root	1.00934856	225.42	3	670	<.0001

NOTE: F Statistic for Roy′s Greatest Root is an upper bound.

NOTE: F Statistic for Wilks′ Lambda is exact.

（第四部分）

Canonical Correlation Analysis

Raw Canonical Coefficients for the VAR Variables

	V1	V2
x1	−0.081524473	−0.249987893
x2	−0.003132173	0.2888201469
x3	−0.084972831	−0.011378958

（第五部分）

Raw Canonical Coefficients for the WITH Variables

	W1	W2
y1	0.0067565993	0.2611550656
y2	0.0964510827	−0.072933726

（第六部分）

Canonical Correlation Analysis

Standardized Canonical Coefficients for the VAR Variables

	V1	V2
x1	−0.4794	−1.4701
x2	−0.0182	1.6821
x3	−0.5532	−0.0741

（第七部分）

Standardized Canonical Coefficients for the WITH Variables

	W1	W2
y1	0.0318	1.2297
y2	0.9811	−0.7419

（第八部分）

Correlations Between the VAR Variables and Their Canonical Variables

	V1	V2
x1	−0.9454	−0.1825
x2	−0.8686	0.4414
x3	−0.9597	0.1436

（第九部分）

Correlations Between the WITH Variables and Their Canonical Variables

	W1	W2
y1	0.6031	0.7976
y2	0.9997	−0.0259

（第十部分）

Correlations Between the VAR Variables and the Canonical Variables of the WITH Variables

	W1	W2
x1	−0.6700	−0.0105
x2	−0.6156	0.0255
x3	−0.6802	0.0083

（第十一部分）

Correlations Between the WITH Variables and the Canonical Variables of the VAR Variables

	V1	V2
y1	0.4275	0.0461
y2	0.7085	−0.0015

结果说明：整个结果可以分为十一个部分。

第一部分输出的是共有多少对典型变量，分别列出了它们的典型相关系数（Canonical Correlation）、校正典型相关系数（Adjusted Canonical Correlation）、近似标准误（Approximate Standard Error）和典型相关系数的平方（Squared Canonical Correlation）。本例，第一典型相关系数为0.708 750，第二典型相关系数分别为0.057 776。

第二部分输出了针对典型变量的一些统计量和典型相关系数的假设检验。统计量包括：特征值（Eigenvalue）、相邻的两个特征值的差值（Difference）、贡献率（Proportion）和累计贡献率（Cumulative）。其中第一对典型变量的特征值为1.009 3，贡献率为0.996 7，说明第一对典型变量提供了99.67%的相关信息。第二对典型变量提供0.33%的信息。典型相关系数的假设检验中，仅从P值可以看出第一典型相关系数检验结果

为F=93.63，$P<0.000\ 1$，说明该典型相关系数有统计学意义，第二个典型相关系数没有统计学意义。

第三部分为多组典型相关系数多元方差分析的结果。本例，从四个不同的统计量所对应的P值可以看出，所有P值均$<0.000\ 1$，说明多元模型有统计学意义。

第四部分输出的是第一组中两对典型变量的线性组合，同一列的数值为每个典型变量的线性组合中原始变量的系数。本例，第一对典型变量的线性组合为：

$$V_1 = -0.081\ 524\ 473x1 - 0.003\ 132\ 173x2 - 0.084\ 972\ 831x3$$

第五部分为第二组中两对典型变量的线性组合。本例，第一对典型变量的线性组合为：

$$W_1 = 0.006\ 756\ 599\ 3y1 + 0.096\ 451\ 082\ 7y2$$

第六部分输出的是标准化后第一组典型变量的线性组合。各个指标对典型变量的贡献可以用

标准化的典型相关系数表示,标准化典型相关系数又称载荷量。本例,第一对典型变量的标准化线性组合为:

$$V_1 = -0.479\ 4x1 - 0.018\ 2x2 - 0.553\ 21x3$$

从上述方程可以看出 $x1$ 和 $x3$ 的标准化典型系数绝对值 >$x2$ 的标准化典型系数绝对值,说明第一典型变量中抑郁评分和压力评分的作用较大。

第七部分为标准化后第二组典型变量的线性组合。本例,第一对典型变量的标准化线性组合为:

$$W_1 = 0.031\ 8y1 + 0.981\ 1y2$$

说明 $y2$ 对典型变量的贡献要比 $y1$ 大,说明情绪状态评分的作用较大。

第八部分输出的是第一组原始变量和第一组典型变量之间的相关系数,绝对值越大表明原始变量与典型变量之间的关系越密切。结论同第六部分。

第九部分输出的是第二组原始变量和第二组典型变量之间的相关关系。结论同第七部分。

第十部分输出的是第一组原始变量和第二组典型变量的相关系数,绝对值越大表明原始变量与典型变量之间的关系越密切。

第十一部分输出的是第二组原始变量和第一组典型变量的相关系数。与第十部分的结果相结合,可对两组变量中原始变量之间的相关性进行分析。

综合上述结果,可以得出结论:第一组的抑郁评分和压力评分与第二组的情绪状态评分关系比较密切。这说明,抑郁评分和压力评分较高的一年级新生主观幸福感中情绪状态评分较低。

第六节　多水平统计模型

多水平模型是 20 世纪 80 年代中后期发展起来的一种多元统计分析新技术,可有效处理传统多元统计方法难以分析的具有层次结构特征的数据。根据研究目的和资料情况,多水平模型又可以分为方差成分模型、随机系数模型等多种类型。SAS 所提供的多水平模型分析的过程包括 mixed、nlmixed 和 glmmix。其中 mixed 过程适合于拟合结局测量为连续性资料的多水平模型;nlmixed 过程和 glmmix 过程适合于拟合结局测量为离散型资料的多水平模型。

一、方差成分模型

方差成分模型是多水平模型中最基本和最简单的一种,也可将其理解为随机截距模型,即多水平模型中仅包括了水平 1 截距一个随机效应项。方差成分模型可用 mixed 过程进行模型的拟合,下面以例 14-6 的数据进行说明。

例 14-6　检索有关吸烟与肺癌关系研究的文献共 49 篇,得到各研究的设计类型(1 为病例对照研究,0 为队列研究)、研究国别(1 为国内,0 为国外)、观察例数、效应值(病例对照研究的效应值为 OR 值,队列研究的效应值为 RR 值)等,见表 14-7。试利用多水平方差成分模型计算合并效应值,并根据发表国家、研究设计等对合并的效应指标进行调整。

表 14-7　49 篇吸烟与肺癌关系的研究结果

研究编号	观察例数	OR 值（或 RR 值）	研究国别	设计类型
1	1 200	5.920	1	1
2	820	5.525	1	1
3	948	3.418	1	1
⋮	⋮	⋮	⋮	⋮
47	1 252	2.307	0	1
48	1 474	2.385	0	1
49	295	2.751	0	0

程序 14-8

```
data prg14_6;
    input study n or country design @@;
    lnor= log (or);
    wt= sqrt (n);
datalines;
 1   1200   5.92   1   1    2    820   5.425   1   1
 3    948   3.418  1   1    4    533   2.943   1   1
......
47  1252   2.307  0   1   48   1474   2.385   0   1
49   295   2.751  0   0
;
run;
```

```
proc mixed data= prg14_6 method= REML covtest;
    class study;
    weight wt;
    model lnor=/solution;
    random intercept/subject= study;
run;
```

三种方法,默认估计方法为 REML,本例使用默认值。covtest 选项要求打印出随机效应方差 / 协方差参数估计值的标准误及 Z 检验结果。用 class 语句来设定模型中使用的分类变量,本例设定变量 *study* 为分类变量。用 weight 语句来设定权重变量,本例权重变量为 *wt*。model 语句用于设定多水平模型的固定效应部分,结局测量放在"="号的左侧,协变量放在"="号的右侧。本例结局测量为 lnor,而等式的右侧无设定的变量,则该模型称为零模型或空模型。model 语句的 solution 选项要求在 SAS 输出结果中打印固定效应的估计及统计检验信息。random 语句用于设定多水平模型的随机效应,本例通过 random 语句中的 intercept 选项将水平 1 截距设定为随机效应。random 语句中的 subject 选项用于确定多水平模型的高水平单位,说明多水平数据的结构,本例设定变量 *study* 作为高水平单位(数据集详见二维码内 prg14_6.sas7bdat)。

运行结果:

程序说明:数据集 prg14_6 中包括五个变量,变量 *study* 表示研究编号,变量 *n* 表示病例组与对照组的观察例数,变量 *or* 表示 OR 值或 RR 值,变量 *country* 表示研究的国别(1 为国内,0 为国外),变量 *design* 表示研究的设计类型(1 为病例对照研究,0 为队列研究)。另有两个衍生变量,变量 *lnor* 为变量 *or* 的对数值,变量 *wt* 为各研究的样本含量 *n* 的平方根,作为效应尺度的权重变量。在 mixed 过程中可利用 method 选项设定模型估计的方法,包括 ML(maximum likelihood)、REML(restricted maximum likelihood)和 MIVQUE0(minimum variance quadratic unbiased estimation)

(第一部分)

Covariance Parameter Estimates

Cov Parm	Subject	Estimate	Standard Error	Z Value	Pr>Z
Intercept	study	0.3571	0.1805	1.98	0.0239
Residual		5.7241	5.5521	1.03	0.1513

(第二部分)

Fit Statistics

-2 Res Log Likelihood	110.5
AIC (Smaller is Better)	114.5
AICC (Smaller is Better)	114.8
BIC (Smaller is Better)	118.3

(第三部分)

Solution for Fixed Effects

Effect	Estimate	Standard Error	DF	t Value	Pr>|t|
Intercept	1.4823	0.1041	48	14.24	<.0001

结果说明:可将上述结果分为三个部分。

第一部分是协方差参数估计结果。本例水平 2 残差方差 $\sigma_{u_0}^2$=0.357 1,标准误为 0.180 5,Z 检验结果为 Z=1.98,P=0.023 9,有统计学意义,表明各研究结果之间存在组间异质性,应该采用多水平模型进行统计分析。

第二部分是模型的拟合统计量,包括了四个统计量:负 2 倍对数似然估计值(−2 res log likelihood,−2 LOG L)、赤池信息量准则(Akaike information criterion,AIC)、有限样本校正 AIC(finite sample corrected version of AIC,AICC)和 Schwarz's 贝叶斯信息标准(Schwarz's Bayesian information criterion，BIC）。这四个标准都是测量值越接近 0，表明模型拟合越好，可用于模型的比较。

第三部分是模型的固定效应的估计结果。水平 1 截距的固定效应 $\beta_0 = 1.4823$，标准误为 0.104 1，t 检验结果为 $t = 14.24$，$P < 0.0001$，表明模型中水平 1 截距的固定效应有统计学意义。即在没有引入协变量的零模型中计算得合并效应的 lnor 值为 1.482 3，则可得合并的 OR 值为 $e^{1.4823} = 4.403$。

因为在本研究中，还收集了一些协变量的信息，如研究国别（country）、设计类型（design）等，这些协变量在不同的研究间会存在差异，为了解协变量对合并效应尺度的影响，我们可以在模型中增加相应的协变量，比如我们在程序 14-9 中将 country、design 这两个变量作为协变量加入到了模型中。

程序 14-9

```
proc mixed data= prg14_6 method= REML covtest;
  class study;
  weight wt;
  model lnor= country design/solution;
  random intercept/subject= study;
run;
```

含协变量的模型的部分运行结果：

（第一部分）

Covariance Parameter Estimates

Cov Parm	Subject	Estimate	Standard Error	Z Value	Pr>Z
Intercept	study	0.2420	0.1394	1.74	0.0413
Residual		6.7627	4.6372	1.46	0.0724

（第二部分）

Fit Statistics

-2 Res Log Likelihood	102.4
AIC (Smaller is Better)	106.4
AICC (Smaller is Better)	106.7
BIC (Smaller is Better)	110.2

（第三部分）

Solution for Fixed Effects

Effect	Estimate	Standard Error	DF	t Value	Pr>|t|
Intercept	1.1232	0.2557	46	4.39	<.0001
country	0.6632	0.1988	0	3.34	.
design	−0.03318	0.2655	0	−0.12	.

Type 3 Tests of Fixed Effects

Effect	Num DF	Den DF	F Value	Pr>F
country	1	0	11.13	.
design	1	0	0.02	.

结果说明：上述结果同样包括类似的三个部分。可见模型中引入了研究国别和设计类型这两个协变量之后，水平 2 残差方差 $\sigma_{u_0}^2$ 由零模型的 0.357 1 进一步下降为 0.242 0，表明研究国别和设计类型的不同亦解释了部分研究结果之间的变异。调整了研究国别和设计类型这两个协变量之后，计算得合并效应的 lnor 值为 1.123 2，则可得合并的 OR 值为 $e^{1.1232} = 3.075$，和零模型相比得到的 OR 值有所降低。

二、随机系数模型

随机系数模型是指变量的系数估计不是固定的而是随机的,换言之,解释变量对结局测量的效应在不同的水平单位间是不同的。随机系数模型可用 mixed 过程进行模型的拟合,下面以例 14-7 的数据进行说明。

例 14-7 单侧完全性唇腭裂患者具有面中份生长不足的特点,作为正畸医师对于进行矫治的病例,最重要的是判断其面中份未来可能的生长趋势,以确定恰当的手术方式。某研究者利用某唇腭裂研究中心 28 例单侧完全性唇腭裂儿童患者的长期随访资料,研究单侧完全唇腭裂的生长特点,指标为反映上颌骨相对颅骨位置的 SNA 角度,对研究对象在不同年龄(4、6、9、12、15、18 岁)时进行该角度测量,试用多水平随机系数模型分析年龄(已做中心化处理)和 SNA 角度(已做标准化变换)的关系,数据见表 14-8。

表 14-8　28 例单侧完全性唇腭裂儿童年龄与 SNA 角度的随访结果

儿童编号	观测序号	SNA 角度	年龄
1	1	–	−6.64
1	2	2.376 60	−4.63
1	3	0.606 85	−1.63
1	4	−0.402 47	1.41
1	5	−0.240 48	4.37
1	6	−0.713 98	6.86
2	1	1.532 65	−6.70
⋮	⋮	⋮	⋮
28	4	−0.113 05	1.42
28	5	−0.732 50	4.37
28	6	–	7.36

数据来自《医学和公共卫生研究常用多数平统计模型》,杨珉、李晓松主编

程序 14-10

```
data prg14_7;
   input id occa sna age @@;
datalines;
1    1    .          −6.64    2    1    1.53265    −6.70
1    2    2.37660    −4.63    2    2    0.27133    −4.70
1    3    0.60685    −1.63    2    3    −0.13929   −1.67
1    4    −0.40247   1.41     2    4    −0.85024   1.40
1    5    −0.24048   4.37     2    5    −1.47049   4.25
1    6    −0.71398   6.86     2    6    −1.51382   7.21
3    1    1.86241    −6.65    4    1    2.22200    −6.66
……
27   4    −0.60620   1.32     28   4    −0.11305   1.42
27   5    0.14935    4.33     28   5    −0.73250   4.37
27   6    .          7.36     28   6    .          7.36
;
run;
proc mixed data= prg14_7 method= REML covtest;
   class id occa;
      model sna= age/solution;
      random intercept age/subject= id type= un solution;
run;
```

程序说明:数据集 prg14_7 中包括四个变量,变量 *id* 表示患者的 ID 号,变量 *occa* 表示每个患者的观测序号,变量 *sna* 表示标准化变换后的 SNA 角度,变量 *age* 表示每次实行测角时的年龄(已做中心化处理)。Class 语句指定变量 *id*、*occa* 为分类变量。model 语句指定 *sna* 为结局测量,*age* 为自变量。random 语句设定水平 1 截距和年龄为随机效应,设定 *id* 为高水平单位,即设定每个患儿作为高水平单位,type=un 选项用于指定随机效应的协方差结构,solution 选项表示打印随机效应参数的解。程序中各语句的说明详见程序 14-8(数据集详见二维码内 prg14_7.sas7bdat)。

主要运行结果显示:

(第一部分)

Covariance Parameter Estimates

Cov Parm	Subject	Estimate	Standard Error	Z Value	Pr Z
UN (1,1)	id	0.5241	0.1487	3.53	0.0002
UN (2,1)	id	0.007159	0.008265	0.87	0.3864
UN (2,2)	id	0.002112	0.000945	2.24	0.0127
Residual		0.1000	0.01566	6.39	<.0001

（第二部分）

Fit Statistics

-2 Res Log Likelihood	199.5
AIC (Smaller is Better)	207.5
AICC (Smaller is Better)	207.8
BIC (Smaller is Better)	212.8

（第三部分）

Null Model Likelihood Ratio Test

DF	Chi-Square	Pr>ChiSq
3	143.92	<.0001

（第四部分）

Solution for Fixed Effects

Effect	Estimate	Standard Error	DF	t Value	Pr>|t|
Intercept	−0.07193	0.1398	27	−0.51	0.6110
age	−0.1358	0.01106	27	−12.28	<.0001

结果说明：结果分为四部分。

第一部分为随机部分的方差/协方差参数估计，UN（1，1）表示水平1截距的残差方差 $\sigma_{u_0}^2$=0.524 1，P=0.000 2，表明各患者之间存在组间异质性。UN（2，1）表示水平1截距与年龄的协方差 $\sigma_{u_{01}}^2$=0.007 159，P=0.386 4，无统计学意义。UN（2，2）表示年龄的方差 $\sigma_{u_1}^2$=0.002 112，P=0.012 7，表明不同年龄其 SNA 角度有所差异。Residual 表示1水平上的残差方差 $\sigma_{\varepsilon_0}^2$=0.100 0，P<0.000 1。该结果表示不同患儿间的截距不同，且回归系数也不同，即年龄对于 SNA 角度的影响大小因个体而异。

第二部分是模型的拟合统计量，可以评价多个模型的优劣。

第三部分是对参数模型所作的似然比检验结果。χ^2=143.92，P<0.000 1，表明模型有统计学意义。

第四部分是模型的固定效应的估计结果，其中年龄的系数 β_1=−0.135 8，P<0.000 1，在此可以解释为，随着年龄的增长，SNA 角度减小，年龄每增长1岁，其 SNA 角度平均减小 0.135 8 度。

三、离散型数据的多水平模型

对于结局变量为离散型数据的多水平数据，可以采用 nlmixed 和 glimmix 过程进行多水平模型的拟合。下面以例14-8 的数据为例，利用 nlmixed 过程进行离散型数据多水平模型的拟合。

例 14-8 某公共卫生学院用孕鼠进行口服花粉的致畸实验，将 26 只孕鼠随机分为甲、乙两组，甲组在孕早期每天给予辐射花粉 2 000mg/kg，乙组每天给予 500mg/kg。待孕鼠分娩后，观察仔鼠骨骼畸形的发生结果，数据见表14-9。

表 14-9 不同处理的孕鼠所产仔鼠骨骼畸形的发生结果

孕鼠编号	仔鼠编号	处理组别	骨骼畸形
1	1	1	0
1	2	1	0
1	3	1	0
1	4	1	0
1	5	1	0
1	6	1	0
1	7	1	0
2	8	1	1
2	9	1	1
2	10	1	1
⋮	⋮	⋮	⋮
26	184	0	0
26	185	0	0
26	186	0	0
26	187	0	0

数据来自《医学和公共卫生研究常用多数平统计模型》，杨珉、李晓松主编

程序 14-11

```
data prg14_8;
    input id treat result block @@;
datalines;
    1    1    0    1        2    1    0    1        3    1    0    1
    4    1    0    1        5    1    0    1        6    1    0    1
    7    1    0    1        8    1    1    2        9    1    1    2
   10    1    1    2
......
  181    0    0   25      182    0    1   26      183    0    1   26
  184    0    0   26      185    0    0   26      186    0    0   26
  187    0    0   26
;
run;
proc nlmixed data= prg14_8;
    parms b0= -2 b1= 1 v_u0= 1;
    logodds= b0+b1*treat+u0j;
    p= 1/(1+exp (-logodds));
    model result~binary (p);
    random u0j~normal (0,v_u0) subject= block;
run;
```

程序说明: 数据集 prg14_8 中包括四个变量,变量 *id* 表示仔鼠的编号(水平 1),变量 *block* 表示孕鼠的编号(水平 2),变量 *treat* 表示处理因素(1 表示甲组,0 表示乙组),变量 *result* 表示结局变量(1 表示发生畸形,0 表示未发生畸形)。nlmixed 过程中的 parms 语句用于模型参数及其初始值的设定。若参数的初始值未在语句中设定,则程序将自动设定其初始值为 1。对于参数初始值的设定,当模型相对较简单时,则程序对参数初始值的设定并不敏感;当模型较为复杂时,若参数初始值设定离其真实值太远,则模型估计不易收敛。本例中,设定跨组平均截距 b0 为 -2,随机截距的方差 v_u0 为 1(又称为随机参数),处理因素的效应参数 b1 为 1(又称为固定效应参数)。logodds=b0+b1*treat+u0j 用于设定结局变量对数发生比的模型,p=1/[1+exp(-logodds)] 用于设定结局变量 *result*=1 的概率。model 语句用于设定结局变量及其分布条件,结局变量放在 "~" 号左侧,本例为 result,"~" 号右侧用于设定结局变量的分布类型,本例为 binary(p),即事件发生概率为 p 的二项分布。random 语句用于定义随机效应及其方差矩阵,本例为 u0j~normal(0, v_u0),即表示随机效应 u0j 服从均数为 0,方差为 v_u0 的正态分布;subject 选项用于设定高水平变量,本例为 block(水平 2)(数据集详见二维码内 prg14_8.sas7bdat)。

含协变量的模型的部分运行结果:

(第一部分)

Initial Parameters

b0	b1	v_u0	Negative Log Likelihood
-2	1	1	84.6908678

(第二部分)

Fit Statistics

-2 Log Likelihood	163.6
AIC (smaller is better)	169.6
AICC (smaller is better)	169.7
BIC (smaller is better)	173.4

(第三部分)

Parameter Estimates

Parameter	Estimate	Standard Error	DF	t Value	Pr>|t|	95% Confidence Limits		Gradient
b0	-2.6127	0.7942	25	-3.29	0.0030	-4.2483	-0.9771	-0.00012
b1	1.0951	0.9531	25	1.15	0.2614	-0.8677	3.0580	-0.00005
v_u0	3.5982	1.9194	25	1.87	0.0726	-0.3549	7.5513	-0.00001

结果说明：结果分为三部分。

第一部分为模型参数的初始值，以及在初始值基础上估计的负对数似然值，本例 b0、b1 和 v_u0 的初始值分别为 –2、1 和 1，负对数似然值为 84.690 867 8。

第二部分是模型的拟合统计量，可以评价多个模型的优劣，这四个统计量都是越小说明模型拟合越好。

第三部分为参数的最大似然估计值及其标准误，以及参数的 t 检验结果和参数的 95% 置信区间。本例中 *treat* 的处理效应（固定效应）的估计值为 1.095 1，标准误为 0.953 1，t 值为 1.15，$P=0.261\,4$，可以算得其 $OR=\exp(1.095\,1)=2.989$，OR 值的 95% 置信区间为（0.420，21.285），无统计学意义，即尚不能认为给孕鼠喂养大剂量的辐射花粉会引起仔鼠骨骼畸形发生增加。

第七节　结构方程模型

在医学研究中经常要分析多个指标之间的相互作用关系，然而其中存在许多无法直接准确测量的指标，例如人的行为特征、个人成就感、疾病易感性、企业品牌意识、社会认同感、职业紧张程度等。此时，可以引入某些潜变量来描述那些潜在的、无法直接观察的，需经过测量去推测的变量或指标，通过探讨潜变量之间的因果关系来揭示隐藏在事物背后的现象和规律。常用的统计方法就是结构方程模型。SAS9.4 所提供的结构方程模型分析的过程为 calis 和 tcalis。下面以例 14-9 为例，说明如何用 calis 过程完成结构方程模型分析。

例 14-9　研究脑卒中患者报告的临床结局评价量表（Stroke-PRO 量表生理领域与心理领域中的不同维度之间的内在联系，以及各维度之间的因果关联，采用 Stroke-PRO 量表收集 295 位脑卒中患者的生理领域及心理领域的数据。以生理领域的躯体症状（SOS）和心理领域的焦虑（ANX）构建一个最简单的如图 14-2 的结构方程模型，模型只包含一个外生潜变量和内生潜变量。测量模型结果见表 14-10，结构模型见表 14-11。标准化路径图见图 14-2。

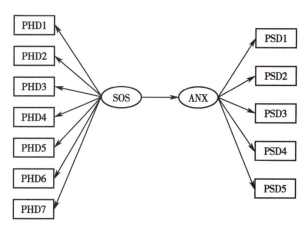

图 14-2　躯体症状与焦虑的结构方程模型路径图
PHD: 生理领域；PSD: 心理领域

表 14-10　脑卒中患者躯体症状与焦虑测量模型结果

潜变量（维度）	观测变量（条目）	因子载荷	标准误	t	误差方差	R^2
SOS	PHD1	1.000 00			0.858 12	0.500 0
	PHD2	0.825 63	0.069 31	11.912 1	0.858 12	0.405 4
	PHD3	1.069 47	0.073 42	14.566 0	0.858 12	0.533 5
	PHD4	0.958 40	0.071 45	13.414 0	0.858 12	0.478 8
	PHD5	0.848 12	0.069 65	12.176 2	0.858 12	0.418 4
	PHD6	0.831 12	0.069 39	11.976 9	0.858 12	0.408 5
	PHD7	0.905 06	0.070 56	12.827 1	0.858 12	0.450 3
ANX	PSD1	1.000 00			0.858 12	0.593 3
	PSD2	0.807 64	0.059 94	13.474 1	0.858 12	0.487 6
	PSD3	0.807 71	0.059 94	13.474 9	0.858 12	0.487 7
	PSD4	0.852 50	0.060 76	14.029 7	0.858 12	0.514 7
	PSD5	0.898 66	0.061 65	14.577 8	0.858 12	0.540 9

表 14-11　脑卒中患者躯体症状与焦虑结构模型结果

$\xi \to \eta$	结构系数（标准误）	误差方差（标准误）	R^2
SOS-ANX	0.677 55（0.079 77）	0.858 12（0.079 77）	0.314 6
拟合指数	χ^2=493.754 3, df=66		RMSEA=0.148 5
	AIC=517.754 3		CAIC=573.998 0
	GFI=0.781 8		CFI=0.730 7

AIC: 赤池信息量准则; GFI: 拟合优度指数; RMSER: 近似误差均方根; CAIC: 一致性赤池信息量准则; CFI: 比较拟合指数

程序 14-12

```
data prg14_9;
    input no PHD1-PHD7 PSD1-PSD5 @@;
datalines;
1    5    5    5    5    5    5    5    4    5    5    5    5
2    4    4    4    5    5    5    4    4    5    5    5    5
3    5    5    5    5    5    5    5    5    5    5    5    5
......
293  2    2    3    5    5    5    5    5    5    4    5
294  4    5    1    5    5    5    4    2    3    5    4    3
295  2    2    2    2    5    5    2    5    5    5    5
;
run;
proc calis method= ml toteff mod data=eg14_9;
    lineqs PHD1= F1+ e1,
             PHD2= a2 F1+ e2,
             PHD3= a3 F1+ e3,
             PHD4= a4 F1+ e4,
             PHD5= a5 F1+ e5,
             PHD6= a6 F1+ e6,
             PHD7= a7 F1+ e7,
             PSD1=    F2+ e8,
             PSD2= a9 F2+ e9,
             PSD3= a10 F2+ e10,
             PSD4= a11 F2+ e11,
             PSD5= a12 F2+ e12,
             F2= a13 F1+ e13;
      std e1-e13 F1=14*var;
run;
```

程序说明：创建数据集 prg14_9，变量 no、PHD1~PHD7 和 PSD1~PSD5 分别代表样本的编号、Stroke-PRO 量表中生理领域的躯体症状的 7 个条目、心理领域的焦虑中的 5 个条目。

过程步中变量 F1 和 F2 分别代表生理领域的躯体症状和心理领域的焦虑，calis 为结构方程模型分析过程步，这里用于结构方程模型分析；lineqs 列出方程组，并且两个潜变量第一个条目的因子载荷限定为 1，std 语句定义变量的方差名字；method 后面的 ml 表示参数的估计方法用的是最大似然估计法；toteff 选择项指令系统输出非标准系数估计值的总体影响和间接影响；mod 选择项指令系统输出固定参数的修正指标和预期估计。

运行结果：

（第一部分）

The CALIS Procedure

Covariance Structure Analysis: Maximum Likelihood Estimation

Fit Summary

Modeling Info	Number of Observations	295
	Number of Variables	12
	Number of Moments	78
	Number of Parameters	12
	Number of Active Constraints	0
	Baseline Model Function Value	5.6276
	Baseline Model Chi-Square	1654.5215
	Baseline Model Chi-Square DF	66
	Pr>Baseline Model Chi-Square	<.0001
Absolute Index	Fit Function	1.6794
	Chi-Square	493.7543
	Chi-Square DF	66
	Pr>Chi-Square	<.0001
	Z-Test of Wilson & Hilferty	16.5298
	Hoelter Critical N	52
	Root Mean Square Residual (RMR)	0.1727
	Standardized RMR (SRMR)	0.1045
	Goodness of Fit Index (GFI)	0.7818
Parsimony Index	Adjusted GFI (AGFI)	0.7421
	Parsimonious GFI	0.7818
	RMSEA Estimate	0.1485
	RMSEA Lower 90% Confidence Limit	0.1364
	RMSEA Upper 90% Confidence Limit	0.1609
	Probability of Close Fit	<.0001
	ECVI Estimate	1.7648
	ECVI Lower 90% Confidence Limit	1.5328
	ECVI Upper 90% Confidence Limit	2.0236
	Akaike Information Criterion	517.7543
	Bozdogan CAIC	573.9980
	Schwarz Bayesian Criterion	561.9980
	McDonald Centrality	0.4843
Incremental Index	Bentler Comparative Fit Index	0.7307
	Bentler-Bonett NFI	0.7016
	Bentler-Bonett Non-normed Index	0.7307
	Bollen Normed Index Rho1	0.7016
	Bollen Non-normed Index Delta2	0.7307
	James et al. Parsimonious NFI	0.7016

（第二部分）

The CALIS Procedure

Covariance Structure Analysis: Maximum Likelihood Estimation

Linear Equations

PHD1	=	1.0000		F1	+	1.0000	e1
PHD2	=	0.8256	(**)	F1	+	1.0000	e2
PHD3	=	1.0695	(**)	F1	+	1.0000	e3
PHD4	=	0.9584	(**)	F1	+	1.0000	e4
PHD5	=	0.8481	(**)	F1	+	1.0000	e5
PHD6	=	0.8311	(**)	F1	+	1.0000	e6
PHD7	=	0.9051	(**)	F1	+	1.0000	e7
PSD1	=	1.0000		F2	+	1.0000	e8
PSD2	=	0.8076	(**)	F2	+	1.0000	e9
PSD3	=	0.8077	(**)	F2	+	1.0000	e10
PSD4	=	0.8525	(**)	F2	+	1.0000	e11
PSD5	=	0.8987	(**)	F2	+	1.0000	e12
F2	=	0.6776	(**)	F1	+	1.0000	e13

Effects in Linear Equations

Variable	Predictor	Parameter	Estimate	Standard Error	t Value	Pr>|t|
PHD1	F1		1.00000			
PHD2	F1	a2	0.82563	0.06931	11.9121	<.0001
PHD3	F1	a3	1.06947	0.07342	14.5660	<.0001
PHD4	F1	a4	0.95840	0.07145	13.4140	<.0001
PHD5	F1	a5	0.84812	0.06965	12.1762	<.0001
PHD6	F1	a6	0.83112	0.06939	11.9769	<.0001
PHD7	F1	a7	0.90506	0.07056	12.8271	<.0001
PSD1	F2		1.00000			
PSD2	F2	a9	0.80764	0.05994	13.4741	<.0001
PSD3	F2	a10	0.80771	0.05994	13.4749	<.0001
PSD4	F2	a11	0.85250	0.06076	14.0297	<.0001
PSD5	F2	a12	0.89866	0.06165	14.5778	<.0001
F2	F1	a13	0.67755	0.07977	8.4936	<.0001

（第三部分）

Squared Multiple Correlations

Variable	Error Variance	Total Variance	R-Square
PHD1	0.85812	1.71624	0.5000
PHD2	0.85812	1.44307	0.4054
PHD3	0.85812	1.83960	0.5335
PHD4	0.85812	1.64632	0.4788
PHD5	0.85812	1.47537	0.4184
PHD6	0.85812	1.45087	0.4085
PHD7	0.85812	1.56104	0.4503
PSD1	0.85812	2.11018	0.5933

PSD2	0.85812	1.67482	0.4876
PSD3	0.85812	1.67495	0.4877
PSD4	0.85812	1.76807	0.5147
PSD5	0.85812	1.86928	0.5409
F2	0.85812	1.25206	0.3146

（第四部分）

The CALIS Procedure

Covariance Structure Analysis: Maximum Likelihood Estimation

Standardized Effects in Linear Equations

Variable	Predictor	Parameter	Estimate	Standard Error	t Value	Pr>|t|
PHD1	F1		0.70711			
PHD2	F1	a2	0.63667	0.03178	20.0322	<.0001
PHD3	F1	a3	0.73043	0.02339	31.2260	<.0001
PHD4	F1	a4	0.69193	0.02689	25.7351	<.0001
PHD5	F1	a5	0.64682	0.03090	20.9347	<.0001
PHD6	F1	a6	0.63918	0.03156	20.2500	<.0001
PHD7	F1	a7	0.67104	0.02876	23.3343	<.0001
PSD1	F2		0.77029	0.01160	66.3831	<.0001
PSD2	F2	a9	0.69831	0.02679	26.0636	<.0001
PSD3	F2	a10	0.69834	0.02679	26.0671	<.0001
PSD4	F2	a11	0.71740	0.02506	28.6277	<.0001
PSD5	F2	a12	0.73548	0.02340	31.4249	<.0001
F2	F1	a13	0.56092	0.04526	12.3929	<.0001

结果说明：

第一部分结果，模型分析用的是最大似然估计法，模型给出了用于结构方程模型总体检验的所有指标，显示模型拟合数据较好，如拟合优度指数（GFI）=0.781 8，调整拟合指数（AGFI）=0.742 1，近似误差均方根（RMSEA）=0.148 5，赤池信息量准则（AIC）=517.754 3，一致性赤池信息量准则（CAIC）=573.998 0。

第二部分结果，根据最大似然估计法得到测量模型和潜变量之间结构方程模型的拟合结果，包括因子载荷估计值、标准误的估计值和 t 值，各条目皆有统计学意义（$P<0.000 1$），测量模型的拟合结果可整理得表 14–10。潜变量之间结构方程模型的拟合结果可整理得表 14–11。

第三部分结果，确定系数（R^2）表示了指标的可靠性估计，进一步判定各条目对所在维度的贡献大小，见表 14–10 和表 14–11，如 PHD1 对所在维度"生理领域的躯体症状"的贡献为 50.00%。

第四部分结果，根据最大似然估计法得到测量模型和潜变量之间结构方程模型的标准化拟合结果，包括标准因子载荷估计值、标准误的估计值和 t 值，各条目皆有统计学意义（$P<0.000 1$），标准因子载荷的大小反映各条目对所在维度的贡献大小，测量模型的拟合结果可整理得表 14–10 和表 14–11。PSD1 对"心理领域的焦虑"（F2）贡献最大。

配套文件数据集

（郭晓晶　吴　骋　秦婴逸　何　倩）

第十五章 随机抽样

随机抽样可用 SAS 提供的 surveyselect 过程来完成。surveyselect 过程可用于实现等概率抽样和按容量比例概率（probability proportional to size，PPS）抽样。等概率抽样指在抽样框架中，或者每个层中，每个个体被抽中的概率是相同的。按容量比例概率抽样又叫与规模大小成比例的概率比例抽样，它是一种使用辅助信息，从而使每个单位均有按其规模大小成比例地被抽中的一种抽样方式。本章主要介绍如何应用 surveyselect 过程进行等概率抽样。

第一节 单纯随机抽样

单纯随机抽样是指从总体中以完全随机的方法抽取部分观察单位组成样本。下面以例 15-1 为例，来说明如何进行单纯随机抽样。

例 15-1 在来自 10 个社区的 100 人中采用单纯随机抽样方法随机抽取 10 人。

程序 15-1

```
data prg15_1;
    input no name $ sex $ region $;
datalines;
    1       songwei        female         region1
    2       xiaoyumin      female         region1
    3       guiyi          male           region1
......
    98      lidawei        male           region10
    99      jiangguo       male           region10
    100     jinsha         female         region10
;
run;
proc surveyselect data=prg15_1 out=outcome1 method=SRS
n=10 seed=123456;
run;
proc print data=outcome1;
run;
```

程序说明：创建数据集 prg15_1，里面含有 100 个观测，变量 no 为编号，name 为姓名，sex 为性别，region 为社区，要从这个数据集中的 100 个观测中随机抽取 10 个观测。调用 surveyselect 过程进行抽样；在 proc surveyselect 后面加上选项 data=，表示输入数据集为 prg15_1；选项 out= 表示将抽样结果输出到 outcome1 数据集中；选项 method= 用来指明抽样方法，抽样方法有很多种，缺省时默认采用 SRS 方法，即单纯随机抽样（Simple Random Sampling）；选项 n= 表示抽样的样本含量为 10；选项 seed= 用来指定一个 $\leq 2^{31}-1$ 的正整数，用该值作为随机数发生器的初始数值，以便在下次运行该程序时得到的结果不变。最后调用 print 过程将结果输出到输出窗口（数据集详见二维码内 prg15_1.sas7bdat）。

运行结果：

（第一部分）

The SURVEYSELECT Procedure

Selection Method	Simple Random Sampling
Input Data Set	PRG15_1
Random Number Seed	123456
Sample Size	10
Selection Probability	0.1
Sampling Weight	10
Output Data Set	OUTCOME1

（第二部分）

Obs	no	name	sex	region
1	2	xiaoyumin	female	region1
2	29	chenhuan	female	region3
3	33	zhouwanxiang	male	region4
4	44	yangmuyuan	male	region5
5	61	chenqinghua	male	region7

6	66	zhaofengxiang	female	region7
7	69	wangli	female	region7
8	74	zhangsanpeng	male	region8
9	82	zhangyumei	female	region9
10	85	wangdan	female	region9

结果说明：第一部分为 surveyselect 过程的输出结果，给出了抽样过程的信息，包括输入数据集（Input Data Set）、种子数（Random Number Seed）、样本含量（Sample Size）、抽取概率（Selection Probability）、抽样权重（Sampling Weight）、输出数据集（Output Data Set）和抽样方法（Simple Random Sampling），其中抽取概率是每个观测被抽取的概率，抽样权重为抽取概率的倒数。第二部分为被抽中样本的情况。

第二节 系 统 抽 样

系统抽样是指在总体的抽样框架中按照研究对象已有的某种顺序机械地每隔若干对象，抽取一个观察单位组成样本。下面以例 15-2 为例，来说明如何进行系统抽样。

例 15-2 采用系统抽样方法从例 15-1 中随机抽取 10 人。

程序 15-2

```
proc surveyselect data= prg15_1 out= outcome2 method=
SYS rate= 0.1 seed= 123456;
run;
proc print data=outcome2;
run;
```

程序说明：调用 surveyselect 过程进行系统抽样；选项 method=SYS 表示采用系统抽样（Systematic Random Sampling）方法；选项 rate= 用来指定抽样比例，本例为 0.1，即从总体中抽取 10% 构成样本。其他语句的含义同程序 15-1。

运行结果：

（第一部分）

The SURVEYSELECT Procedure

Selection Method	Systematic Random Sampling
Input Data Set	PRG15_1

Random Number Seed	123456
Sampling Rate	0.1
Sample Size	10
Selection Probability	0.1
Sampling Weight	10
Output Data Set	OUTCOME2

（第二部分）

Obs	no	name	sex	region
1	9	gaoguozheng	male	region2
2	19	minzhengqiang	male	region2
3	29	chenhuan	female	region3
4	39	leikundi	female	region4
5	49	liulaying	female	region5
6	59	huangaizhen	female	region6
7	69	wangle	female	region7
8	79	xiadongjin	female	region8
9	89	huergu	female	region9
10	99	jiangguo	male	region10

结果说明：第一部分为 surveyselect 过程的输出结果，与例 15-1 类似。第二部分为被抽中的样本情况。

第三节 分 层 抽 样

分层抽样是指先按对研究指标影响大的某个特征将总体分成若干个互不重叠的层，然后从每一层内进行随机抽样，由各层抽得的观察单位组成样本。下面以例 15-3 为例，来说明如何进行分层抽样。

例 15-3 采用按性别分层的分层抽样方法从例 15-1 中进行随机抽样，每层中的抽样比例为 10%。

程序 15-3

```
proc sort data= prg15_1;
  by sex;
run;
proc surveyselect data= prg15_1 out= outcome3 method=
SRS rate= 0.1 seed= 123456;
  strata sex;
run;
proc print data=outcome3;
run;
```

程序说明：首先调用 sort 过程进行排序，进行分层抽样前要将数据集按照分层因素进行排序。调用 surveyselect 过程进行分层抽样；选项 method=SRS 表示采用单纯随机抽样方法；选项 rate= 指定每层中的抽样比例，本例为 0.1。strata 语句用以定义分层变量，本例为性别，即从男性和女性中各抽取 10% 组成样本。其他语句的含义同程序 15-1。

运行结果：

（第一部分）

The SURVEYSELECT Procedure

Selection Method	Simple Random Sampling
Strata Variable	sex
Input Data Set	PRG15_1
Random Number Seed	123456
Stratum Sampling Rate	0.1
Number of Strata	2
Total Sample Size	11
Output Data Set	OUTCOME3

（第二部分）

Obs	sex	no	name	region	Selection Prob	Sampling Weight
1	male	33	zhouwanxiang	region4	0.11111	9.00000
2	male	70	liudecai	region7	0.11111	9.00000
3	male	77	liuhongcheng	region8	0.11111	9.00000
4	male	86	liuhanqing	region9	0.11111	9.00000
5	female	24	chengguizhi	region3	0.10938	9.14286
6	female	37	pengxiulan	region4	0.10938	9.14286
7	female	39	leikundi	region4	0.10938	9.14286
8	female	45	yuzhijie	region5	0.10938	9.14286
9	female	52	lixiaogui	region6	0.10938	9.14286
10	female	56	tangjuan	region6	0.10938	9.14286
11	female	84	heyujian	region7	0.10938	9.14286

结果说明：第一部分为 surveyselect 过程的输出结果，包括分层变量（Strata Variable）、层数（Number of Strata）等。第二部分为被抽中的样本情况，包括每个观测的抽取概率和抽样权重。例 15-1 中有 36 例男性，64 例女性，因此按抽样概率，实际上应抽取 3.6 例男性，6.4 例女性。但 SAS 要求抽样样本量必须是整数，因此 surveyselect 过程按照取整后再加一的策略校正抽样样本量。所以，最终有 4 例男性，7 例女性被抽中，其抽样概率也不是 0.1，而分别是 0.11111 和 0.10938。

第四节 整群抽样

整群抽样是将总体按照某种与研究目的无关的特征分成若干个"群"组，每个"群"包含若干个观察单位，然后随机抽取其中部分"群"，对抽中的"群"内所有观察单位进行调查。下面以例 15-4 为例，来说明如何进行整群抽样。

例 15-4 采用整群抽样的方法从例 15-1 中以社区为单位随机抽取 2 个社区组成样本。

程序 15-4

```
proc surveyselect data= prg15_1 out= outcome4 method=
SRS rate= 0.2 seed= 123456;
```

```
    samplingunit region;
run;
proc print data=outcome4;
run;
```

程序说明：调用 surveyselect 过程进行整群抽样；选项 method=SRS 表示采用单纯随机抽样方法抽取群；选项 rate= 指定抽样比例，本例为 0.2，即从 10 个社区中随机抽取 2 个社区；samplingunit 语句用以定义"群"变量，本例为社区。其他语句的含义同程序 15-1。

运行结果：

（第一部分）

The SURVEYSELECT Procedure

Selection Method	Simple Random Sampling
Sampling Unit Variable	region
Input Data Set	PRG15_1
Random Number Seed	123456
Sampling Rate	0.2
Sample Size	2
Selection Probability	0.2
Sampling Weight	5
Output Data Set	OUTCOME4

（第二部分）

Obs	region	no	name	sex
1	region10	95	likunlin	male
2	region10	98	lidawei	male
3	region10	99	jiangguo	male
4	region10	91	taozhenjiao	female
5	region10	92	fenghuifeng	female
6	region10	93	dongxiangmei	female
7	region10	94	chenxiaozhi	female
8	region10	96	gaozhengzhi	female
9	region10	97	zhangxiaoqian	female
10	region10	100	jinsha	female
11	region5	44	yangmuyuan	male
12	region5	46	chenqizheng	male
13	region5	47	liumuming	male
14	region5	40	liairong	female
15	region5	41	luojinxiang	female
16	region5	42	yanglaxiu	female
17	region5	43	zhengfang	female
18	region5	45	yuzhijie	female
19	region5	48	zhoudonghua	female
20	region5	49	liulaying	female
21	region5	50	baizhaorong	female

结果说明：第一部分为 surveyselect 过程的输出结果，采用单纯随机抽样从 10 个社区中随机抽取 2 个社区，与例 15-1 类似。第二部分为被抽中的样本情况。社区十和社区五被抽中，两个社区中的所有研究对象纳入样本。

第五节　surveyselect 过程常用选项和语句

运用 surveyselect 过程进行抽样时，可根据需求增加一些选项或语句，使得到的结果更加符合用户的要求。

一、surveyselect 过程的基本格式

```
proc surveyselect <选项>;
    control 变量名;
    freq 变量名;
    id 变量名;
    samplingunit|cluster 变量名 /<选项>;
    size 变量名;
    strata 变量名 /<选项>;
run;
```

二、surveyselect 过程的常用选项

1. data= 选项　指定输入数据集。
2. out= 选项　指定输出数据集。
3. method= 选项　指定抽样方法，如单纯随机抽样时为 SRS，系统抽样为 SYS。如果使用 size 语句，则缺省时默认采用按容量比例概率抽样方法，如 PPS、PPS_BREWER、PPS_MURTHY 等。若没有使用 size 语句，则 methond 缺省时默认采用单纯随机抽样。
4. rate= 选项　指定抽样比例。
5. n= 选项　指定抽样的样本含量。
6. seed= 选项　指定一个 $\leq 2^{31}-1$ 的正整数，用该值作为随机数发生器的初始数值，以便在

下次运行该程序时得到的结果不变。

三、surveyselect 过程的常用语句

1. freq 语句　用来指定频数变量。

2. control 语句　用来指定标志变量。该变量被用来对分层后的各层数据进行排序。

3. id 语句　用来规定对于被选中的样本，想要从输入数据集复制到输出数据集的变量名。缺省时输入数据集中所有变量复制到输出数据集中。

4. samplingunit|cluster 语句　用来定义抽样单位。

5. size 语句　用来指定表示大小的变量。当采用含有 PPS 方法的抽样时，该语句是必须用的。

6. strata 语句　用来定义分层变量。

配套文件数据集

（刘媛媛　王　睿）

第十六章　随机化分组

随机化分组可用 SAS 提供的 plan 过程来完成。plan 过程主要用于产生各种随机化分组设计方案,下面介绍如何应用 plan 过程的一些选项完成随机化分组。

第一节　完全随机分组

完全随机设计是采用完全随机化的分组方法,将全部实验对象分配到多个处理组,各组分别接受不同的处理,观察实验效应。下面以例 16-1 为例加以说明。

例 16-1　试将 16 只大白鼠随机等分到 A、B 两组。

程序 16-1

```
proc plan seed= 12345;
   factors no= 16;
   treatments treat= 16   cyclic (1 1 1 1 1 1 1 1 2 2 2 2 2 2 2 2);
   output out= prg16_1;
run;
proc print data= prg16_1;
run;
```

程序说明:用 factors 语句定义因素 no 来表示实验大白鼠的编号,水平数为 16,即 no=16。因为没有其他因素,所以 no 必须指定水平数为 16,才能产生实验重复次数为 16 的设计方案。同时因为没有指定水平数的产生方法,所以 factors 将采用默认的水平产生方法,即随机产生 16 个随机数。使用 treatments 语句可将产生的随机号均匀分到两个组,cyclic 选项中的编码 1、2 分别代表 A、B 两个实验组,每组各 8 个相同编码,总共 16 个编码,也就是说将在 factors 中产生的随机数中的前 8 个分到 A 组,后 8 个分到 B 组,由此完成完全随机化设计方案。为方便阅读,用 output 语句将设计结果输出到数据集 prg16_1 中,并显示在 output 窗口内。

设计时需注意,plan 过程用选项 seed 来指定初始化伪随机数发生器,称为种子数,注意种子数需为正整数;缺省时或者指定的种子数≤0 时,系统会自动读取计算机的日期时间值作为种子数。本例指定 seed=12345 为随机数的初值,即种子数为 12345,指定种子数可以使随机数能够重现。

运行结果:

（第一部分）

Plot Factors

Factor	Select	Levels	Order
no	16	16	Random

Treatment Factors

Factor	Select	Levels	Order	Initial Block/Increment
treat	16	16	Cyclic	(1 1 1 1 1 1 1 1 2 2 2 2 2 2 2 2)/1

（第二部分）

no

6	13	14	7	4	3	5	1	8	15	2	12	11	10	9	16

treat

1	1	1	1	1	1	1	1	2	2	2	2	2	2	2	2

（第三部分）

Obs	no	treat
1	6	1
2	13	1
3	14	1
4	7	1
5	4	1
6	3	1
7	5	1
8	1	1
9	8	2
10	15	2
11	2	2
12	12	2
13	11	2
14	10	2
15	9	2
16	16	2

结果说明：前两部分为 plan 过程的输出结果，其中第一部分为设计的基本信息，第二部分为设计方案。其中 no 代表实验大白鼠的编号，treat 代表最后的实验方案分组，阅读时一个分组编码对应一个实验动物编码。第三部分为 print 过程，输出到 output 窗口的随机化分组结果。

第二节　随机区组分组

区组是由若干特征相似的实验材料组成，如同一窝的动物、批号相同的试剂、体重相近的受试者等。随机区组分组是指每个区组内的处理顺序要随机排列。下面以例 16-2 为例加以说明。

例 16-2　将已分成 8 个区组的 32 个受试者随机分配到 A、B、C、D 四个处理组。

程序 16-2

```
proc plan seed= 452314;
    factors block= 8 ordered treat= 4;
```

```
    treatments no= 4 of 32 cyclic (1 2 3 4) 4;
    output out= prg16_2;
run;
proc print data= prg16_2;
run;
```

程序说明：本设计设定种子数为 452314。设计中 factors 因素 block 表示区组，指定 ordered 方法以产生顺序区组号，这样便于阅读，缺省时为 random。因素 treat 代表 A、B、C、D 四个处理组，为试验组因素，它应该随机分配到各个区组，所以采用默认的随机方法。因素 no 为受试者的编号，总共 32 个受试者，一次 4 个将它们顺序编号分配到各个区组中，cyclic 选项中的编码 1、2、3、4 分别代表 A、B、C、D 四个处理组，cyclic 括号后的 4 表示每编号一次，括号内的编号增加 4。同样为方便阅读，用 output 语句将设计结果输出到数据集 prg16_2 中，并显示在 output 窗口内。

运行结果：

（第一部分）

		Plot Factors	
Factor	Select	Levels	Order
block	8	8	Ordered
treat	4	4	Random

Treatment Factors

Factor	Select	Levels	Order	Initial Block/Increment
no	4	32	Cyclic	(1 2 3 4)/4

（第二部分）

block	treat				no			
1	1	4	3	2	1	2	3	4
2	3	4	1	2	5	6	7	8
3	3	4	1	2	9	10	11	12
4	1	3	2	4	13	14	15	16
5	1	4	3	2	17	18	19	20
6	1	4	2	3	21	22	23	24
7	1	3	2	4	25	26	27	28
8	4	3	2	1	29	30	31	32

（第三部分）

Obs	block	treat	no
1	1	1	1
2	1	4	2
3	1	3	3
4	1	2	4
5	2	3	5
6	2	4	6
7	2	1	7
8	2	2	8
9	3	3	9
10	3	4	10
11	3	1	11
12	3	2	12
13	4	1	13
14	4	3	14
15	4	2	15
16	4	4	16
17	5	1	17
18	5	4	18
19	5	3	19
20	5	2	20
21	6	1	21
22	6	4	22
23	6	2	23
24	6	3	24
25	7	1	25
26	7	3	26
27	7	2	27
28	7	4	28
29	8	4	29
30	8	3	30
31	8	2	31
32	8	1	32

结果说明：同样前两部分为 plan 过程的输出结果，其中第一部分为设计的基本信息，第二部分为设计方案。其中 block 代表区组，no 代表受试者的编号，treat 代表最后的试验方案分组。如编号"1、2、3、4"的 4 个受试者分到第 1 区组，处理组安排为第 1 例为 A 组，第 2 例为 D 组，第 3 例为 C 组，第 4 例为 B 组。第三部分为 print 过程输出到 output 窗口的随机化分组结果。

第三节　分段随机分组

分段随机分组是利用随机数生成若干数目相同的随机排列序列，再根据序列号进行分组，其目的是使分组结果达到预想的例数分配。下面以例 16-3 为例加以说明。

例 16-3　将 200 例受试者随机等分为 A、B 两组。

若本例随机分组分为 20 个阶段，则每个阶段只对 10 例受试者进行随机分组，程序如下所示。

程序 16-3

```
proc plan seed= 346512;
    factors n= 20 ordered m= 10;
    treatments treat= 10 of 200 cyclic (1 1 1 1 1 2 2 2 2 2) 0;
    output out= prg16_3;
run;
proc print data= prg16_3;
run;
```

程序说明：本设计设定种子数为 346512。设计中 factors 因素 n 表示分 20 个阶段，指定 ordered 方法以产生顺序阶段号，因素 m 表示每个阶段 10 例受试者的编号。使用 treatments 语句可将产生的随机号均匀分到两个组，cyclic 选项中的编码 1、2 分别代表 A、B 两个组，每组各 5 个相同编码，总共 10 个编码，也就是说将在 factors 中产生的随机数的前 5 个分到 A 组，后 5 个分到 B 组，由此完成随机化设计。同样为方便阅读，用 output 语句将设计结果输出到数据集 prg16_3 中，并显示在 output 窗口内。

运行结果：

（第一部分）

Plot Factors

Factor	Select	Levels	Order
n	20	20	Ordered
m	10	10	Random

Treatment Factors

Factor	Select	Levels	Order	Initial Block/Increment
treat	10	200	Cyclic	(1 1 1 1 1 2 2 2 2 2)/0

（第二部分）

n	m										treat									
1	8	5	10	9	7	2	3	4	1	6	1	1	1	1	1	2	2	2	2	2
2	8	5	2	3	6	7	1	10	4	9	1	1	1	1	1	2	2	2	2	2
3	3	7	8	4	9	6	2	5	1	10	1	1	1	1	1	2	2	2	2	2
4	1	3	5	7	4	10	9	6	2	8	1	1	1	1	1	2	2	2	2	2
5	3	4	2	8	10	7	6	5	1	9	1	1	1	1	1	2	2	2	2	2
6	8	10	7	1	4	5	2	6	9	3	1	1	1	1	1	2	2	2	2	2
7	7	3	4	10	1	6	9	8	5	2	1	1	1	1	1	2	2	2	2	2
8	4	2	3	9	7	1	8	5	10	6	1	1	1	1	1	2	2	2	2	2
9	4	3	9	6	2	8	7	10	1	5	1	1	1	1	1	2	2	2	2	2
10	5	8	3	2	10	9	6	4	7	1	1	1	1	1	1	2	2	2	2	2
11	6	9	10	8	1	5	3	2	4	7	1	1	1	1	1	2	2	2	2	2
12	10	4	6	8	1	3	5	7	9	2	1	1	1	1	1	2	2	2	2	2

13	5	10	7	9	1	6	4	8	3	2	1	1	1	1	1	2	2	2	2	2
14	5	1	3	7	9	6	8	4	2	10	1	1	1	1	1	2	2	2	2	2
15	1	3	10	6	2	4	7	8	5	9	1	1	1	1	1	2	2	2	2	2
16	10	4	2	3	9	6	8	1	7	5	1	1	1	1	1	2	2	2	2	2
17	8	5	4	9	3	1	7	2	10	6	1	1	1	1	1	2	2	2	2	2
18	3	7	5	6	2	9	1	10	4	8	1	1	1	1	1	2	2	2	2	2
19	6	5	1	10	4	9	2	8	3	7	1	1	1	1	1	2	2	2	2	2
20	5	6	4	3	8	10	1	9	7	2	1	1	1	1	1	2	2	2	2	2

（第三部分）

Obs	n	m	treat
1	1	8	1
2	1	5	1
3	1	10	1
4	1	9	1
5	1	7	1
6	1	2	2
7	1	3	2
8	1	4	2
9	1	1	2
10	1	6	2
....			
190	19	3	2
191	20	5	1
192	20	6	1
193	20	4	1
194	20	3	1
195	20	8	1
196	20	10	2
197	20	1	2
198	20	9	2
199	20	7	2
200	20	2	2

　　结果说明：同样前两部分为 plan 过程的输出结果，其中第一部分为设计的基本信息，第二部分为设计方案。其中 n 代表阶段编号，m 代表每个阶段中 10 例受试者的编号，treat 代表最后的试验方案分组。如第 1 阶段中的 10 例受试者中编号为"8、5、10、9、7"的 5 个受试者随机分配到 A 组，编号为"2、3、4、1、6"5 个受试者随机分配到 B 组。第三部分为 print 过程输出到 output 窗口的随机化分组结果。

（郭晓晶　郭威　王睿）

第十七章　样本含量估计

样本含量的估计可用 SAS 提供的 power 过程来完成。power 过程主要用于多种设计类型的样本含量的估计，下面介绍如何应用 power 过程的一些选项完成样本含量估计。

第一节　单个样本均数
t 检验的样本含量估计

下面以例 17-1 为例，来说明单个样本均数 t 检验的样本含量估计。

例 17-1　用某药治疗硅沉着病患者，估计可增加尿硅排出量，其标准差为 25mg/L，如要求以 $\alpha=0.05$，$\beta=0.10$ 的概率，能辨别出尿硅排出量平均增加 10mg/L，问需要用多少例硅沉着病患者做试验？

程序 17-1

```
proc power;
  onesamplemeans test= t
    mean= 10
    stddev= 25
    ntotal= .
    sides= 1
    alpha= 0.05
    power= 0.9;
run;
```

程序说明：用 onesamplemeans 语句来表示是进行单个样本均数的比较。用 test= 选项说明统计分析的方法，默认状态为 test=t，表示要进行 t 检验。用 mean=10 指定样本均数与已知总体均数的差值为 10mg/L，stddev=25 指定其标准差为 25mg/L。用 sides= 来指定单、双侧检验，默认值为 2，即双侧检验。本例指定 sides=1，即表示单侧检验。用 alpha= 来指定检验水准，默认为 0.05。

用 power= 选项来指定检验所期望达到的检验效能或者用一个缺失值（power=.）来要求程序计算检验效能，本例 $1-\beta=1-0.10=0.90$。用 ntotal= 选项来指定样本含量或者用一个缺失值（ntotal=.）来要求程序计算样本含量。

运行结果：

（第一部分）

The POWER Procedure

One-sample t Test for Mean

Fixed Scenario Elements

Distribution	Normal
Method	Exact
Number of Sides	1
Alpha	0.05
Mean	10
Standard Deviation	25
Nominal Power	0.9
Null Mean	0

（第二部分）

Computed N Total

Actual Power	N Total
0.900	55

结果说明：power 过程共两部分的输出结果，其中第一部分为设计的基本信息，第二部分为样本含量的计算结果。其中 Actual Power 表示最终的检验效能，本例为 0.900。N Total 表示计算得到的最终样本含量为 55，即本研究需要用至少 55 例硅沉着病患者做试验。

第二节　两个样本均数
t 检验的样本含量估计

下面以例 17-2 为例，来说明两个样本均数 t 检验的样本含量估计。

例 17-2　在使用两种处理动物进行冠状静脉窦血流量实验时，比较 A 处理动物和 B 处理动物的平均血流量增加值，设两处理的标准差相等。若要求以 $\alpha=0.05$，$\beta=0.10$ 的概率，达到能辨别两者增加值的差别是其标准差的 60%，需要多少实验动物？

程序 17-2

```
proc power;
  twosamplemeans test= diff
    meandiff= 0.60
    stddev= 1
    npergroup= .
    sides= 2
    alpha= 0.05
    power= 0.90;
run;
```

程序说明：用 twosamplemeans 语句来表示是进行两个样本均数的比较。用 test= 语句说明统计分析的方法，默认状态为 test=diff，表示要进行两个样本均数的 t 检验。用 meandiff=0.60 来指定两个样本均数的差值为 0.60。用 npergroup= 选项来指定每个处理组的样本含量或者用一个缺失值（npergroup=.）来要求程序计算每个处理组的样本含量。此时两处理组的样本含量是均衡分配的，若要不均衡的分配两处理组的样本含量，需要在上述程序中增加一个选项 groupweights=。该选项的默认值为（1 1），即表示均衡分配，若赋值为（1 2），则表示两个处理组是按 1:2 的比例分配样本例数。程序中其他语句的含义同程序 17-1。

运行结果：

（第一部分）

The POWER Procedure	
Two-sample t Test for Mean Difference	
Fixed Scenario Elements	
Distribution	Normal
Method	Exact
Number of Sides	2
Alpha	0.05
Mean Difference	0.6
Standard Deviation	1
Nominal Power	0.9
Null Difference	0

（第二部分）

Computed N per Group	
Actual Power	N per Group
0.903	60

结果说明：power 过程共有两部分的输出结果，第一部分为设计的基本信息，第二部分为样本含量的计算结果。其中 Actual Power 表示最终的检验效能，本例为 0.903。N per Group 表示计算得到的各个处理组的最终样本含量为 60，即本研究 A、B 两个处理组各需要至少 60 只实验动物。

第三节　多个样本均数比较的样本含量估计

下面以例 17-3 为例，来说明多个样本均数比较的样本含量估计。

例 17-3　拟用四种方法治疗贫血患者，估计治疗后血红蛋白量（g/L）增加的均数分别为 18、13、16、10，标准差分别为 10、9、9、8，设 $\alpha=0.05$，$\beta=0.10$。若要得出有差别的结论，问每组需观察多少例？

程序 17-3

```
proc power;
  onewayanova test= overall
    groupmeans=18|13|16|10
    stddev= 9
    npergroup= .
    alpha= 0.05
    power= 0.90;
run;
```

程序说明：用 onewayanova 语句来表示是进行单因素方差分析。用 test 选项说明统计分析的方法，test=overall，表示要进行整体的 F 检验，而不是两两比较。用 groupmeans= 选项来指定四个处理组的样本均数 18、13、16、10。同样 stddev= 选项指定标准差，本例指定标准差为 9，是由各样本的标准差计算得到的，即 =9。或者更保守些，选取各个样本中最大的标准差来计算，如本例为 10。此处，也可以用 groupweights= 选项来指定分配各处理组的样本含量，如赋值为（1 1 1 1），即表示均衡分配,若赋值为(1 1 2 2),则表示四个处理组是按1:1:2:2的比例分配样本例数。程序中其他语句的含义同程序17-1。

运行结果:

（第一部分）

The POWER Procedure

Overall F Test for One-Way ANOVA

Fixed Scenario Elements

Method	Exact
Alpha	0.05
Group Means	18 13 16 10
Standard Deviation	9
Nominal Power	0.9

（第二部分）

Computed N per Group

Actual Power	N per Group
0.908	33

结果说明:power过程共包括两部分的输出结果,第一部分为设计的基本信息,第二部分为样本含量的计算结果。其中Actual Power表示拟合后的检验效能,本例为0.908。N per Group表示计算得到的各个处理组的样本含量为33,即本研究每组至少需要观察33例贫血患者。

第四节 单个样本率 比较的样本含量估计

下面以例17-4为例,说明单个样本率比较的样本含量估计。

例17-4 已知用常规方法治疗某病的有效率是80%,现试验一种新的治疗方法,预计有效率是90%。规定$\alpha=0.05$,$\beta=0.10$,问需要观察多少病例才能发现两种方法的有效率有10%的差别?

程序17-4

```
proc power;
 onesamplefreq test= z
  nullproportion= 0.8
  proportion= 0.9
```

```
  ntotal= .
  method= normal
  sides= 2
  alpha= 0.05
  power= 0.90;
run;
```

程序说明:用onesamplefreq语句来表示是进行单个样本率检验。用test语句说明统计分析的方法,指定test=z表示要进行无连续性校正的正态近似Z检验;test=adjz表示要进行连续性校正的正态近似Z检验。用nullproportion=选项指定已知的总体率,本例为0.8。用proportion=选项指定要比较的样本率,本例为0.9。用method=选项指定计算的方法,默认选项为exact,即指利用二项分布计算精确的结果;另一选项为normal,即指利用正态近似法计算估计的结果,本例选用了normal。程序中其他语句的含义同程序17-1。

运行结果:

（第一部分）

The POWER Procedure

Z Test for Binomial Proportion

Fixed Scenario Elements

Method	Normal approximation
Number of Sides	2
Null Proportion	0.8
Alpha	0.05
Binomial Proportion	0.9
Nominal Power	0.9
Variance Estimate	Null Variance

（第二部分）

Computed N Total

Actual Power	N Total
0.901	137

结果说明:power过程共有两部分输出结果,第一部分为设计的基本信息,第二部分为样本含量的计算结果。其中Actual Power表示最终的检验效能,本例为0.901。N Total表示计算得到的最终样本含量为137,即本研究需要至少观察137病例才能发现两种方法的有效率有10%的差别。

第五节　两个独立样本率比较的样本含量估计

下面以例 17-5 为例，来说明两个独立样本率比较的样本含量的估计。

例 17-5　初步观察甲、乙两药对某病的疗效，结果甲药有效率为 60%，乙药有效率为 85%。现拟进一步作治疗试验，设 $\alpha=0.05$，$\beta=0.10$，问每组需要观察多少病例？

程序 17-5

```
proc power;
 twosamplefreq test= pchi
    groupproportions= (0.6 0.85)
    nullproportiondiff= 0
    npergroup= .
    sides= 2
    alpha= 0.05
    power= 0.90;
run;
```

程序说明：用 twosamplefreq 语句来表示是进行两个独立样本率的比较。用 test= 选项说明统计分析的方法，共有 fisher、lrchi 和 pchi 三个选项，默认状态为 test=pchi，表示要进行 Pearson χ^2 检验；test=lrchi 表示要进行似然比 χ^2 检验；test=fisher 表示要进行 Fisher 精确概率法检验。用 groupproportions= 选项来指定要进行比较的两个样本率的数值，本例两个样本率分别为 0.60、0.85。用 nullproportiondiff= 语句来指定零假设值，默认值为 0。程序中其他语句的含义同程序 17-1。

运行结果：

（第一部分）

The POWER Procedure

Pearson Chi-Square Test for Proportion Difference

Fixed Scenario Elements

Distribution	Asymptotic normal
Method	Normal approximation
Number of Sides	2
Null Proportion Difference	0
Alpha	0.05
Group 1 Proportion	0.6
Group 2 Proportion	0.85
Nominal Power	0.9

（第二部分）

Computed N per Group

Actual Power	N per Group
0.900	65

结果说明：power 过程共有两部分输出结果，第一部分为设计的基本信息，第二部分为样本含量的计算结果。其中 Actual Power 表示最终的检验效能，本例为 0.900。N per Group 表示计算得到的各组的最终样本含量为 65，即本研究每组至少需要观察 65 个病例。

第六节　直线相关分析的样本含量估计

下面以例 17-6 为例，来说明直线相关分析的样本含量估计。

例 17-6　根据以往经验得知，血液与头发中硒含量间直线相关系数为 0.8。若想在 $\alpha=0.05$，$1-\beta=0.90$ 的水平上得到相关系数有统计学意义的结论，应调查多少人？

程序 17-6

```
proc power;
  onecorr dist= t
    npartialvars= 0
    corr= 0.8
    ntotal= .
    alpha= 0.05
    power= 0.9;
run;
```

程序说明：用 onecorr 语句来表示是进行 Pearson 相关分析。用 dist= 选项指定检验统计量的分布类型，共有 fisherz 和 t 两个选项，默认状态为 dist=fisherz，相当于相关系数的 Fisher Z 正态性转换；dist=t，相当于相关系数的 t 转换。用 npartialvars= 选项来指定在对两个变量进行相关分析时需要进行校正的其他的变量的个数，默认值为 0。程序中其他语句的含义同程序 17-1。

运行结果：

（第一部分）

The POWER Procedure

t Test for Pearson Correlation

Fixed Scenario Elements

Distribution	t transformation of r
Method	Exact
Alpha	0.05
Number of Variables Partialled Out	0
Correlation	0.8
Nominal Power	0.9
Model	Random X
Number of Sides	2

（第二部分）

Computed N Total

Actual Power	N Total
0.905	11

结果说明：power 过程共包括两部分输出结果，第一部分为设计的基本信息，第二部分为样本含量的计算结果。其中 Actual Power 表示最终的检验效能，本例为 0.905。N Total 表示计算得到的最终样本含量为 11，即本研究应至少调查 11 人。

第七节　两生存曲线比较的样本含量估计

下面以例 17-7 为例来说明两生存曲线比较的样本含量的估计。

例 17-7　欲了解甲、乙两种疗法治疗肺癌的生存情况，预计甲疗法中位生存时间为 18 个月，乙疗法中位生存时间为 25 个月。现拟进一步作临床试验，设 $\alpha=0.05$，$\beta=0.20$，预计搜集患者需要 24 个月，随访 36 个月，问每组需要观察多少病例？

程序 17-7

```
proc power;
  twosamplesurvival test= logrank
    groupmedsurvtimes= (18 25)
    accrualtime= 24
    totaltime= 60
    npergroup= .
    power= 0.8
    alpha= 0.05;
run;
```

程序说明：用 twosamplesurvival 语句来表示是进行两生存曲线的比较。用 test= 选项说明统计分析的方法，共有 gehan、logrank 和 taroneware 三个选项，默认状态为 test=logrank，表示要进行 log-rank 检验；test=gehan 表示要进行 Gehan rank 检验；test=taroneware 表示要进行 Tarone-Ware rank 检验。用 groupmedsurvtimes= 选项来指定要进行比较的两中位生存时间的数值，本例两中位生存时间分别为 18、25 个月。用 accrualtime= 选项指定病例搜集时间，即最后一例病例试验开始时间与第一例病例试验开始时间之差，本例为 24 个月。用 totaltime= 选项指定试验完成时间，即搜集时间与随访时间之和，本例为 60 个月。程序中其他语句的含义同程序 17-1。

运行结果：

（第一部分）

The POWER Procedure

Log-Rank Test for Two Survival Curves

Fixed Scenario Elements

Method	Lakatos normal approximation
Form of Survival Curve 1	Exponential
Form of Survival Curve 2	Exponential
Accrual Time	24
Total Time	60
Alpha	0.05
Group 1 Median Survival Time	18
Group 2 Median Survival Time	25
Nominal Power	0.8
Number of Sides	2
Number of Time Sub-Intervals	12
Group 1 Loss Exponential Hazard	0
Group 2 Loss Exponential Hazard	0

（第二部分）

Computed N per Group

Actual Power	N per Group
0.801	186

结果说明：power 过程共有两部分输出结果，第一部分为设计的基本信息，第二部分为样本含量的计算结果。其中 Actual Power 表示最终的检验效能，本例为 0.801。N per Group 表示计算得到的各组的最终样本含量为 186，即本研究每组至少需要观察 186 个病例。

除了通过中位生存时间来计算样本量，还可

以通过风险比（hazard ratio, *HR*）来计算样本量。

例 17-8 欲了解甲、乙两种疗法治疗肺癌的生存情况，预计死亡风险比（甲疗法 / 乙疗法）为 1.6，乙疗法风险率为 1.1。现拟进一步作临床试验，设 $\alpha=0.05$，$\beta=0.20$，预计搜集患者需要 24 个月，随访 36 个月，问每组需要观察多少病例？

程序 17-8

```
proc power;
  twosamplesurvival test= logrank
    hazardratio= 1.6
    refsurvexphazard= 1.1
    accrualtime= 24
    totaltime= 60
    power= 0.8
    alpha= 0.05
    npergroup= .;
run;
```

程序说明：用 twosamplesurvival 语句来表示是进行两生存曲线的比较。用 test= 选项说明统计分析的方法，本例 test=logrank，表示要进行 log-rank 检验。用 hazardratio= 选项来指定要进行比较的两组的风险比，本例为 1.6。用 refsurvexphazard= 选项来指定乙疗法的风险率，本例为 1.1。程序中其他语句的含义同程序 17-1。

运行结果：

（第一部分）

The POWER Procedure

Log Rank Test for Two Survival Curves

Fixed Scenario Elements

Method	Lakatos normal approximation
Form of Survival Curve 1	Exponential
Form of Survival Curve 2	Exponential
Accrual Time	24
Total Time	60
Alpha	0.05
Reference Survival Exponential Hazard	1.1
Hazard Ratio	1.6
Nominal Power	0.8
Number of Sides	2
Number of Time Sub-Intervals	12
Group 1 Loss Exponential Hazard	0
Group 2 Loss Exponential Hazard	0

（第二部分）

Computed N per Group	
Actual Power	N per Group
0.805	75

结果说明：power 过程共有两部分输出结果，第一部分为设计的基本信息，第二部分为样本含量的计算结果。其中 Actual Power 表示最终的检验效能，本例为 0.805。N per Group 表示计算得到的各组的最终样本含量为 75，即本研究每组至少需要观察 75 个病例。

第八节 power 过程常用选项和语句

运用 power 过程进行样本含量计算时，可根据需求增加一些选项或语句，使得到的结果更加符合用户的要求。

一、power 过程的基本格式

```
proc power;
  onecorr <选项>;
  onesamplefreq <选项>;
  onesamplemeans <选项>;
  onewayanova <选项>;
  pairedfreq <选项>;
  pairedmeans <选项>;
  twosamplefreq <选项>;
  twosamplemeans <选项>;
  twosamplesurvival <选项>;
run;
```

二、power 过程的常用语句

1. onecorr 语句　用来进行直线相关分析的样本含量的估计。

2. onesamplefreq 语句　用来进行单个样本率比较的样本含量的估计。

3. onesamplemeans 语句　用来进行单个样本均数比较的样本含量的估计。

4. onewayanova 语句　用来进行多个样本均数比较的样本含量的估计。

5. pairedfreq 语句　用来进行配对样本率比较的样本含量的估计。

6. pairedmeans 语句　用来进行配对样本均数比较的样本含量的估计。

7. twosamplefreq 语句　用来进行两样本率比较的样本含量的估计。

8. twosamplemeans 语句　用来进行两个样本均数比较的样本含量的估计。

9. twosamplesurvival 语句　用来进行两生存曲线比较的样本含量的估计。

（宋花玲　郭轶斌　陈 琪）

第十八章 缺失数据的多重填补

在 SAS 中,可以使用 mi 过程对含有缺失值的数据进行多重填补,该过程可以使用预测均数匹配(predictive mean matching, PMM)法、趋势得分(propensity score, PS)法、判别分析和 logistic 回归等方法对缺失值进行填补。对于复杂的缺失模式,可以采用马尔科夫链蒙特卡罗(Markov Chain Monte Carlo, MCMC)方法。下面我们通过一个实例加以说明。

第一节 多 重 填 补

例 18-1 对 22 例健康中年男子测定年龄(周岁)、体重(kg)、跑 2 000 米所需时间(min)、跑时脉搏(次/min)、跑时最高脉搏(次/min)、动脉血氧分压(kPa)测定结果见表 18-1,其中跑时脉搏、跑时最高脉搏分别有 1 个和 5 个缺失值,试对缺失值进行填补。

表 18-1 22 例健康中年男子 6 项指标测定值

序号	年龄/周岁	体重/kg	跑 2 000 米时间/min	跑时脉搏/（次/min）	跑时最高脉搏/（次/min）	动脉血氧分压/kPa
1	44.00	89.47	11.37	178.00	...	5.95
2	44.00	85.84	8.65	156.00	168.00	7.24
3	38.00	89.02	9.22	178.00	...	6.65
4	40.00	75.98	11.95	176.00	180.00	6.09
5	44.00	81.42	13.08	174.00	176.00	5.26
6	44.00	73.03	10.13	168.00	168.00	6.74
7	45.00	66.45	11.12	176.00	176.00	5.97
8	54.00	83.12	10.33	166.00	170.00	6.91
9	51.00	69.63	10.95	168.00	172.00	5.44
10	48.00	91.63	10.25	162.00	164.00	6.24
11	57.00	73.37	12.63	174.00	176.00	5.25
12	52.00	76.32	9.63	164.00	166.00	6.06
13	51.00	67.25	11.08	172.00	172.00	6.02
14	51.00	73.71	10.47	186.00	...	6.10
15	49.00	76.32	9.40	186.00	...	6.49
16	52.00	82.78	10.50	170.00	172.00	6.33
17	40.00	75.07	10.07	185.00	185.00	6.04
18	42.00	68.15	8.17	166.00	172.00	7.94
19	47.00	77.45	11.63	176.00	176.00	5.97
20	43.00	81.19	10.85	162.00	170.00	6.54
21	38.00	81.87	8.63	...	186.00	8.01
22	45.00	87.66	14.03	170.00	...	4.98

"..."表示缺失数据

程序 18-1

```
data prg18_1;
    input age weight time pulse pulsehi oxygen @@;
datalines;
44.00   89.47   11.37   178.00      .     5.95
44.00   85.84    8.65   156.00   168.00   7.24
······
38.00   81.87    8.63      .     186.00   8.01
45.00   87.66   14.03   170.00      .     4.98
;
run;
proc mi data = prg18_1 seed = 1000 nimpute = 5 simple
out = outexp;
    var age weight time pulse pulsehi oxygen;
run;
```

程序说明：首先是利用 SAS 的数据步建立一个需要进行填补的数据集，数据集中的变量 age、weight、time、pulse、pulsehi 和 oxygen 分别是年龄、体重、跑 2000 米时间、跑时脉搏、跑时最高脉搏和动脉血氧分压（数据集详见二维码内 prg18_1.sasbdat）。

运用 SAS 中的 mi 过程时，需假设数据集中的数据服从多元正态分布，缺失机制为随机缺失（missing at random，MAR），我们假设例子中的数据满足这两个条件。在过程步中，proc mi 语句是运行 mi 过程中唯一必需的语句，其他语句都是为了设置运行 mi 过程时的一些详细条件。data= 选项指明 mi 过程进行分析的数据集。seed= 选项指定一个正整数值，mi 过程使用这一数值作为伪随机数的种子。nimpute= 选项，定义填补的次数，缺省状态下是 5。simple 选项显示简单的单变量描述性统计量和通过可利用的观测计算得到的两两变量间的简单相关系数。out= 选项指定经过填补后的数据集名称。var 语句指明了在填补时需要利用的变量。

运行结果：

（第一部分）

The MI Procedure

Model Information

Data Set	WORK.PRG18_1
Method	MCMC
Multiple Imputation Chain	Single Chain
Initial Estimates for MCMC	EM Posterior Mode
Start	Starting Value
Prior	Jeffreys
Number of Imputations	5
Number of Burn-in Iterations	200
Number of Iterations	100
Seed for random number generator	1000

（第二部分）

Missing Data Patterns

Group	age	weight	time	pulse	pulsehi	oxygen	Freq	Percent
1	X	X	X	X	X	X	16	72.73
2	X	X	X	X	.	X	5	22.73
3	X	X	X	.	X	X	1	4.55

Missing Data Patterns

--Group Means--

Group	age	weight	time	pulse	pulsehi	oxygen
1	47.125000	76.792500	10.688750	169.687500	172.687500	6.252500
2	45.400000	83.236000	10.898000	179.600000	.	6.034000
3	38.000000	81.870000	8.630000	.	186.000000	8.010000

（第三部分）

Univariate Statistics

Variable	N	Mean	Std Dev	Minimum	Maximum	Missing Values Count	Percent
age	22	46.31818	5.28598	38.00000	57.00000	0	0.00
weight	22	78.48773	7.47516	66.45000	91.63000	0	0.00
time	22	10.64273	1.45987	8.17000	14.03000	0	0.00
pulse	21	172.04762	8.12697	156.00000	186.00000	1	4.55
pulsehi	17	173.47059	6.10448	164.00000	186.00000	5	22.73
oxygen	22	6.28273	0.77371	4.98000	8.01000	0	0.00

（第四部分）

Pairwise Correlations

	age	weight	time	pulse	pulsehi	oxygen
age	1.000000000	−0.221002290	0.240172444	−0.102780527	−0.491006366	−0.391902854
weight	−0.221002290	1.000000000	0.049202401	−0.220642920	−0.228681475	0.031051878
time	0.240172444	0.049202401	1.000000000	0.178494670	0.149806631	−0.864958001
pulse	−0.102780527	−0.220642920	0.178494670	1.000000000	0.896109595	−0.315486822
pulsehi	−0.491006366	−0.228681475	0.149806631	0.896109595	1.000000000	0.014978327
oxygen	−0.391902854	0.031051878	−0.864958001	−0.315486822	0.014978327	1.000000000

（第五部分）

EM (Posterior Mode) Estimates

TYPE	_NAME_	age	weight	time	pulse	pulsehi	oxygen
MEAN		46.318182	78.487727	10.642727	172.495502	174.972902	6.282727
COV	age	20.233542	−6.323589	1.342100	−5.747476	−9.099222	−1.160658
COV	weight	−6.323589	40.463351	0.388815	−8.274818	−2.884340	0.130050
COV	time	1.342100	0.388815	1.543305	0.739972	−0.009579	−0.707475
COV	pulse	−5.747476	−8.274818	0.739972	48.923697	34.748869	−0.628308
COV	pulsehi	−9.099222	−2.884340	−0.009579	34.748869	29.158583	0.072751
COV	oxygen	−1.160658	0.130050	−0.707475	−0.628308	0.072751	0.433491

（第六部分）

Variance Information

Variable	Between	Within (Variance)	Total	DF
pulse	0.046574	3.139206	3.195094	18.886
pulsehi	0.189684	1.821587	2.049208	16.254

Variance Information

Variable	Relative Increase In Variance	Fraction Missing Information	Relative Efficiency
pulse	0.017803	0.017642	0.996484
pulsehi	0.124958	0.116511	0.977228

（第七部分）

Parameter Estimates

Variable	Mean	Std Error	95% Confidence Limits		DF	Minimum	Maximum
pulse	172.540308	1.787483	168.7975	176.2831	18.886	172.359277	172.891904
pulsehi	174.815274	1.431506	171.7845	177.8461	16.254	174.277487	175.399214

Parameter Estimates

Variable	Mu0	t for H0:Mean=Mu0	Pr>|t|
pulse	0	96.53	<.0001
pulsehi	0	122.12	<.0001

结果说明：整个结果共分七个部分。

第一部分输出的是模型信息，对多重填补中使用的模型进行了描述。在缺省状态下，mi 过程使用单链（single chain）的马尔科夫链蒙特卡罗（Markov Chain Monte Carlo，MCMC）方法，产生五个填补数据集。在 MCMC 迭代中使用的初始值是基于期望最大化（expectation maximization，EM）的后验模式。在这种方法中，mi 过程在每次填补之前进行了 200 次填补内叠代（burn-in iteration），在各次填补间进行了 100 次填补间叠代（iteration）。填补内叠代是在每一条链开始处的叠代，用于消除数据序列对链的初始值的依赖性，从而获得稳定的分布。填补间叠代是用于消除两次填补的数据序列间的依赖性。

第二部分缺失数据模式（missing data patterns），将所有观测按照不同的数据缺失类型进行了分类，并列出了各类观测在数据集中所占的频率和百分比。其中，"X"表示这个数据是观察到的数据，"."表示数据缺失。从结果中可看出，在这个数据集中的数据可以为三种数据缺失类型，第 1 类是不存在缺失值的数据，共 16 个观测，占72.73%；第 2 类是仅 *pulsehi* 变量存在缺失值，共 5 个观测，占 22.73%；第 3 类是仅 *pulse* 变量存在缺失值，只有 1 个观测，占 4.55%。

在这部分结果中还列出了各类数据中各变量的均数。在默认状态下，变量的顺序是按照原始数据集中的顺序排列的，但是如果使用了 var 语句，则变量的排列是按照 var 语句中的顺序。

第三部分结果是使用 simple 选项后，计算出的单变量的描述性统计量，包括每一个变量的观察例数、均数、标准差、最小值、最大值和缺失数据的个数及其所占百分比。

第四部分结果是使用 simple 选项后，mi 过程计算出的两两变量间的简单相关系数。

第五部分 EM 估计（EM estimates）给出了在MCMC 过程中使用的初始均数和协方差的 EM 估计值。在默认状态下，每次填补的马尔科夫链中，使用的都是同样的初始值，这是因为在每条链中都是使用相同的数据得到的 EM 估计值。也可以在 SAS 程序中每一次填补定义不同的初始值，或者用 bootstrap 方法为每一次 MCMC 过程产生不同的 EM 估计值。

第六部分结果是含缺失值的变量的"方差信息"（variance information），显示了综合五个填补数据集计算所得的填补间方差、填补内方差、总的方差以及总的方差的自由度，同时还显示了由于缺失数据导致的相对的方差增量、每一个变量的缺失信息的百分比和填补的相对效率。可以看出，两个含缺失值变量的填补相对效率都 >90%，结果非常好。

第七部分结果是"参数估计"（parameter estimates）部分，是综合五个填补数据集对含缺失值变量的均数和标准误重新估计，同时包括均数的 95% 置信区间、自由度、最大值和最小值，统计推断是根据 *t* 分布。以及对两个变量的均数是否等于 0 所做的假设检验的 *t* 统计量和 *P* 值。

五个填补数据集存放在 outexp 数据集中，这里不做显示。

第二节　mi 过程常用选项和语句

运用 mi 过程进行填补时，可根据需求增加一些选项或语句，使得到的结果更加符合用户的要求。

一、mi 过程的基本格式

proc mi < 选项 >;

  by 变量名；

  class 变量名；

  em < 选项 >；

  fcs < 选项 >；

  freq 变量名；

  mcmc < 选项 >；

  monotone < 选项 >；

  transform 变量名 /< 选项 >；

  var 变量名；

pun；

二、mi 过程的常用选项

1. data= 选项　指定输入数据集。缺省状态下，使用最近一次创建的数据集。

2. out= 选项　创建经过填补后的数据集。在这一数据集中增加了一个索引变量 "_imputation_"，用于指明是第几次填补。在每一次填补中，原始数据集中的缺失值都被填补值替换。

3. seed= 选项　设定一个正整数值，mi 过程使用这一数值作为伪随机数的种子。缺省状态的取值是通过计算机当时的时间计算出的数值。如果为了在同样的条件下重复结果，必须在每次分析时使用同样的种子，而不能依赖于计算机的时间。

4. nimpute= 选项　定义填补的次数，缺省状态下是 5，可以定义 "nimpute=0"，不对数据集进行填补，这时在结果中只显示模型信息、缺失数据模式、描述性统计量（由 simple 选择项说明）以及基于 em 法则的极大似然估计。

5. simple 选项　显示简单的单变量描述性统计量和通过可利用的观测计算得到的两两变量间的简单相关系数。

6. maximum= 选项　指定最大填补数值。

7. minimum= 选项　指定最小填补数值。

三、surveyselect 过程的常用语句

1. by 语句　指明分组变量，mi 过程根据这一变量将数据集分成若干组分别进行多重填补。

2. class 语句　用来指定分类变量。

3. em 语句　在假设数据集服从多元正态分布的基础上，根据 EM（expectation and maximization）法则计算含有缺失值数据集的极大似然估计。

4. fcs 语句　指定通过全条件定义方法进行多重填补。

5. freq 语句　指定频数变量。

6. mcmc 语句　指定通过 MCMC 方法进行数据填补的详细信息。

7. monotone 语句　指定单调缺失数据的填补方法。

8. transform 语句　用来指定在数据填补之前需要进行数据变换的变量和变换方法。

配套文件数据集

（张汝阳　王　睿　阎小妍）

第十九章　SAS 最新过程步

第一节　倾向性评分匹配

在新药研发或者新型治疗方法的随机对照试验（RCT）中，研究对象在签署知情同意后，会通过盲法随机分配进入处理组或者对照组，随机分配的原则确保了研究或试验开始阶段不同组间的协变量或者混杂因素的相对平衡，因此不同疗法的治疗效果可以通过直接比较组间研究对象的结局或预后凸显出来。然而在实际情况中，由于真实世界的研究往往采用的是降低人为干预的观察性研究，如横断面研究、队列研究或者病例对照研究以及不可控因素导致的非随机对照临床实验，混杂因素的干扰可能导致研究效能降低，造成研究资源的浪费。而倾向性评分匹配借助因果效应模型，计算给定一组协变量条件下，预测研究对象分配进入治疗组的概率值，从而能够最小化混杂因素的干扰，使其达到和随机化过程相同的检验效能。因此，在近年来的医学研究中，倾向性评分匹配受到了普遍的关注和应用。SAS 通过 PSMATCH 过程步为倾向性评分匹配提供了多种算法支持。

例 19-1　某研究者正在实施一个非随机对照的临床试验，以证明新型研发药物的治疗效果优于传统药物。参与试验的患者可以自行选择治疗方法；否则，医生会为其分配一个治疗方法。数据集包含 486 位某疾病患者的资料数据，包括性别（Gender）、年龄（Age）、体重质量指数（BMI）、治疗方案（Drug）以及唯一的患者编号（PatientID）。现需要将传统治疗方案 Drug_A（对照组）与新治疗方案 Drug_X（处理组）进行比较，以证明新治疗方案的有效性。数据集详见二维码内 p19_1.sas7dbat。

程序 19-1

```
data prg19_1;
input Gender $ Age Bmi Drug $ PatientID;
datalines;
Male 29 22.02 Drug_X 284
Male 45 26.68 Drug_A 201
Male 42 21.84 Drug_A 147
Male 38 22.71 Drug_X 307
Male 31 22.76 Drug_A 433
Male 43 26.86 Drug_A 435
Female 45 25.47 Drug_A 159
...
Male 33 24.3 Drug_A 235
Male 40 26.23 Drug_A 6
Male 36 21.9 Drug_X 144
;
run;
ods select none;
proc logistic data=prg19_1;
    class Drug Gender;
    model Drug (Event='Drug_X')= Gender Age Bmi/link=
cloglog;
    output out=prg19_1_1 (drop=_LEVEL_) p=_pscore;
run;
ods select all;
ods graphics on;
proc psmatch data=prg19_1_1 region=cs;
class Drug Gender;
psmodel Drug (Treated='Drug_X')= Gender Age Bmi;
match method=optimal (k=1) exact=Gender stat=lps
caliper=0.25;
assess lps var= (Gender Age Bmi)/weight=none;
output out (obs=match)=Outgs lps=_Lps matchid=_
MatchID;
run;
```

程序说明：数据 prg19_1 中有 5 个变量，其中 Gender 和 Drug 为计数资料，Age 和 Bmi 为计量资料。在 logistic 过程步中，将 Drug_X 作为 logistic 回归的目标事件，通过引入年龄、性别和体重指数等协变量，预测研究对象在给定的协变量条件下分组进入 Drug_X 组的概率值，即倾向性评分。并将倾向性评分值与原始数据导出到数据集 Drug1 中。在 PSMATCH 过程步中，region 选项设置进行匹配的范围是对照组和处理组间倾向性评分值共同支持（common support）的范围（即对照组和处理组倾向性评分 logit 变换后分布的交叉范围）。Method 选项设定采用最优匹配方法（optimal）进行无权重设置的 1 : 1 个体匹配，stat 选项指定使用倾向评分的 logit 来计算成对观察值之间的差异，caliper=0.25 指定匹配时所用卡尺要求。output 语句后的 out 选项指定输出的数据集名称，同时对数据集中的变量进行指定，生成匹配编号 MatchID。

运行结果：

（第一部分）

Data Information

Data Set	WORK.PRG19_1_1
Output Data Set	WORK.OUTGS
Treatment Variable	Drug
Treated Group	Drug_X
All Obs (Treated)	113
All Obs (Control)	373
Support Region	Extended Common Support
Lower PS Support	0.050244
Upper PS Support	0.683999
Support Region Obs (Treated)	113
Support Region Obs (Control)	351

（第二部分）

Propensity Score Information

Observations	Treated (Drug = Drug_X)					Control (Drug = Drug_A)					Treated-Control
	N	Mean	Standard Deviation	Minimum	Maximum	N	Mean	Standard Deviation	Minimum	Maximum	Mean Difference
All	113	0.3108	0.1325	0.0602	0.6411	373	0.2088	0.1320	0.0202	0.6858	0.1020
Region	113	0.3108	0.1325	0.0602	0.6411	351	0.2176	0.1267	0.0510	0.6824	0.0932
Matched	113	0.3108	0.1325	0.0602	0.6411	113	0.3082	0.1310	0.0619	0.6824	0.0025

（第三部分）

Matching Information

Distance Metric	Logit of Propensity Score
Method	Optimal Fixed Ratio Matching
Control/Treated Ratio	1
Caliper (Logit PS)	0.191862
Matched Sets	113
Matched Obs (Treated)	113
Matched Obs (Control)	113
Total Absolute Difference	2.941871

（第四部分）

Standardized Mean Differences (Treated-Control)

Variable	Observations	Mean Difference	Standard Deviation	Standardized Difference	Percent Reduction	Variance Ratio
Logit Prop Score	**All**	0.63997	0.767449	0.83389		0.6517
	Region	0.54546		0.71074	14.77	0.8314
	Matched	0.01056		0.01375	98.35	1.0155
Age	**All**	−4.09509	6.079104	−0.67363		0.7076
	Region	−3.49368		−0.57470	14.69	0.8000
	Matched	0.16814		0.02766	95.89	1.1262
Bmi	**All**	0.73930	1.923178	0.38441		0.8854
	Region	0.63257		0.32892	14.44	0.9288
	Matched	0.12425		0.06461	83.19	1.1967
Gender	**All**	−0.02482	0.496925	−0.04994		0.9892
	Region	−0.01651		−0.03323	33.46	0.9922
	Matched	0.00000		0.00000	100.00	1.0000

Standard deviation of All observations used to compute standardized differences

（第五部分）见图 19-1。

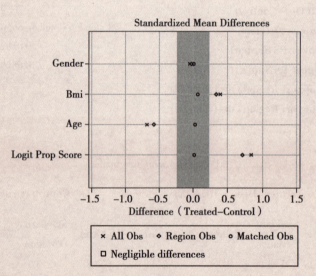

图 19-1　倾向性评分及各协变量标准化均数差值的分布示意图

结果说明：整个结果分为 5 个部分。

第一部分是有关输入和输出数据集的信息，在原始数据中对照组数据有 373 个，处理组数据有 113 个，其中倾向性评分支持区域的下限和上限分别为 0.050 和 0.684，而此处使用的区间为对照组和处理组的共同支持区域，即下限为倾向性评分 logit 变换值在两组中最低值的较大者，上限为倾向性评分 logit 变化值在两组中最大值的较小者。而处于支持区域的对照组和处理组分别为 351 个和 113 个。

第二部分为对照组和处理组的倾向性评分信息，可以看到处理组的 113 个样本均已配对，而对照组中筛选了 113 个样本与处理组进行配对，同时给出了相应倾向性评分 logit 变换值在两组中的均数，标准差，最小值及最大值，最后比较两组间的差值。

第三部分是关于配对过程的信息，距离度量为倾向得分的 logit 变换值，方法为固定匹配比例的最优匹配，处理组与对照组的匹配比例为 1∶1，倾向性评分的卡尺 logit 值为 0.192，即处理组和对照组间倾向性评分 logit 变换值差值的最大尺度为 0.192,共配对 113 对样本,处理组和对照组间倾向性评分 logit 变换值的总绝对误差为 2.941 871。

第四部分是各协变量在不同区域中的变化差异结果,在匹配的样本中,处理组和对照组间的标准化均数差值均显著减少 90% 以上,且全部位于 0.25 以内,方差比也限制在 0.5 到 2 之间。

第五部分(图 19-1)是将标准化均数的差异展现在图像上,可以看出匹配样本的所有差异均在 -0.25 至 0.25 之间。同时匹配后的处理组和对照组间的差异进一步控制,在各个协变量上也得到了很好的控制。

第二节　广义估计方程

自 20 世纪 90 年代初真实世界研究这一概念在药物流行病学中首次提出,现如今医学研究随着大数据技术的发展,研究者希望在较大样本量(覆盖更具有代表性的广大研究对象)的基础上,在真实医疗过程或生命周期中,根据研究对象的实际病情和意愿非随机选择治疗手段和措施,开展长期纵向的评价,并关注有意义的治疗结局(良性或恶性结局),最终在广泛真实医疗过程中评价干预措施的外部有效性和真实安全性。相比于横断面研究,这种纵向的随访研究或前瞻性队列研究一般具有以下特点:首先同一研究对象在时间维度上会随着时间变化产生观测值的重复测量,而这些重复测量的观测值彼此之间往往存在着相关性;其次由于随访不可避免的失访会导致纵向数据集的缺失问题,且在非人为干预和筛选状态下,失访的数据缺失呈现完全随机分布。因此近年来广义估计方程被大量医学研究采用,用来分析多次随访并存在失访(缺失情况下拟合加权广义估计方程)的纵向数据,以得到目标结局或预后的变化特征(边际期望)以及导致这种变化的相关因素。SAS 通过 gee 过程步为广义估计方程提供了多种算法支持。

例 19-2　某研究机构跟踪随访 25 例 8 至 11 岁的儿童,随访年限为 3 年。数据集中包含 6 个变量,分别是儿童的编号(ID)、所在城市($City$)、观测序号(i)、年龄(Age)、被动吸烟指数($Smoke$)和哮喘症状是否发作($Symptom$)。其中

被动吸烟指数通过统一量表等价转换成相对等级指数(0,1,2),便于分析比较。由于存在多年随访,产生了纵向数据,目标变量为哮喘症状是否发作会随时间变化。本研究的目的在于透过观测变量的纵向变化,确定影响儿童哮喘是否发作的影响因素。

程序 19-2

```
data prg19_2;
input ID City$ @@;
do i=1 to 4;
    input Age Smoke Symptom @@;
output;
end;
datalines;
1  steelcity   8 0 1 9 0 1 10 0 1 11 0 0
2  steelcity   8 2 1 9 2 1 10 2 1 11 1 0
3  steelcity   8 2 1 9 2 0 10 1 0 11 0 0
4  greenhills  8 0 0 9 1 1 10 1 1 11 0 0
5  steelcity   8 0 0 9 0 0 10 1 1 11 1 0
6  greenhills  8 0 1 9 0 0 10 0 0 11 0 1
7  steelcity   8 1 1 9 1 1 10 1 1 11 0 0
8  greenhills  8 1 0 9 1 0 10 1 0 11 2 0
9  greenhills  8 2 1 9 2 0 10 1 1 11 1 0
10 steelcity   8 0 0 9 0 0 10 1 1 11 1 0
11 steelcity   8 1 1 9 0 0 10 0 0 11 0 1
12 greenhills  8 0 0 9 0 0 10 0 0 11 0 0
13 steelcity   8 2 1 9 2 1 10 2 1 11 0 1
14 greenhills  8 0 1 9 0 1 10 0 0 11 0 0
15 steelcity   8 0 0 9 0 0 10 0 0 11 2 1
16 greenhills  8 1 0 9 1 0 10 0 0 11 1 0
17 greenhills  8 0 0 9 0 1 10 1 1 11 1 0
18 steelcity   8 1 1 9 2 1 10 2 0 11 0 0
19 steelcity   8 2 1 9 2 0 10 1 1 11 0 0
20 greenhills  8 0 0 9 0 1 10 0 0 11 0 0
21 steelcity   8 1 0 9 1 0 10 1 0 11 2 1
22 greenhills  8 0 1 9 0 0 10 0 0 11 0 0
23 steelcity   8 1 1 9 1 0 10 1 0 11 0 0
24 greenhills  8 1 0 9 1 1 10 0 0 11 2 1
25 greenhills  8 0 1 9 0 0 10 0 0 11 0 0
;
proc gee data=prg19_2 descending;
class ID City;
model Symptom = City Age Smoke/dist=bin link=logit;
repeated subject=ID/type=exch covb corrw;
run;
```

程序说明：数据 prg19_2 中有 6 个变量，其中分类变量包括 City 和 ID，数值变量包含 Age 和 Smoke。在 gee 过程步中，主要包含两个语句，一是 model 语句，我们在 model 语句中指定 Symptom 作为广义估计方程的响应变量，与此同时引入年龄，被动吸烟指数等协变量，此处假设 Symptom 总体满足二项分布，即设置 dist（distribution）选项为 bin（binary），设置联接函数为 logit 函数，即 link 选项为 logit。二是 repeated 语句，我们

设定了纵向数据中相关的结构，即 subject=ID，由于数据集已经按观测时间顺序排列，因此不指定 within 选项，通过 type 选项设定预先假定的作业相关矩阵类型为 exch 型，即等相关（Exchangeable）（exch），即检验各观测间是否存在可交换相关（或等相关），并且设置结果中输出作业相关矩阵（corrw）和参数估计的协方差矩阵（covb）。

运行结果：

（第一部分）

The GEE Procedure
Model Information

Data Set	WORK.PRG19_2
Distribution	Binomial
Link Function	Logit
Dependent Variable	Symptom
Number of Observations Read	100
Number of Observations Used	100
Number of Events	42
Number of Trials	100

Class Level Information

Class	Levels	Values
ID	25	1 2 3 4 5 6 7 8 9 10 11 12 13 14 15 16 17 18 19 20 21 22 23 24 25
City	2	greenhil steelcit

（第二部分）

Response Profile

Ordered Value	Symptom	Total Frequency
1	1	42
2	0	58

PROC GEE is modeling the probability that Symptom='1'.

Parameter Information

Parameter	Effect	City
Prm1	Intercept	
Prm2	City	greenhil
Prm3	City	steelcit
Prm4	Age	
Prm5	Smoke	

（第三部分）

GEE Model Information

Correlation Structure	Exchangeable
Subject Effect	ID (25 levels)
Number of Clusters	25
Correlation Matrix Dimension	4
Maximum Cluster Size	4
Minimum Cluster Size	4

（第四部分）

Covariance Matrix (Model-Based)

	Prm1	Prm2	Prm4	Prm5
Prm1	3.26069	−0.16313	−0.32274	−0.12257
Prm2	−0.16313	0.24015	0.002520	0.03422
Prm4	−0.32274	0.002520	0.03379	0.004471
Prm5	−0.12257	0.03422	0.004471	0.09533

Covariance Matrix (Empirical)

	Prm1	Prm2	Prm4	Prm5
Prm1	4.09770	−0.55261	−0.37280	−0.29397
Prm2	−0.55261	0.29538	0.03719	0.09143
Prm4	−0.37280	0.03719	0.03550	0.02064
Prm5	−0.29397	0.09143	0.02064	0.07957

Working Correlation Matrix

	Obs 1	Obs 2	Obs 3	Obs 4
Obs 1	1.0000	0.0883	0.0883	0.0883
Obs 2	0.0883	1.0000	0.0883	0.0883
Obs 3	0.0883	0.0883	1.0000	0.0883
Obs 4	0.0883	0.0883	0.0883	1.0000

（第五部分）

Exchangeable Working Correlation

Correlation	0.0883

GEE Fit Criteria

QIC	137.1373
QICu	136.2173

Parameter Estimates for Response Model with Empirical Standard Error Estimates

Parameter		Estimate	Standard Error	95% Confidence Limits		Z	Pr>|Z|
Intercept		2.2615	2.0243	−1.7060	6.2290	1.12	0.2639
City	greenhil	0.0418	0.5435	−1.0234	1.1070	0.08	0.9387
City	steelcit	0.0000	0.0000	0.0000	0.0000	.	.
Age		−0.3201	0.1884	−0.6894	0.0492	−1.70	0.0893
Smoke		0.6506	0.2821	0.0978	1.2035	2.31	0.0211

结果说明:整个结果分为5个部分。

第一部分是有关数据集的基本信息,输出了数据集的一些概况,包括数据集名称、建模中设置的响应变量名称和所服从的分布特征、建模的联接函数形式,以及事件数和分类变量不同取值的罗列表。

第二部分输出了应变量(哮喘是否发作)分类的频数分布情况,以及各参数的解释,本例中输出5个统计参数,其中包括一个截距项系数和两个哑变量。

第三部分是所构建模型输出的作业相关矩阵的类型,此处为等相关,并且描述了数据集中相关的结构信息,结果显示重复测量的相关矩阵的维数为4。

第四部分为采用基于模型(即一般协方差估计)和基于经验(经验似然估计)的估计方法所得到的各估计统计参数之间的协方差矩阵。通过计算各个观测间应变量的相关程度得到本例中输出的各观测作业相关系数矩阵,从矩阵中我们发现任意两次应变量的观测的相关系数为0.088 3,相关性不大。故可确定预先假定的作业相关矩阵类型正确,确实为等相关。

第五部分显示的是本例广义估计方程的拟合效果(QIC,该数值越小说明模型拟合越好,用于同一数据不同拟合方法的比较)及统计参数点估计,标准误,95%置信区间,Z评分以及P值。此处默认参数估计的方法采用经验标准误估计法(如需指定基于模型,可以通过MODELSE选项进行设定)。结果显示被动吸烟指数的影响具有统计学意义,即$P<0.05$,且其比值比点估计值,即$OR=1.92$,提示被动吸烟指数是儿童哮喘发作的重要危险因素,其意义为被动吸烟指数每增加一个单位,儿童哮喘发作的风险增加1.92倍。所居住城市在本研究中对儿童哮喘的发作并无影响。

第三节 限制平均生存时间

在临床随访研究中,通常使用风险比来衡量不同组间生存率的差异,该前提条件是需要满足比例风险假设,即风险比率不随时间发生变化。但是由于长期随访过程中比例风险假设可能失效,或者删失比例较高、随访时间受限等原因导致难以获得严格的平均生存时间。为了解决这些问题,生物统计学家提出了限制平均生存时间(restricted mean survival time,RMST)。本节我们将通过例子来说明如何通过SAS的过程步RMSTREG来实现,SAS9.4 M6及以上版本支持该过程步。

例19-3 为探索原发性胆汁性肝硬化患者生存时间的影响因素,某研究者收集了418例原发性胆汁性肝硬化的患者的数据,包括他们的随访时间(time,单位:年)、生存状态(status,1:死亡;0:删失)、年龄(age,单位:年)、白蛋白(albumin,单位:g/dl)、胆红素(bilirubin,单位:mg/dl)、水肿情况(edema)和凝血酶原时间(protime,单位:s),其中有161例死亡患者。数据集详见二维码内prg19_3.sas7bdat。

程序19-3

```
data prg19_3;
    input Time Status Age Albumin Bilirubin Edema Protime;
datalines;
1.0951403149  1  58.7652  2.6  14.5  1  12.2
12.320328542  0  56.4463  4.14  1.1  0  10.6
......
;
proc rmstreg data=prg19_3 tau=10;
    class Edema;
    model Time*Status (0) = Age Bilirubin Edema/link=
linear method=pv;
    estimate '0 vs 0.5' Edema 1   -1   0 /exp cl;
    estimate '0.5 vs 1' Edema 0   1 -1 / exp cl;
    estimate '0 vs 1'    Edema 1   0 -1 / exp cl;
run;
```

程序说明:data选项指明使用prg19_3数据集。选项TAU指定了限制性平均生存时间的上限,时间单位与所分析数据中的时间(*Time*)变量保持一致,本实例中指定rmst上限时间为10年,此处时间必须为正,该选项的默认值为实际数据中的最大的事件发生时间。在class语句中指明分析中的分类变量,并为其构造哑变量,之后会在输出结果中予以展现,此处我们指定了时依协变

量 *Edema*。model 语句中, *Time* 和 *Status* 变量组成了响应变量, 设定 *Status* 等于 0 指代删失, 否则即指代发生目标事件。等号右边的 *Age*、*Bilirubin* 和 *Edema* 为纳入回归方程的变量, 斜杠后的 link 选项设置了模型的类型, 本例中设定为线性 (linear) 模型, method 选项设定回归拟合的方法, 本例设定为伪值回归法 (pv)。estimate 语句设定了额外的假设检验, 此处针对分类变量的三个水平进行两两进行比较。其中两个单引号内的内容表示最终输出的标签内容, 其后指定需要比较的变量 *Edema*。由于 *Edema* 有三个水平, SAS 内部默认升序排序各个水平, "1 –1 0" 说明需要对第一个水平 (0) 和第二个水平 (0.5) 进行差异对比, 并检验差异是否为 0。同理 "0 1 –1" 说明需要对第二个水平 (0.5) 与第三个水平 (1) 进行对比, 并检验是否为 0。斜杠后的 exp 选项设定结果报告以自然数为底的幂, cl 选项设定输出置信区间。

运行结果:

（第一部分）

The RMSTREG Procedure
Model Information

Data Set	DD.LIVER
Time Variable	Time
Censoring Variable	Status
Censoring Value (s)	0
Link Function	Log
Estimation Method	Pseudo Value
Tau Value	10
Number of Observations Read	418
Number of Observations Used	418

Summary of the Number of Event and Censored Values

Total	Event	Censored
418	161	257

Class Level Information

Class	Value	Design Variables		
Edema	0	1	0	0
	0.5	0	1	0
	1	0	0	1

（第二部分）

Convergence Status
Algorithm converged.

Type 3 Analysis of Effects

Effect	DF	Chi-Square	Pr>ChiSq
Age	1	23.2684	<.0001
Bilirubin	1	53.9905	<.0001
Edema	2	13.8173	0.0010

Analysis of Parameter Estimates

Parameter		DF	Estimate	Standard Error	95% Confidence Limits		Chi-Square	Pr>ChiSq
Intercept		1	1.7815	0.3241	1.1462	2.4168	30.21	<.0001
Age		1	−0.0098	0.0020	−0.0138	−0.0058	23.27	<.0001
Bilirubin		1	−0.0848	0.0115	−0.1074	−0.0621	53.99	<.0001
Edema	0	1	0.9362	0.2952	0.3576	1.5148	10.06	0.0015
Edema	0.5	1	0.7356	0.3083	0.1314	1.3398	5.69	0.0170
Edema	1	0	0.0000					

（第三部分）

Estimate

Label	Estimate	Standard Error	z Value	Pr>|z|	Alpha	Lower	Upper	Exponentiated	Exponentiated Lower	Exponentiated Upper
0 vs 0.5	0.2006	0.09844	2.04	0.0416	0.05	0.007668	0.3936	1.2222	1.0077	1.4822

Estimate

Label	Estimate	Standard Error	z Value	Pr>|z|	Alpha	Lower	Upper	Exponentiated	Exponentiated Lower	Exponentiated Upper
0.5 vs 1	0.7356	0.3083	2.39	0.0170	0.05	0.1314	1.3398	2.0867	1.1404	3.8182

Estimate

Label	Estimate	Standard Error	z Value	Pr>|z|	Alpha	Lower	Upper	Exponentiated	Exponentiated Lower	Exponentiated Upper
0 vs 1	0.9362	0.2952	3.17	0.0015	0.05	0.3576	1.5148	2.5503	1.4299	4.5487

结果说明：该结果输出主要有三个部分。

第一部分首先列出了数据集名称、时间变量、删失变量以及关联函数和估计方法，rmst 上限时间为 10 年；其次列出了总观测数和建模所使用的观测数；再次记录了审查变量的汇总信息；最后显示了对于 Edema 变量构造哑变量的信息，可以看到 SAS 默认升序排列。

第二部分首先说明算法收敛。其次帮助评估纳入回归的三个变量主效应是否有统计学差异，该结果显示在 rmst=10 年的情况下，三个变量的效应均有统计学意义。最后展示了纳入模型中变量的系数估计值、标准误差、95% 置信区间、卡方统计量和显著性水平的数值。

第三部分可以看到不同水平之间的比较，以第三个表格为例。在未来的 10 年中，水肿水平 0（无水肿）相对于水肿水平 1 患者的平均生存时间延长了 2.55 年，且组间差异有统计学意义（$Z=3.17$，$P=0.0015$）。

第四节　文本分析简单应用

文本分析是指通过对文本数据挖掘抽取出业务需求的特征词并进行量化表示。过去人们往往仅关注结构化数据，而忽略了类似文本等的非结构化数据的价值。本节将介绍如何用 SAS 来做文本分析，使用 SAS 来做文本分析的优势在于其操作方法简单易学，软件广泛支持达 31 种语言且在大规模文本处理情景中运行高效。

中文文本分析的首要任务在于中文分词或切词，即将一个个汉字序列切分成一个个具有独立实际意义的单独词条，正确的切词结果是后续文本挖掘的基础。切词后即可向量化表示原始的汉子序列或文档，生成结构化数据并作为后续文本分类或挖掘工作的基础。由于本节篇幅有限，所以仅就 SAS 中 hptmine 过程步（需要安装 SAS Text Miner 模块）举例（表 19-1）讲解 SAS 中的文本分析方法，该过程步属于 SAS 文本挖掘中的产品。

表 19-1　处方示例数据

id	text
1	入院查体：精神尚可，口唇红润，咽部充血，双侧颈部淋巴结未触及肿大，双侧扁桃体无肿大，双肺呼吸音粗，可闻及右肺水泡音，心音有力，律齐，未闻及杂音，腹软，未触及明显包块，神经系统查体未见明显异常。
2	入院第 3 天，患儿咳嗽较前减轻，但夜间突然发热，无寒战、抽搐，无呕吐、腹泻，无流涕，上级医师查房后建议复查 X 线胸片并做结核菌素纯蛋白衍生物（PPD）试验。遵嘱执行。X 线胸片再次提示肺炎。
3	发病第 5 天，PPD 试验（++），肺部 CT 回报：肺结核（双肺），右肺上叶空洞形成。并嘱其去传染病医院抗结核治疗。20d 后电话随访，复查肺部 CT，提示病灶明显消除（因患儿及家属在外地，短时间内无法再次前来，也无法看到影像学检查结果，此 CT 结果为家属提供），也未再发热，偶尔咳嗽。

使用如下程序导入数据并分析：

```
proc import datafile='d:\text19_1.xlsx' out=work.text
dbms=excel;
    getnames=yes;
run;
proc hptmine data=work.text language='chinese';
    doc_id id;
    var text;
    parse reducef=1 outterms=out outpos=out1 outchild=out2;
    svd k=2 svdu=u svdv=v svds=s;
run;
```

程序说明：本段程序主要分为两个部分。

第一部分：数据导入。datafile 选项设定数据文件所在位置，out 选项设定导入 SAS 后数据所在的逻辑库及名称。work 所指的是临时逻辑库，请注意临时逻辑库只存在内存中，而不是硬盘中，如果关闭程序，该逻辑库中的数据会自动删除。text 是本样例数据集的名称，dbms 选项设定导入数据的类型，getnames 选项设定是否按照待导入数据的第一行的名称作为导入后的数据变量名，yes 表示是，no 表示否。

第二部分：文本分析。data 选项设定待分析的文件名称。language 选项设定需要分析的语言，sas 支持的语言有 31 种，根据自己的需要及已有授权文件来选择。doc_id 选项设定文本数据

的唯一标识 id，可以是数值或者字符。parse 语句负责将待分析的文本数据分词后生成词文档矩阵（term-by-document matrix）。SAS 在处理文本时，自带部分常用的停用词、专有名词，但是由于一些特定领域或行业的需要，可以根据分析需要自行指定专有词、同义词、停用词等。reducef=n 指定该词至少在 n 篇文档中出现，如果少于 n 篇文档，该词将会被剔除。outterms=out 设定文档分词后的词信息汇总输出在 out 数据集中。outpos=out1 设定将分词后每个词具体出现的位置输出至 out1 数据集方便定位。outchild=out2 设定输出原始的词条文档矩阵。svd 语句提供了一个可以进行奇异值分解的操作，可将词条文档矩阵分解为词向量矩阵（也称为左奇异向量）、奇异值矩阵以及文档向量矩阵（也称为右奇异向量）。svdu=U 设定生成的词向量矩阵至 u 数据。svdv=V 设定生成的集文档向量矩阵至 V 数据。svds=S 设定生成的奇异值至 S 数据集。k=n 指定词向量矩阵、奇异值矩阵、文档向量矩阵的维度，实践中该值一般设为 200~500，数值越大越则越能保持文档多个不同侧面的特征。

结果说明：

从图 19-2 可以看出本次操作采用的是单机模式，使用 4 个线程。从数据访问信息表中可以看到 work 库下 text 数据为输入数据作，输出数据集为：out1、out2、out、u、v、s 数据集。图 19-3 所示的 out 数据集包含了分词后各词条的相关信息，主要包含的变量名有 term（词条）、role（角色）、attribute（属性）、freq（频率）、numdocs（文档数量）、_keep（保留，分析是是否保留该词条）、key（主键）、parent（父级词条）、parent_id（父级词条 id 编号）、_ispar（是否是父级词条或子词条）、weight（权重），具体含义请参考 Hptmine 过程步关于 outterms 的介绍。

HPTMINE 过程

性能信息	
执行模式	单机
线程数	4

数据访问信息			
数据	**引擎**	**角色**	**路径**
WORK.TEXT	V9	输入	在客户端
WORK.OUT1	V9	输出	在客户端
WORK.OUT2	V9	输出	在客户端
WORK.OUT	V9	输出	在客户端
WORK.U	V9	输出	在客户端
WORK.V	V9	输出	在客户端
WORK.S	V9	输出	在客户端

图 19-2　显示性能信息和数据访问信息

	Term	Role	Attribute	Freq	numdo_	_k_	Key	Parent	Parent_	_ispar	Weight
1	右肺水泡音	NOUN_GROUP	Alpha	1	1	Y	1		1		1
2	因	Prep	Alpha	1	1	Y	2	.	2		1
3	治疗	Verb	Alpha	1	1	Y	3	.	3		1
4	吐	Verb	Alpha	1	1	Y	4	.	4		1
5	在	Prep	Alpha	1	1	Y	5	.	5		1
6	齐	Verb	Alpha	1	1	Y	6	.	6		1
7	无法	Verb	Alpha	1	1	Y	7		7		1
8	双侧	Noun	Alpha	2	1	Y	8		8		1
9	抗	Verb	Alpha	1	1	Y	9		9		1
10	触及	Verb	Alpha	2	1	Y	10		10		1

图 19-3　数据集 out（仅展示前 10 条）

图 19-4 所示的 out1 数据集中主要包括了 _start_（词条起始位置）、_end_（词条终止位置）、sentence（词条所在语句，由前到后排列）、paragraph（词条所在段落，由前到后排列）以及 document（文档编号）几个分词后词条信息。

图 19-5 所示的 out2 数据集为原始的词条文档矩阵，其中 _termnum_ 与 out 数据集中的 Key 相对应，_document_ 为文档编号，_count_ 为总计频次。

图 19-6 所示的数据集 u 包含了词向量矩阵，其中 _id_ 指代词条的编号，与数据集 out 中的

key 保持一致。由于 k 值设定为 2，所有此处仅有两列即 col1 和 col2。如此即可通过计算词向量之间的距离衡量两个词条的语义相似程度。虽然每一个单独词向量维度的实际意义不大，直接基于大量文本多维度计算词条相似度还是很有价值，例如发现同义词，词分类等。

图 19-7 所示的数据集 v 包含了文档向量矩阵，其中 _id_ 指代文档的编号，与数据集 out1 中的 document 变量一致。通过多个维度表示不同的文档，对于计算文档的相似度以及文档分类都是有意义的。

	TERM	ROLE	PARENT	_START_	_END_	SENTENCE	PARAGRAPH	DOCUMENT
1	口唇	NOUN_GROUP	口唇	28	33	1	0	1
2	颈部淋巴结	NOUN_GROUP	颈部淋巴结	64	78	1	0	1
3	右肺水泡音	NOUN_GROUP	右肺水泡音	154	168	1	0	1
4	神经系统	NOUN_GROUP	神经系统	247	258	1	0	1
5	入院	Verb	入院	0	5	1	0	1
6	查体	Verb	查体	6	11	1	0	1
7	:	Noun	:	12	12	1	0	1
8	精神	Noun	精神	13	18	1	0	1
9	尚可	Verb	尚可	19	24	1	0	1
10	□	Noun	□	28	30	1	0	1

图 19-4　数据集 out1（仅展示前 10 条）

	TERMNUM	_DOCUMEN_	_COUNT_
1	1	1	1
2	6	1	1
3	8	1	2
4	10	1	2
5	11	1	1
6	16	1	1
7	20	1	1
8	23	1	1
9	25	1	1
10	26	1	1

图 19-5　数据集 out2（仅展示前 10 条）

	_ID_	COL1	COL2
1	1	0.1003809351	-0.103887238
2	2	0.0992283791	0.1048112104
3	3	0.0992283791	0.1048112104
4	4	0.0095270552	0.0029444139
5	5	0.0992283791	0.1048112104
6	6	0.1003809351	-0.103887238
7	7	0.0992283791	0.1048112104
8	8	0.1591000179	-0.164657377
9	9	0.0992283791	0.1048112104
10	10	0.1591000179	-0.164657377

图 19-6　数据集 u

	_ID_	COL1	COL2
1	1	0.7095633003	-0.703829223
2	2	0.0673439505	0.0199482112
3	3	0.7014162211	0.7100890743

图 19-7　数据集 v

配套文件数据集

（王莉华　顾天伦　胡 捷）

第二十章　SAS 作图

统计图是描述资料特征、呈现统计分析结果的重要工具，广泛应用于资料的收集、整理以及研究结果的对比分析。一张好的统计图能够准确、直观地呈现统计结果，给读者留下深刻的印象。目前，SAS 9.4 支持的绘图工具主要有：①SAS/GRAPH 模块；②SAS 的统计过程步，如 univariate 过程、reg 过程等；③ODS Graphics System。本章将基于 SAS/GRAPH 模块介绍常用统计图如直条图、圆图、直方图、散点图、线图等的绘制，涉及 gchart 过程、plot 过程、gplot 过程、boxplot 过程等。

第一节　直条图、圆图与直方图的绘制

直条图用相同宽度的直条长短表示相互独立的某统计指标值的大小。圆图是以圆形总面积作为 100%，将其分割成若干个扇面来表示事物内部各构成部分所占的比例，适合描述分类变量的各类别所占的比例。直方图主要用于描述连续型定量变量的频率分布，它用各组段矩形的面积表示数量的大小。

一、直条图的绘制

例 20-1　试按表 20-1 的资料绘制 2000 年不同地区艾滋病流行情况的直条图。

表 20-1　2000 年不同地区艾滋病流行情况

地区	北非及中东地区	西欧	北美洲	拉丁美洲	南亚及东南亚
感染率 /%	0.14	0.26	0.57	0.58	0.71

程序 20-1

```
data prg20_1;
    length g $ 16;
    input g $ x @@;
datalines;
北非及中东地区 0.14 西欧 0.26 北美洲 0.57
拉丁美洲 0.58 南亚及东南亚 0.71
;
run;
proc gchart data = prg20_1;
    hbar g/discrete type = sum sumvar = x descending;
    label g = ' 地区 ' x = ' 感染率（%）';
run;
```

程序说明：调用 gchart 过程，变量 g 表示不同地区，需要 length 语句定义长度，变量 x 表示该地区的感染率。由于输入数据为整理好的数据，所以绘图统计量 type = sum。为使直条按从高到低顺序输出，在 hbar 语句中使用选项 descending。

运行结果：gchart 过程运行结果见图 20-1。

二、圆图的绘制

例 20-2　某高校教师 920 人，其中教授 243 人，

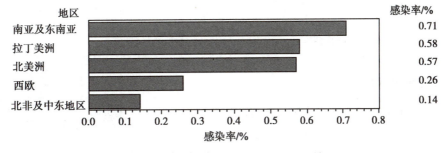

图 20-1　2000 年不同地区艾滋病流行情况

副教授 310 人，讲师 325 人，助教 42 人。绘制圆图展示该校教师的职称结构。

程序 20-2

```
data prg20_2;
   input title $ n;
datalines;
教授 243
副教授 310
讲师 325
助教 42
;
run;
proc gchart data = prg20_2;
   pie title/type = percent discrete freq = n ascending;
run;
```

程序说明：调用 gchart 过程，pie 语句对变量 *title* 作图，type＝percent 表示用圆的面积表示变量的百分数，freq＝n 表示变量 n 为频数变量，discrete 表示变量 *title* 按离散变量处理（否则按连续变量计算组中值，等同于变量 *title* 为字符型变量。当然，本例 *title* 定义为字符型变量，可不列出 discrete）。

运行结果：如图 20-2 所示。

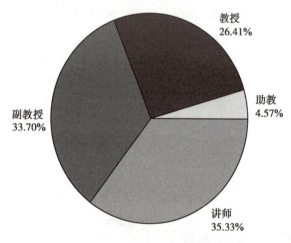

图 20-2　某高校教师职称结构

三、直方图的绘制

例 20-3　从某高校 2012 年的体检资料中获得 108 名女大学生身高（cm）的数据（见程序内数据），试用直方图展示身高的分布情况。

程序 20-3

```
data prg20_3;
   input x@@;
datalines;
165  161  159  156  161  168  155  163  167
158  158  154  167  164  157  159  162  161
166  162  164  156  162  161  164  159  158
165  161  161  153  162  165  159  166  165
155  162  163  162  162  163  154  173  161
157  170  160  161  169  159  171  160  161
162  154  164  157  171  160  158  153  171
161  163  161  161  159  161  162  163  159
166  164  162  163  164  160  155  168  162
165  167  171  150  158  160  163  157  164
160  164  164  155  153  167  156  159  159
158  158  150  155  160  157  160  159  166
;
run;
proc gchart data = prg20_3;
   vbar x/midpoints = 151 to 173 by 2 space = 0;
run;
```

程序说明：调用 gchart 过程，vbar x 表示对变量 x 作垂直直方图，若用 hbar 代替 vbar 便是作水平直方图；midpoints 选项表示中点变量由 151 递增到 173，by 表示增量为 2；space＝0，表示条形之间距离为 0，即表示连续型资料。绘制出的图形为频数直方图。

运行结果：如图 20-3 所示。

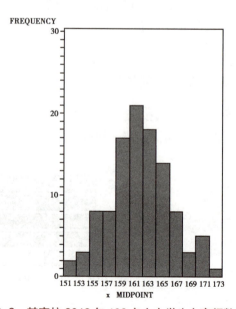

图 20-3　某高校 2012 年 108 名女大学生身高频数分布

四、gchart 过程常用选项和语句

直条图、圆图、直方图等可以通过 base SAS 的 gchart 过程实现。gchart 过程的图形产生形式由三个因素决定：图形表达方法、绘图统计量和规定的分组特性。

1. gchart 过程的基本格式

```
proc gchart < 选项 >;
    block 变量名 1 < 变量名 2>……/< 选项 >;
    vbar 变量名 1 < 变量名 2>……/< 选项 >;
    hbar 变量名 1 < 变量名 2>……/< 选项 >;
    pie 变量名 1 < 变量名 2>……/< 选项 >;
    star 变量名 1 < 变量名 2>……/< 选项 >;
run;
```

2. gchart 过程常用的选项

data = SAS 数据集名指定要分析的数据集名称，缺失默认最近生成的数据集。

3. gchart 过程中常用的语句

vbar 语句用于绘制垂直直条图或者直方图，如果图表变量为离散变量或者使用了 discrete 选项，则横轴为真实值；如果图表变量为连续型变量，则横轴为组中值。

hbar 语句用于绘制水平直条图或者直方图，绘制图形除了方向与 vbar 语句不同外，其他基本相同。

block 语句用于绘制块形图；pie 语句用于绘制圆图；star 语句用于绘制星形图。

vbar、hbar、pie、star 和 block 五个图形语句有一些共性的选择项，如果缺失则使用默认设置。常用选项有：

discrete 选项指定用于绘图的变量类型为字符型。

type = 选项指定绘图统计量。其值可以为 freq、pct、cfreq、cpct、sum 和 mean，分别表示频数、百分比、累积频数、累积百分比、总和及平均数。

levels = number of midpoints 选项指定连续变量的分组组数。

midpoints = value-list 选项为当对连续变量绘制直方图时，指定分组的组中值。可以对变量使用循环语句表示。如 midpoints = 10 to 100 by 5。

group 选项指定分组变量。缺失默认为离散型变量，且缺失值有效。

subgroup 选项指定组内分组变量。在图形语句 vbar、hbar 后指定产生构成比条图。

sumvar 选项指定求和变量。该选项与 type = sum 配合使用。

axis 选项指定图形中绘图统计量的最大坐标值。对 star 语句可以指定两个。

gspace 选项指定直条图间的间隔。

ascending/descending 选项指定组内升序 / 降序输出。

第二节　散点图的绘制

散点图用散布于平面直角坐标系中点的密集程度和形成的趋势，表示两种现象间的相关关系。plot 过程和 gplot 过程均可绘制散点图。

一、散点图绘制实例

例 20-4　某医生测得 10 名正常成年男性的血浆清蛋白含量及血红蛋白含量（g/L），数据见表 20-2。试绘制血浆清蛋白含量和血红蛋白含量的散点图。

程序 20-4

```
data prg20_4;
    input x y @@;
datalines;
    35.5    119.5    36.5    120.5
    38.5    127.5    37.5    126.5
    36.5    120.5    35.4    118.5
    34.5    110.5    34.2    109.5
    34.6    108.5    33.5    105.3
;
run;
```

表 20-2　10 名正常成年男性的血浆清蛋白含量和血红蛋白含量检测结果　　　　单位：g/L

编号	1	2	3	4	5	6	7	8	9	10
血浆清蛋白	35.5	36.5	38.5	37.5	36.5	35.4	34.5	34.2	34.6	33.5
血红蛋白	119.5	120.5	127.5	126.5	120.5	118.5	110.5	109.5	108.5	105.3

```
proc plot data = prg20_4 vpct = 50 hpct = 70;
    plot y*x = '*'/haxis = 32 to 39 by 1 vaxis = 105 to 130 by 5;
run;
quit;
```

程序说明：调用 plot 过程，使用了 vpct 和 hpct 两个选项，分别指定横向与纵向比例为 7：5。vaxis 和 haxis 两个选项指定了垂直坐标轴和水平坐标轴。绘图散点使用符号"*"。

运行结果：如图 20-4 所示。

图：y*x 使用的符号：'*'。

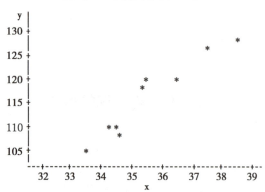

NOTE：隐藏了1个观测。

图 20-4 血浆清蛋白含量和
血红蛋白含量分布

结果说明：由图 20-4 可见，正常成年男性的血浆清蛋白含量和血红蛋白含量大致呈直线趋势。

二、plot、gplot 过程常用选项和语句

1. plot 过程的基本格式
proc plot < 选项 >；
    plot 纵坐标 * 横坐标 /< 选项 >；
    by 变量名 1 < 变量名 2>……；
run；

2. proc plot 语句中常用的选项

data =SAS 数据集名，指定要分析的数据集名称，缺失时默认最近生成的数据集。

hpct = values 选项，指定一个或多个百分比数值用于定义散点图在一页显示窗口中水平方向所占的比例，其值为百分比，默认值为 100。如果在水平方向绘制三幅散点图，则可定义 hpct = 30 30 30。

vpct = values 选项，指定一个或多个百分比数值用于定义散点图在一页显示窗口中垂直方向所占的比例，默认为 100，用法与 hpct 一致。

vtoh = value 选项，指定散点图纵横比例，若指定了 hpct 和 vpct 选项，则该选项无效。

uniform 选项，当使用 by 语句时，对所有的图形使用相同的刻度标度。

nolegend 选项，取消图例的输出。

3. plot 语句中常用选项

vaxis（haxis）= values | by value 选项，定义纵坐标（横坐标）间隔的刻度标记值，也可结合 by 选项定义刻度增量值。

vzero（hzero）选项，要求纵坐标（横坐标）刻度从 0 开始，如纵坐标有负值或定义的 vaxis 不是从 0 开始，则该语句无效。

vref（href）= values 选项，在纵坐标（横坐标）上添加水平（垂直）参考线。

overlay 选项，将 plot 语句绘制的散点图打印在一张图上。

4. by 语句
按照 by 语句所定义的变量分别绘制散点图。使用 by 语句时，要求输出数据集已按照 by 变量进行排序。

第三节 箱式图的绘制

箱式图（box plot）使用五个统计量反映原始数据的分布特征，即最小值、下四分位数、中位数、上四分位数、最大值。箱式图的箱子两端分别是上四分位数和下四分位数，中间横线是中位数，两端连线分别是除异常值外的最小值和最大值。另外标记可能的异常值。在探索性数据分析中，箱式图对于发现数据分布特征有着重要的意义。Univariate 过程可以实现单式箱式图的绘制，这里介绍 boxplot 过程实现多组资料箱式图的绘制。

一、箱式图绘制实例

例 20-5 某人研究北京机关工作人员血脂水平，随机抽取不同年龄男性各 10 例受试者，检测他们的总胆固醇（TC）的含量（mmol/L），其结果见表 20-3。

年龄组	总胆固醇含量									
青年组（18~44 岁）	5.00	4.85	4.93	5.18	4.95	4.78	5.18	4.89	5.07	5.21
中年组（45~59 岁）	5.12	5.13	4.89	5.20	4.99	5.14	5.16	4.98	5.16	5.25
老年组（≥60 岁）	5.24	5.26	5.23	5.10	5.31	5.23	5.21	4.98	5.15	5.19

表 20-3　不同年龄男性受试者总胆固醇含量　　　单位：mmol/L

程序 20-5

```
data prg20_5;
  do group = ' 青年组 ',' 中年组 ',' 老年组 ';
  do j=1 to 10;
    input x@@;
    output;
  end;
  end;
datalines;
5.00 4.85 4.93 5.18 4.95 4.78 5.18 4.89 5.07 5.21
5.12 5.13 4.89 5.20 4.99 5.14 5.16 4.98 5.16 5.25
5.24 5.26 5.23 5.10 5.31 5.23 5.21 4.98 5.15 5.19
;
run;
proc boxplot;
  plot x*group;
run;
```

程序说明：调用 boxplot 过程，group 为分组标志，x 为观察变量。

运行结果：如图 20-5 所示。

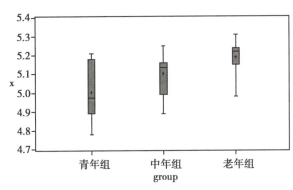

图 20-5　北京机关不同年龄组工作人员
血脂水平情况（skeletal 选项）

结果说明：箱式图的箱子两端分别是上四分位数和下四分位数，中间横线是中位数，'+'为算数平均数位置，两端连线表示数据的最大值及最小值。

二、boxplot 过程常用选项和语句

1. boxplot 过程的基本格式

proc boxplot <选项>；
　　plot 分析变量 * 分组变量 /< 选项 >；
　　by 变量名 1 <变量名 2>…… ；
　　label 分析变量 ="" 分组变量 ="";
　　run；

2. plot 语句常用选项

boxstyle＝选项用于定义箱式图的类型，默认值为 skeletal。若类型设为 schematic，则两端连线表示除离群值外的最大值及最小值，同时在短横线外侧将标示出离群值。例 20-5 用 schematic 选项生成的图形见图 20-6。

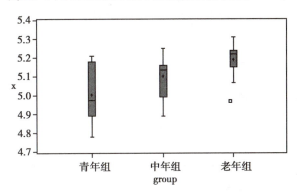

图 20-6　北京机关不同年龄组工作人员
血脂水平情况（schematic 选项）

3. boxplot 过程常用语句

By 语句用于定义按分组变量，将根据该变量分别绘制各组别箱式图。

Label 语句用于定义纵横坐标标签。

第四节　线图的绘制

线图（line graph）是用线段的升降来表示数值的变化，适合于描述某统计量随另一连续数值变量变化而变化的趋势，最常用于描述统计量随时间变化而变化的趋势。通常横轴是时间或

其他连续变量,纵轴是统计指标。如果横轴和纵轴都是算术尺度,称普通线图;纵轴是对数尺度,称半对数线图(semi-logarithmic line graph),特别适宜作不同指标变化速度的比较。线图可用 gplot 过程完成。第二节已简要介绍了 gplot 过程语句选项,在此仅以实例说明如何绘制线图。

一、单一连线图绘制实例

例 20-6　表 20-4 是 1990—2000 年某沿海城市甲状腺功能亢进(甲亢)发病率资料。

表 20-4　1990—2000 年某沿海城市甲亢发病率

年份	甲亢发病率 /（1/10 万）
1990	22.32
1991	22.13
1992	51.03
1993	40.06
1994	52.94
1995	51.52
1996	56.53
1997	71.49
1998	86.77
1999	81.96
2000	55.60

程序 20-6

```
data prg20_6;
   input year rate @@;
datalines;
1990  22.32  1991  22.13  1992  51.03
1993  40.06  1994  52.94  1995  51.52
1996  56.53  1997  71.49  1998  86.77
1999  81.96  2000  55.60
;
run;
proc gplot data = prg20_6;
   plot rate*year;
   symbol v = square i = join pointlabel;
run;
```

程序说明:symbol 语句用于 gplot 过程中控制点的符号和点间连线,为全局通用语句。v = 符号:其值指明点使用的符号类型,缺省的为加号(plus),常用的符号是系统设定的,x 表示点使用"×",star 表示"*",square 表示"□",diamond 表示"◇",triangle 表示"△",hash 表示"#",dot 表示"●",circle 表示"○"。i 表示连线方式;none 表示不连线,为缺省方式;join 表示以直线连接;spline 是以光滑曲线连接;needle 表示每个点到水平轴画垂直线。pointlabel 表示将每个点的具体数据标注出来。

运行结果:如图 20-7 所示。

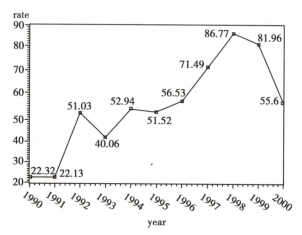

图 20-7　1990—2000 年某沿海城市甲亢发病率

二、多条连线图绘制实例

为便于比较,常将多条连线绘制在一幅图上。gplot 过程可以在一个过程步中制作多幅图,也可将多条连线置于同一个画面中。

例 20-7　调查某地 1997—2001 年两种与性传播有关疾病——艾滋病和梅毒的发病率变化趋势资料(表 20-5)。

表 20-5　某地 1997—2001 年艾滋病和梅毒的发病率(1/10 万)

年份	艾滋病	梅毒
1997	0.006 9	3.76
1998	0.017 7	4.58
1999	0.018 7	5.72
2000	0.031 2	6.09
2001	0.046 8	6.27

程序 20-7

```
data prg20_7;
    input year y x$;
    label x = ' 疾病 '
    label y = ' 发病率 '
    label year = ' 年份 ';
datalines;
1997    0.0069    1
1998    0.0177    1
1999    0.0187    1
2000    0.0312    1
2001    0.0468    1
1997    3.76      2
1998    4.58      2
1999    5.72      2
2000    6.09      2
2001    6.27      2
;
run;
proc format;
    value $x '1' = ' 艾滋病 ' '2' = ' 梅毒 ';
run;
axis1 logbase = 10;
axis2 label = (' 年份 ');
symbol1 v = dot c = black i = join;
symbol2 v = star c = black i = join;
proc gplot data = prg20_7;
    plot y*year = x/overlay vaxis = axis1 haxis = axis2;
    format x $x.;
run;
```

程序说明:label 语句定义变量名标签,format 过程定义分类变量的值标签,axis 定义坐标轴,axisn 语句中加上 logbase = n(或 pi 或 e),表示该坐标轴是以 n(或 π 或 e)为底的对数坐标轴,本例取以 10 为底。另有选择项 logstyle = power(或 expand),前者表示轴上标出的数值为对数底的幂次,后者表示展开的形式,即为原变量值的大小,缺省为 expand。

overlay 选择项表示将两条折线放在同一个坐标平面内,其作图方式分别为 symbol1 和 symbol2 所描述,并用 vaxis = axis1 和 haxis = axis2 表示纵轴和横轴采用 axisn 中的描述方式设置。

运行结果:如图 20-8 所示。

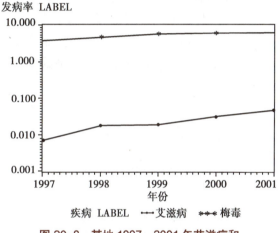

图 20-8 某地 1997—2001 年艾滋病和梅毒的发病率变化趋势

（张秋菊 郭 威）

第二十一章 SAS 作表

统计表是将研究指标或统计指标及其取值以特定表格的形式列出，以简洁明了、条理清晰的方式表达数据，便于阅读、比较和计算。SAS 中至少有三种制表方式，第一种为统计汇总过程，为 SAS 统计分析后产出的默认模板结果；第二种为 tabulate 过程，为 SAS 的专门制表过程；第三种为 report 过程，为 SAS 专门的报告过程。SAS 默认输出结果在前面的章节中已经学过，本章将介绍利用 tabulate 和 report 过程进行表格的制作和输出。

第一节 利用 tabulate 过程制作统计表

tabulate 过程能够利用数据集中的变量进行统计描述，既可以创建简单的表格也可以创建用户自定义的复杂的表格，能够灵活地对变量的值进行分类并在变量之间建立层次关系。

例 21-1　自中国糖化血红蛋白网监测系统，2012 年 4 月 1 日至 6 月 30 日，获取 223 612 例 2 型糖尿病患者资料。将研究对象按体重指数（BMI）和经济收入两个分组标志进行分层，请用 SAS 编制表 21-1。

程序 21-1

```
data prg21_1;
    input grp region number;
datalines;
1 1 62796
2 1 70731
3 1 16599
1 2 19330
2 2 17844
3 2 3834
1 3 14853
2 3 14126
3 3 3499
;
proc format;
    value grpf 1='<24.0' 2='24.0~' 3=' ≥ 28.0';
    value regionf 1=' 高收入地区 ' 2=' 中等收入地区 ' 3=
' 低收入地区 ';
quit;
proc tabulate data=prg21_1;
    class grp region ;
    freq number;
    table  grp='' all=' 合计 ' , region=''* (n=' 人数 ' colpctn='
构成比 ')/BOX='BMI 分组 ';
    format region regionf. grp grpf.;
```

表 21-1　2012 年我国部分 2 型糖尿病患者体质指数和经济收入特征分析

BMI 分组	高收入地区		中等收入地区		低收入地区	
	人数	构成比 /%	人数	构成比 /%	人数	构成比 /%
<24.0	62 796	41.83	19 330	47.14	14 853	45.73
24.0~	70 731	47.11	17 844	43.51	14 126	43.49
≥ 28.0	16 599	11.06	3 834	9.35	3 499	10.78
合计	150 126	100.00	41 008	100.00	32 478	100.00

```
title' 表 21-2  2012 年我国部分 2 型糖尿病患者体
重指数和经济收入特征分析 ';
run;
```

程序说明：建立数据集 prg21_1，*grp* 表示 BMI 分组，*region* 表示地区，number 表示各地区各 BMI 分组的人数。用 format 过程定义 BMI 分组变量 *grp* 的格式 grpf. 以及地区 *region* 的格式 regionf.。

本例用 tabulate 过程进行制表。在 tabulate 过程中，class 语句定义分组情况，本例由 BMI 和地区两个变量交叉分组形成二维的列联表。freq 语句定义 number 变量为列联表中的实际频数，当输入数据非汇总数据时则不需要这一选项。table 语句指定表格中的维度表达（表中的列、行或页面），可以利用变量、变量值以及变量的统计信息的组合来定义各个维度的内容和外观。table 语

句用逗号分隔，由一到三个维度表达式组成，如果指定了所有三个维度，则最左侧的维度表达式定义页面，中间维度表达式定义行，最右侧的维度表达式定义列。如果指定了两个维度，则左侧维度表达式定义行，右侧维度表达式定义列。如果只指定单个维度，则维度表达式定义列。本例中定义两个维度，左侧维度定义行，即表格的横标目为 BMI 分组以及合计，all 为对变量 *grp* 进行合计，变量后面的等号和单引号括起来的内容表示给变量加上标题，如引号中无内容则表示消去标题。本例右侧维度定义列即表格的纵标目，*n* 表示频数，colpctn 表示列构成比。table 语句的 box 选项指定表格左上角空格内的语句。format 语句定义变量具体显示的格式，title 语句定义表格的标题。

运行结果：见表 21-2。

表 21-2 2012 年我国部分 2 型糖尿病患者体质指数和经济收入特征分析

BMI 分组	高收入地区		中等收入地区		低收入地区	
	人数	构成比	人数	构成比	人数	构成比
<24.0	62 796	41.83	19 330	47.14	14 853	45.73
24.0~	70 731	47.11	17 844	43.51	14 126	43.49
≥ 28.0	16 599	11.06	3 834	9.35	3 499	10.77
合计	150 126	100.00	41 008	100.00	32 478	100.00

结果说明：

表 21-2 为未经修饰的程序运行结果，其基本机构和内容已经和表 21-1 的要求类似。tabulate 过程还不能直接满足统计表格"三线表"的要求，还需要后期修饰。

第二节 利用 report 过程输出统计表

例 21-2 一项研究烟酰胺预防皮肤癌的随机临床研究，收集到部分人口学分布特征资料，见表 21-3（详细数据见二维码内 prg21_2.sas7bdat）。其中，分组：1="试验组"，2="对照组"；性别：1="男性"，2="女性"。请用合适的表格描述每组受试者的年龄和身高分布情况。

表 21-3 两组受试者部分人口学特征资料

受试者编号	分组	年龄/岁	身高/cm	性别
1	1	39	162.9	1
2	1	50	161.4	1
3	1	37	161.1	2
4	1	29	172.5	1
⋮	⋮	⋮	⋮	⋮
119	2	49	163.6	2
120	2	61	182.7	2

程序 21-2

```
data prg21_2;
    input subjid trt age height sex;
datalines;
```

```
1    1    39    162.9    1
2    1    50    161.4    1
3    1    37    161.1    2
4    1    29    172.5    1
……
119  2    49    163.6    1
120  2    61    182.7    1
;
proc format;
value gfmt 1=' 试验组 ' 2=' 对照组 ';
value sexf 1=' 男性 '  2=' 女性 ';
quit;
ods rtf file="table21_4.rtf" style=journal3a;
ods escapechar='^';
proc report data=prg21_2 nowd;
            column trt age, ("^R'\brdrb\brdrs'" mean std)
        height, ("^R'\brdrb\brdrs'" mean std);
    define trt/group    ' 分组 '       format=gfmt.;
    define age/analysis ' 年龄（岁）'    format=5.2;
    define height/analysis ' 身高（cm）' format=5.2;
    title ' 表 21-4    两试验组受试者年龄和身高分布情
况 ';
run;
ods rtf close;
```

程序说明：建立数据集 prg21_2，*subjid* 表示受试者编号，*trt* 表示分组，*age* 表示年龄，*height* 表示身高，*sex* 表示性别。用 format 过程定义分组的格式 gfmt. 以及性别的格式 sexf. 以便下文调用。ods rtf 表示将表格输出到 rtf 文件，文件名为 table21_4.rtf，表格建立完成后，以 ods rtf close 表示表格输出结束。style=Journal3a 表示输出样式为 SAS 自带的 Journal3a 样式，如有需要还可以选择其他样式如 Journal、Meadow 等。ods escapechar='^' 表示当出现 '^' 符号时需要另起一行显示。

proc report 为表格输出的主体部分，column 定义所有要显示的变量及变量排列顺序，如果需要对变量进行统计描述，可以采用变量名加逗号加统计指标的形式。如本例中的变量分别是 *trt*、*age* 和 *height*，其中 *age* 和 *height* 需要描述均数和标准差。本例中 "^R'\brdrb\brdrs'" 表示在纵标目年龄与次标目 mean、std 之间加上一短横线。define 语句定义如何使用及显示每个变量，define 语句后面可以加选项对变量进行修饰，*group* 表示这是一个分

组变量，如果需要对其他变量进行分析，则按照该变量分组后分析，analysis 表示输出的是该变量的统计信息，format 表示对变量值的格式进行定义，既可以是 SAS 给定的格式如数值 format=5.2，也可以是自定义的格式如 format=gfmt.。

运行结果：见表 21-4。

表 21-4　两试验组受试者年龄和身高分布情况

分组	年龄（岁）		身高（cm）	
	mean	std	mean	std
对照组	39.15	11.69	166.22	10.72
试验组	40.10	11.78	165.83	10.21

结果说明：report 过程的运行效果如表 21-4 所示，与"三线表"的效果比较接近，但是仍然存在很多不足：①纵标目无法使用分类变量，如性别；②统计量的显示名称无法自定义；③无法获得检验统计量和 *P* 值。

如果要实现比较复杂的统计表格，直接套用 proc report 过程无法实现，需要配合统计过程获得统计表格中的统计量数据，再利用数据整理过程整理成适合 report 过程输出的数据集形式，最后用 report 过程输出较为理想的统计"三线表"。我们用一个具体的例子通过上面的策略实现"三线表"。

例 21-3　续例 21-2，对两组受试者的年龄和性别进行统计描述并比较，要求结果显示如表 21-5。

**表 21-5　两试验组受试者年龄和
性别分布情况及比较**

	试验组 N=（xx）	对照组 N=（xx）	**P 值
年龄 / 岁			x.xxxx
N	xx	xx	
Mean	xx.x	xx.x	
SD	xx.xx	xx.xx	
Min	xx.x	xx.x	
Max	xx.x	xx.x	
性别			x.xxxx
男性	xx（xx.x%）	xx（xx.x%）	
女性	xx（xx.x%）	xx（xx.x%）	

**P 值：年龄 = "实际检验方法"，性别 = "实际检验方法"

程序 21-3

```
/* 计算年龄分析统计量 */
proc npar1way data=prg21_2 noprint wilcoxon;
    class trt;
    var age;
    output out=pvalue wilcoxon;
run;
/* 获得年龄描述统计量 */
proc univariate data=prg21_2 noprint ;
    by trt;
    var age;
    output out=age
            n=_n mean=_mean std=_std min=_min max=_max;
run;
/* 定义年龄描述性统计量格式 */
data age;
    set age;
    format n mean std min max $14.;
    drop _n _mean _std _min _max;
        n=put (_n,4.0);
    mean=put (_mean,7.1);
    std=put (_std,8.2);
    min=put (_min,7.1);
    max=put (_max,7.1);
run;
/* 将描述性统计量转置到一列中 */
proc transpose data=age out=age prefix=col;
    var n mean std min max;
    id trt;
run;
/* 建立年龄第一行 */
data label;
    set pvalue;
    length label $60 pvalue $14;
    label=" 年龄（岁）" ;
    pvalue=put (PT2_WIL,8.4);
    keep pvalue label;
run;
/* 将年龄描述性统计量追加到年龄的 P 值行后面 */
data age;
    set label age;
    if _name_='n'    then label="    N";
    if _name_='mean' then label="    Mean";
```

```
    if _name_='std'  then label="    SD";
    if _name_='min'  then label="    Min";
    if _name_='max'  then label="    Max";
run;
/* 计算性别分析统计量 */
proc freq data=prg21_2 noprint;
    tables trt*sex/missing outpct out=sex;
run;
/* 定义性别 N (%) 的格式 */
data sex;
    set sex;
    length value $25;
    value=put (count,4.)||' ('||put (pct_row,5.1)||'%'||')';
run;
proc sort data=sex;
    by sex;
run;
proc transpose data=sex out=sex2  prefix=col;
    by sex;
    var value;
    id trt;
run;
/* 对性别作统计分析 */
proc freq data=prg21_2 noprint;
    tables trt*sex/chisq;
    output out=pvalue pchi;
run;
/* 建立性别分析表格第一行 */
data label;
    set pvalue;
    length label $60 pvalue $14;
    label=" 性别 ";
    pvalue=put (P_PCHI,8.4);
    keep pvalue label;
run;
data sex;
    set label sex2;
    if _n_>1 then label="    "||put (sex,sexf.);
    drop _name_ sex;
run;
data prg21_3;
    set age (in=in1) sex (in=in2);
    group=sum (in1*1,in2*2);
run;
```

```
/* 定义宏变量用于储存各组的例数 */
data _null_;
    set prg21_2 end=eof;
    if trt=1 then n1+1;
    if trt=2 then n2+1;
    if eof then do;
        call symput ("n1",compress ('N='||' ('||put (n1,4.)||')'));
        call symput ("n2",compress ('N='||' ('||put (n2,4.)||')'));
    end;
run;
/* 利用 report 过程输出统计表格 */
ods rtf file="table21_6.rtf" style=Journal3a;
proc report data=prg21_3 split="|";
    columns  (group label col1 col2 pvalue);
    define group    /order order=internal noprint;
    define label    /display left width="22";
    define col1     /display center width=14 " 试验组 |&n1";
    define col2     /display center width=14 " 对照组 |&n2";
    define pvalue   /display center width=14 " |**P 值 ";
    title " 表 21-6  两试验组受试者年龄和性别分布
情况及比较 ";
    ods rtf text= "**P 值：年龄 =Wilcoxon 秩和检验，性
别 = 卡方检验 ";
run;

ods rtf close;
```

运行结果：见表 21-6。

表 21-6　两试验组受试者年龄和性别分布情况及比较

	试验组 N=（60）	对照组 N=（60）	**P 值
年龄（岁）			0.561 0
N	60	60	
Mean	40.1	39.2	
SD	11.78	11.69	
Min	19.0	19.0	
Max	68.0	67.0	
性别			0.425 6
男性	44（73.3%）	40（66.7%）	
女性	16（26.7%）	20（33.3%）	

**P 值：年龄 =Wilcoxon 秩和检验，性别 = 卡方检验

　　结果说明：联合 npar1way 过程、freq 过程对统计量进行描述，利用 transpose 过程和 data 步对数据进行整理，最后利用 report 过程输出表格的效果如表 21-6 所示。已基本实现例题的要求，唯一不足的是横标目中年龄和性别的统计量没有缩进，可以考虑在数据整理时在统计量之前统一加上相同位数的特殊符号，最后统一用空格代替特殊符号即可实现缩进。

配套文件数据集

（许金芳　秦家碧）

第二十二章 SAS 宏功能简介

SAS 的宏（macro）是一种通过扩展 SAS 功能，来减少完成相同统计分析任务时文本输入的工具。用户可以通过宏功能命名一个字符串或者一组 SAS 语句，并在此后的任务中使用定义的名字而不必使用原来的文本。

SAS 中宏功能包括两个部分：

宏处理器：SAS 系统中用来处理宏的工具。

宏语言：SAS 中用户与宏处理器交流使用的句法语言。

两者关系如图 22-1 所示，即在 SAS 编译和执行程序之前，需要将宏程序传递给宏处理器，"解析"宏程序，生成标准的 SAS 代码。

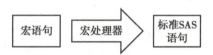

图 22-1 宏处理器与宏语言关系示意图

本章将通过一个实例简介 SAS 宏功能和相关的一些基本知识和用法，有关 SAS 宏功能的完整资料可参考用户手册。

第一节 SAS 宏程序

例 22-1 Sashelp.Class 数据集收集了 19 名学生的姓名（Name）、性别（Sex）、年龄（Age）、身高［英寸（1 英寸 =2.54cm），Height］和体重［磅（1磅 ≈ 0.45kg），Weight］信息，数据信息如图 22-2 所示。请尝试分别打印出男、女学生身高和体重前三位的学生的相关信息。

程序 22-1

```
****22-1-1 身高最高的三位男同学 ****;
proc sort data=sashelp.class out=classout;
  by descending height;
  where Sex=" 男 ";
run;
```

	Name	Sex	Age	Height	Weight
1	阿尔弗雷德	男	14	69	112.5
2	爱丽丝	女	13	56.5	84
3	芭芭拉	女	13	65.3	98
4	凯雯	女	14	62.8	102.5
5	亨利	男	14	63.5	102.5
6	詹姆斯	男	12	57.3	83
7	简	女	12	59.8	84.5
8	雅妮特	女	15	62.5	112.5
9	杰弗瑞	男	13	62.5	84
10	约翰	男	12	59	99.5
11	乔伊斯	女	11	51.3	50.5
12	茱迪	女	14	64.3	90
13	罗伊斯	男	12	56.3	77
14	玛丽	女	15	66.5	112
15	菲利普	男	16	72	150
16	罗伯特	男	12	64.8	128
17	罗纳德	男	15	67	133
18	托马斯	男	11	57.5	85
19	威廉	男	15	66.5	112

图 22-2 Sashelp.Class 数据集

```
proc print data= classout (obs=3);
format height weight 6.1;
  title " 身高最高的三位男同学 ";
run;


****22-1-2 身高最高的三位女同学 ****;
proc sort data=sashelp.class out= classout;
  by descending height;
  where Sex=" 女 ";
run;
proc print data= classout (obs=3);
format height weight 6.1;
  title " 身高最高的三位女同学 ";
run;


****22-1-3 体重最重的三位男同学 ****;
proc sort data=sashelp.class out= classout;
  by descending weight;
  where Sex=" 男 ";
run;
proc print data= classout (obs=3);
format height weight 6.1;
  title " 体重最重的三位男同学 ";
run;


****22-1-4 体重最重的三位女同学 ****;
proc sort data=sashelp.class out= classout;
  by descending weight;
```

```
    where Sex=" 女 ";
run;
proc print data= classout (obs=3);
format height weight 6.1;
    title " 体重最重的三位女同学 ";
run;
```

程序说明：程序 22-1 至程序 22-2 分别打印输出 Sashelp.Class 数据集中身高最高的三位男同学、身高最高的三位女同学、体重最重的三位男同学和体重最重的三位女同学的信息。

运行结果：

身高最高的三位男同学

Obs	Name	Sex	Age	Height	Weight
1	菲利普	男	16	72.0	150.0
2	阿尔菲雷德	男	14	69.0	112.5
3	罗纳德	男	15	67.0	133.0

身高最高的三位女同学

Obs	Name	Sex	Age	Height	Weight
1	玛丽	女	15	66.5	112.0
2	芭芭拉	女	13	65.3	98.0
3	茱迪	女	14	64.3	90.0

体重最重的三位男同学

Obs	Name	Sex	Age	Height	Weight
1	菲利普	男	16	72.0	150.0
2	罗纳德	男	15	67.0	133.0
3	罗伯特	男	12	64.8	128.0

体重最重的三位女同学

Obs	Name	Sex	Age	Height	Weight
1	雅妮特	女	15	62.5	112.5
2	玛丽	女	15	66.5	112.0
3	凯露	女	14	62.8	102.5

上述方法比较直观、易于理解，但是书写了大批量重复的语句，因此可以考虑采用 SAS 宏功能简化上述程序，实现繁琐文本的替代，如程序 22-2：

程序 22-2

```
%macro select (zb, sex, des);
    proc sort data=sashelp.class out=classout;
        by descending &zb;
        where Sex="&sex";
    run;
    proc print data=classout (obs=3);
    format height weight 6.1;
        title "&des. 的三位 &sex. 同学 ";
    run;
%mend select;
```

```
%select (zb=height, sex= 男 , des = 身高最高 );
%select (zb=height, sex= 女 , des = 身高最高 );
%select (zb=weight, sex= 男 , des = 体重最重 );
%select (zb=weight, sex= 女 , des = 体重最重 );
```

程序说明：上述程序创建了一个名为 select 的宏，该宏用参数创建了 3 个名为 &zb、&sex 和 & des 的宏变量，选择相应的性别 &sex，按照 &zb 进行降序排序，并打印最大的前 3 个观察值，在输出的题目中标记出是"身高最高"还是"体重最重"（&des）以及是男同学还是女同学（&sex）。然后调用该宏（%select）4 次，分别输出身高最高的 3 位男同学、身高最高的 3 位女同学、体重最重的 3 位男同学和体重最重的 3 位女同学的信息。

上述宏程序运行结果同程序 22-1-1 至 22-1-4 结果完全相同,不再赘述。

第二节　SAS 宏程序 基本语法简介

通过上例可以看出,宏能够将一段代码打包起来,然后在单个或者多个 SAS 程序中重复使用。

宏的一般形式为:

%MACRO 宏名 ;

< 宏文本 >

%MEND < 宏名 >;

%MACRO 语句标记宏的开始,%MEND 语句标记宏结束,两者是成对出现的。宏名称可以自行定义,长度一般不超过 32 个字符,以字母或者下划线开头,只包含字母、数字和下划线。宏文本为一组 SAS 语句。定义一个宏后,可以采用一个百分号(%)加宏名称调用该宏。

最简单的宏不带参数,但是为了更加方便,常在宏中使用宏参数,即在调用宏时设定的宏变量的值。向宏添加参数,只需在 %MACRO 语句中的两个括号之间列出宏变量的名称,常见形式如下:

%MACRO 宏名 (宏参数 1, 宏参数 2, …, 宏参数 n);

< 宏文本 >

%MEND < 宏名 >;

如上节例子中,"%macro select(zb, sex, des) ;"语句括号内定义的 zb、sex、des 均称为宏参数,select 为宏名称。可以通过给宏参数赋值来调用相应的宏:"%select(zb=height, sex= 男 , des= 身高最高);"或者"%select(height, 男 , 身高最高);",调用时语句末尾的分号可以省略。运行时,宏处理器把第 1 个值(height)赋值给宏参数 &zb,第 2 个值(男)赋值给第 1 个宏参数 &sex,第 3 个值(身高最高)赋值给宏参数 &des。若多次调用宏,即对宏参数多次赋值即可以实现宏程序的多次执行,如上节例子中对宏参数进行了 4 次赋值,则宏 select 被执行 4 次。

编写宏程序时需要注意如下几点:

1. 宏参数是一种特殊的宏变量,是定义在宏 %macro 语句内的宏变量。宏变量(macro variables)是 SAS 程序中通过替代符号动态地更改文本的工具,其用途是替代程序文本,即将少量或大量的文本赋值给一个宏变量,从而可以很灵活地通过引用这个宏变量来达到使用这段文本的效果。宏变量值的最大长度是 65 534 个字符。宏变量包含的只是字符型数据。但是 SAS 宏功能可以允许包含数字的宏变量值在程序中作为数值使用宏变量。使用宏变量的值时需要在宏变量名前添加前缀符号(&)。如上节例中 "by descending &zb;"中"&zb"宏参数即为一个特殊的宏变量。

2. 引用问题　宏处理器不能解析单引号内的宏,因此需要使用双引号引用宏或者宏变量,这样 SAS 才能解析。如上节例中 "where Sex="&sex";"语句中的""&sex""及 "title "&des. 的三位 &sex. 同学 ";"语句中的""&des. 的三位 &sex. 同学 ""均需要使用双引号,不能使用单引号,若是使用 "where Sex='&sex'; " 以 及 "title '&des. 的 三 位 &sex. 同学 '; "则无法解析。

3. 拼接文本与宏变量　当 SAS 遇到嵌入在文本中的"&"符号时,会开始查找宏变量的名字,即将"&"符号后第一个字符开始到 SAS 名称中不允许出现的字符(包括:空格、分号、另一个"&"、句点)为止之间的字符作为宏变量名。因此,若在宏变量之前添加文本,无需特殊设置,只需将添加的文本置于宏变量前的"&"符号前即可,通过"&"连接文本和宏变量名;若是在宏变量后添加文本,则需要在宏变量名的末尾和添加的文本之间插入一个句点(.),该句点表示宏变量的结束,解析文本不包括该句点;将两个宏变量连接在一起不需要在两个宏变量名之间增加句点,因为第二个宏变量的"&"表示第一个宏变量的结尾。示例:

```
%let des= 身高最高 ;
%let sex= 男 ;
%put 菲利普 &des;
%put &des. 是菲利普 ;
%put &des&sex. 同学是菲利普 ;
```

%let 语句为定义宏变量并赋值的最简单的方法,其形式为:%let 宏变量名 = 宏变量值。示例中表示将"身高最高"赋值给宏变量 des、将"男"赋值给宏变量 sex,运行上述语句,则可以在 Log 日志窗口中看到解析结果分别为:

菲利普身高最高
身高最高是菲利普
身高最高男同学是菲利普

如上节例中 "& des. 的三位 &sex. 同学 " 则是采用句点(.)标记宏参数 "&des" 和 "sex" 的结尾。

4. 关键字宏参数和位置宏参数 宏参数包括两种形式,位置宏参数和关键字宏参数。位置宏参数是按照未知顺序定义识别 <参数 1,参数 2,…,参数 n>;关键字宏参数与位置参数明显的区别在于,顺序对于其不重要,宏参数后带有等号 <参数 1= 值 1,参数 2= 值 2,…,参数 n= 值 n>。需要注意的是,位置宏参数和关键字宏参数可以混用,但是需要将位置宏参数置于关键字宏参数之前。否则,日志中会提示:所有位置参数均应位于关键字参数之前。示例:

```
%macro printds (dataset, obs=3);
    proc print data=&dataset (obs=&obs);
    run;
%mend printds;
%printds (sashelp.class);
%printds (sashelp.class,obs=5);
```

示例中 printds 为定义的宏名称,宏名称后的括号中的 dataset 定义为位置宏参数,obs 定义为关键字宏参数,位置宏参数需要置于关键字宏参数之前。该宏默认输出前 3 条记录。调用时可以给宏参数赋值实现个性化重复使用,如 "%printds (sashelp.class);"表示输出 sashelp.class 数据集的前 3 条记录,"%printds (sashelp.class, obs=5);"表示输出 sashelp.class 数据集的前 5 条记录。

5. MPRINT 消息 当通过 "options mprint" 将 "mprint" 开启时,则 SAS 日志中将输出宏生成的 SAS 语句。如上例中若是 "options mprint;" 之后运行 " %select(zb=height, sex= 男 , des = 身高最高);",则 SAS 日志将输出如下内容:

```
options mprint;
    %select (zb=height, sex= 男 , des= 身高最高 );
    MPRINT (SELECT):     proc sort data=sashelp.class
out=classout;
    MPRINT (SELECT):     by descending height;
    MPRINT (SELECT):     where Sex=" 男 ";
    MPRINT (SELECT):     run;
    MPRINT (SELECT):     proc print data=classout (obs=3);
    MPRINT (SELECT):     title " 身高最高的三位男同
学 ";
    MPRINT (SELECT):     run;
```

可以通过阅读该部分解析内容来检查编写的程序是否存在的错误,对宏程序进行调试。当不需要输出时,则可采用 "options nomprint; " 语句控制上述 SAS 日志中宏程序解析内容的输出。

"When you write a macro program, you are writing a program that writes a program",即宏编程实际上是在编写一个写程序的程序。SAS 宏功能博大精深,需要在不断地实践中探索。有关 SAS 宏功能的完整资料可参考 SAS 官网用户手册。

(郭晓晶 张晋昕)

第二十三章　SAS 认证简介

SAS 认证是 SAS（赛仕软件）公司提供的一项对全球 SAS 程序员进行 SAS 软件技能验证的考试，通过该考试后，可以获得 SAS 公司提供的认证证书。该认证实际是 SAS 公司对参加认证者 SAS 软件技能和实力的确认，属于职业技能认证的一种形式。

第一节　SAS 认证概述

目前，SAS 认证在中国大陆地区有两种形式，分别是 SAS 全球认证计划和 SAS 职业角色认证。

一、SAS 全球认证计划

SAS 全球认证计划（SAS® global certification program）是 SAS 公司推出的面向全球 SAS 程序员的认证考试。SAS 全球认证验证参考者的 SAS 软件技能通过该考试后，获得 SAS 公司的 SAS 全球认证证书并可以在 SAS 公司的官方网站查询。该认证考试所用语种是英文，采取递进式考试形式，也就是必须从基础程序员（base programmer）开始考试，然后逐步进行更高一级认证考试。该认证是国际上公认的数据挖掘和商业智能领域的权威认证之一，为全球公司企业广泛接受。更加详细内容请查询 SAS 官方网站：https://www.sas.com/en_us/certification.html。

主要认证内容和级别分别如下：

（一）SAS 基础

1. SAS 9 基础程序员；
2. SAS 9 高级程序员；
3. SAS 9 临床试验程序员。

（二）SAS 高级分析员

1. 使用 SAS Enterprise Miner 7 的 SAS 认证预测建模器；

2. 使用 SAS 9 的 SAS 认证统计业务分析师回归和建模。

（三）SAS 商业智能

1. SAS 9 商业智能内容开发人员；
2. 视觉业务分析师　使用 SAS 可视化分析进行探索和设计。

（四）SAS 数据管理

SAS 9 数据集成开发人员。

（五）SAS 管理

SAS 9 平台管理员。

二、SAS 职业角色认证

SAS 职业角色认证是 SAS 中国大陆地区认证中心根据中国大陆地区特点定制的认证，也是使用 SAS 软件技能水平的证明，考试语种是中文。通过该考试后，可以获得 SAS 中国大陆地区认证中心的认证证书并可以在 SAS 认证中心官方网站查询。详细内容请查询官方网站：http://www.sascertificate.com/。

主要认证内容和级别分别如下：

1. SAS 程序员；
2. SAS 业务分析师；
3. SAS 数据挖掘；
4. SAS 系统开发专家；
5. SAS 系统管理专家。

第二节　SAS 全球认证计划考试内容和备考

目前，SAS 全球认证计划的考试起点是 SAS 基础程序员（base programmer），然后是 SAS 高级程序员（advanced programmer），下面简要介绍这两个认证的考试情况。更加详细和最新考试内容请查询 SAS 公司网页 https：//www.sas.com/zh_cn/certification/credentials/foundation-tools/base-programmer.html。

认证考试的内容基于 SAS 9.4，为方便 SAS 软件的学习，SAS 公司提供了免费的 SAS 学习系统，即 SAS 大学版，考生可以免费下载、安装和学习，下载位置是：https：//www.sas.com/en_us/software/university-edition/download-software.html。

一、基础程序员

基础程序员是 SAS 全球认证计划的考试起点。在皮尔森 VUE（Pearson VUE SAS）注册时使用的考试标识是 A00-211，考试内容基于 SAS 9.4。考试费用目前是 180 美元。

（一）考试情况

在计算机上考试，考试语种为英文。共 50~55 个选择题和简答题。考生必须达到 70% 的正确分数（注意不是题目数）才能通过考试。考试时间为 100 分钟。

（二）考试范围

要求考生有使用 SAS 9 编程和数据管理的经验和技能。主要包含：

1. 读取和创建数据文件；

2. 数据操控和变换；

3. SAS 数据集合并；

4. 使用 SAS 过程创建基本的详细和摘要报告；

5. 识别并纠正数据、语法和编程逻辑错误。

更详细内容请查阅：https：//www.sas.com/content/dam/SAS/documents/technical/certification/content-guide/base-programmer.pdf。

（三）备考内容

1. SAS 公司提供的在线学习课程

（1）SAS 程序基础（SAS programming 1：essentials）：主要内容包括使用 SAS 工作室和 SAS 企业指南编写和提交 SAS 程序；访问 SAS、微软 Excel 和文本数据；探索和验证数据；通过设置行和计算新列来准备数据；分析和报告数据；将数据和结果导出为 Excel、PDF 和其他格式；在 SAS 中使用 sql 查询和联接表。更加详细内容参见：https：//support.sas.com/edu/schedules.html?ctry=us&crs=PROG1#s1=3。

（2）SAS 数据操控技术（SAS programming 2：data manipulation techniques）：主要内容包括理解和控制数据步过程；创建累积列和分组处理数据；使用函数操控数据；转换列类型；创建自定义格式；连接和合并表；处理重复代码；重组表格。更加详细的内容参见：https：//support.sas.com/edu/schedules.html?ctry=us&crs=PROG2#s1=3。

（3）SAS 公司在线学习视频：https：//video.sas.com/category/videos/how-to-tutorials。

2. 参考书籍

（1）SAS 公司指定的备考书籍《SAS Certification Prep Guide：Base Programming for SAS》（5th ed.），该书籍提供了更完整考试内容。

（2）SAS 9.4 手册：请参阅 https：//support.sas.com/en/software/base-sas-support.html#documentation。

（四）考试样题

下面是 SAS 公司提供的考试样本题之一。

```
Question 5：
The following SAS program is submitted：
data work.loop；
    x = 0；
    do index = 1 to 5 by 2；
        x = index；
    end；
run；
Upon completion of execution, what are the values of the
variables x and index in the SAS data set named work.loop?
A. x = 3, index = 5    B. x = 5, index = 5    C. x = 5, index = 6
D. x = 5, index = 7
Correct_answer = "D"
```

更多的考试样题请从 SAS 公司网站下载。网页地址：https：//www.sas.com/zh_cn/certification/sample-questions.html。

二、高级程序员

考生必须是 SAS 认证基础程序员。在皮尔森 VUE（Pearson VUE SAS）注册时使用的考试标识是 A00-212，考试内容基于 SAS 9.4，考试费用目前是 180 美元。

（一）考试情况

在计算机上考试,考试语种为英文。共 60~65 个选择题和简答题。考生必须达到 65% 的正确分数（注意不是题目数）才能通过考试。考试时间为 120 分钟。

（二）考试范围

要求参考人员在 SAS 编程专业知识方面表现出高度熟练。主要包含:

1. 使用高级数据步骤编程语句和效率技术来解决复杂问题;

2. 编写和解释 SAS SQL 代码;

3. 创建和使用 SAS 宏工具。

更详细内容请查阅: https://www.sas.com/content/dam/SAS/en_us/doc/other1/certification/exam-content/advanced-programmer.pdf。

（三）备考内容

1. SAS 公司提供的在线学习课程

（1）SAS 编程 3: 高级技术和效率（SAS programming 3: advanced techniques and efficiencies）。主要内容为学习通过操控技术和资源成本效益的比较为数据情况选择最合适的技术。包含: 了解如何比较各种 SAS 编程技术,使您能够精准计算机资源使用、控制内存、输入 / 输出和中央处理器资源;创建和使用索引;水平合并数据;使用哈希（hash）和海特尔（hiter）数据步组件对象和数组作为查找表;压缩 SAS 数据集;对 SAS 数据集进行采样;创建和使用 SAS 数据视图;安全地减少数值变量的长度;创建用户定义的函数和输入格式。

（2）SAS 宏语言基础（SAS macro language 1: essentials）: 主要内容为学习 SAS 宏的组件以及如何设计、编写和调试宏系统。重点在于理解带有宏代码的程序是如何处理的。包含: 在 SAS 代码中执行文本替换;自动化和定制产生 SAS 代码;有条件地或迭代地构建 SAS 代码;使用宏变量和宏函数。

（3）SAS sql 语言基础（SAS sql 1: essentials）: 主要内容为使用结构化查询语言处理 SAS 数据。包含: 查询和子集化数据;总结和呈现数据;组合表,包括复杂的连接和合并;创建和修改表视图和索引;用一个 SQL 查询替换一个或多个数据步和过程步。

（4）SAS 公司在线学习视频: https://video.sas.com/category/videos/how-to-tutorials。

2. 参考书籍

（1）SAS 公司指定的备考书籍《SAS Certification Prep Guide: Advanced Programming for SAS（R）9》（4th ed.），该书籍提供了更完整考试内容。

（2）SAS 9.4 手册:请参阅 https://support.sas.com/en/software/base-sas-support.html#documentation。

（四）考试样题

下面是 SAS 公司提供的考试样题之一。

Question 1

Given the following SAS data sets ONE and TWO:

ONE

YEAR	QTR	BUDGET
2001	3	500
2001	4	400
2002	1	700

TWO

YEAR	QTR	SALES
2001	4	300
2002	1	600

The following SAS program is submitted:

```
proc sql;
    select one.*, sales
          from one right join two
          on one.year = two.year;
quit;
```

Which one of the following reports is generated?

A.

YEAR	QTR	BUDGET	SALES
2001	3	500	.

B.

YEAR	QTR	BUDGET	SALES
2001	4	400	300
2002	1	700	600

C.

YEAR	QTR	BUDGET	SALES
2001	3	500	.
2001	4	400	300
2002	1	700	600

D.

YEAR	QTR	BUDGET	SALES
2001	3	500	300
2001	4	400	300
2002	1	700	600

Correct_answer = "D"

更多的考试样题请从 SAS 公司网站下载。网页地址：https://www.sas.com/zh_cn/certification/sample-questions.html。

第三节 获得 SAS 全球认证计划认证的步骤

SAS 公司为了确保 SAS 全球专业认证考试的安全性和权威性，认证考试由全球最大考试服务机构皮尔森 VUE（Pearson VUE）管理，在超过 165 个国家和地区设有考试中心。在中国大陆地区，目前除了预测建模认证考试外，其他考试均可在皮尔森 VUE 公司的 300 多家考试网点进行上网联机考试。

一、报名考试步骤

登录皮尔森 VUE 公司主页（http://www.pearsonvue.com/sas）注册报名，选择就近的考点，并预约考试。

具体报名步骤（以基础程序员为例）如下：

1. 注册账户 在 Pearson VUE 创建考试账户，步骤如下：

输入 SAS 官网地址 www.sas.com →学习与培训→基础程序员→ Credentials（认证）→ Foundation Tools → Base Programmer（基础程序员）→ Register for Exam（考试注册）→ SAS Certification Manager（注册账户）。

2. 预约或者修改考试 步骤如下：

→ Schedule/modify exam Appointment。

3. 选择考试科目、考试方式等相关考试信息 步骤如下：

→ Home（自定义考试分类名）→ Select Exam（选择考试科目）→ Select Exam Delivery Option（选择考试方式，建议选择考试中心）→ Select Exam Language（选择考试语种，建议英文）→ Exam Details（显示考试费用）→ Test Center Search（选择考试中心，建议选择就近的考试中心）→ Choose Appointment（预约考试时间，先日期后时间）→ My Order（显示确认信息）→ Checkout（显示确认信息，共 5 个页面，第 3 个页面是缴费信息，以及支持的银行卡标识类型）→缴费完成报名。

二、申请学生优惠折扣

SAS 全球认证计划考试对教师和学生提

供考试费用折扣优惠。通过邮箱certification@sas.com直接联系SAS认证中心或者邮箱CHN.Education@sas.com联系SAS中国大陆地区办公室申请优惠。邮件需用英文,其间可能需要考生的学生证、学生在读证明或者教职工作证扫描件,这些证件上应该含证件的有效时间。在收到回复邮件后,按邮件指示操作。一般地,如果获得折扣,邮件会发来优惠码,在注册考试的缴费页面输入优惠码可以获得折扣价格。详细信息请查阅:https://www.sas.com/zh_cn/certification/faq.html。

（曾　庆　秦宇辰）